U0142795

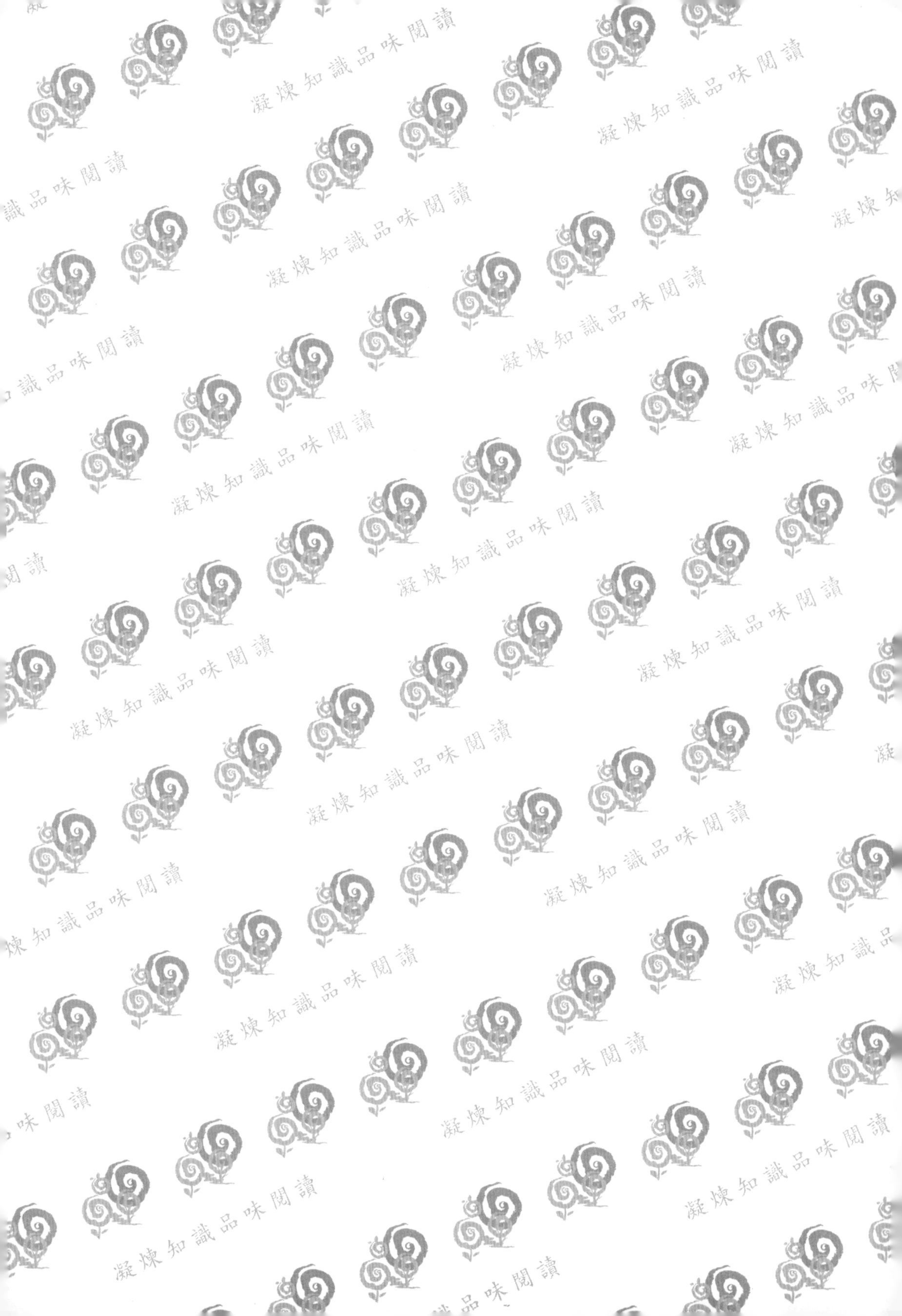

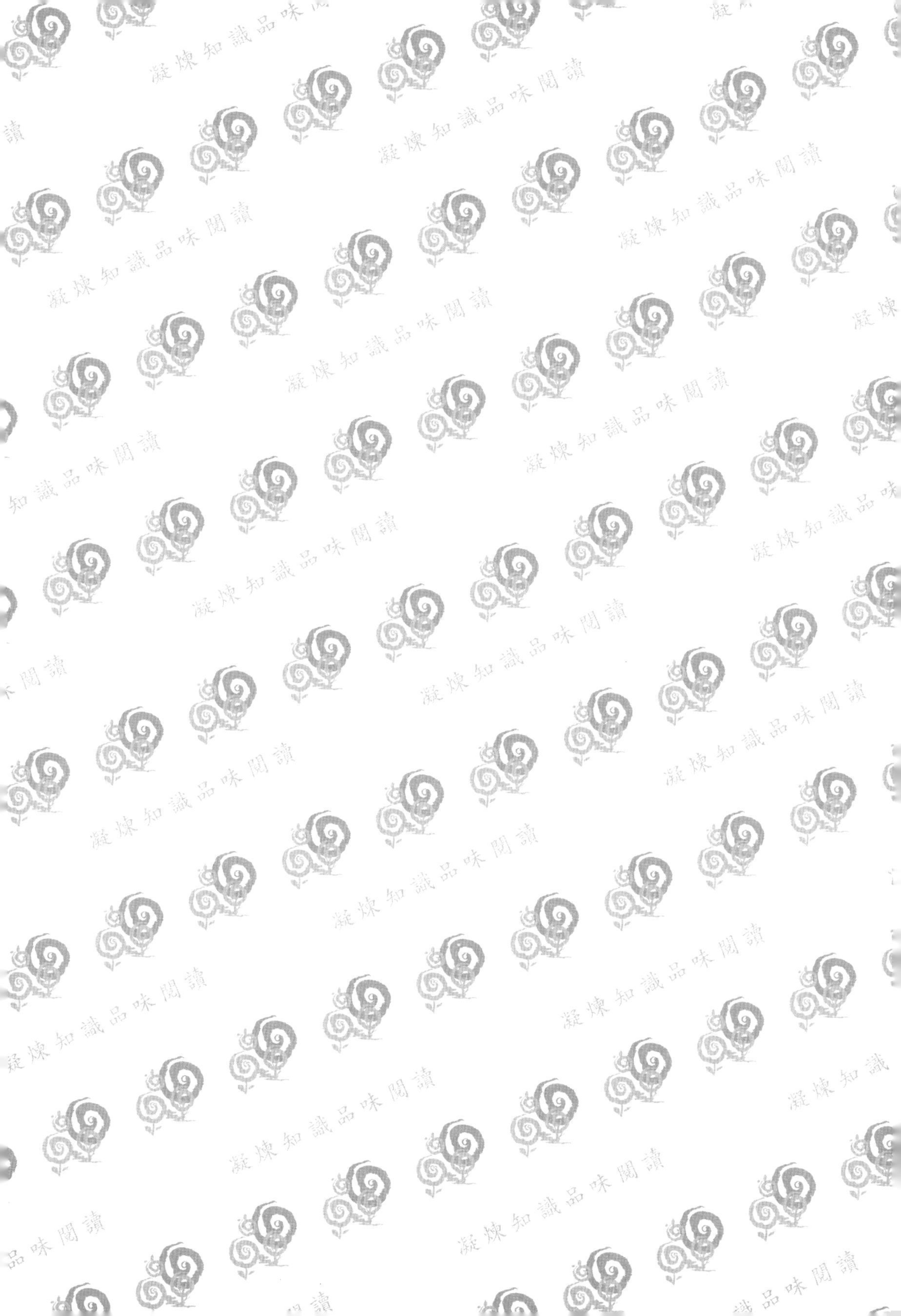
凝煉知識品味閱讀

心理腫瘤照護的實務與解析

生命交會中的療癒契機

The Practice and Analysis of Care in Psycho-oncology

The chance of healing in life encounter

主編｜
鄭逸如 曾嫦嫦

作者｜
鄭逸如 曾嫦嫦 張琦郁 楊于婷 黃揚文 李素貞 黃柏蒼（依章節順序排列）

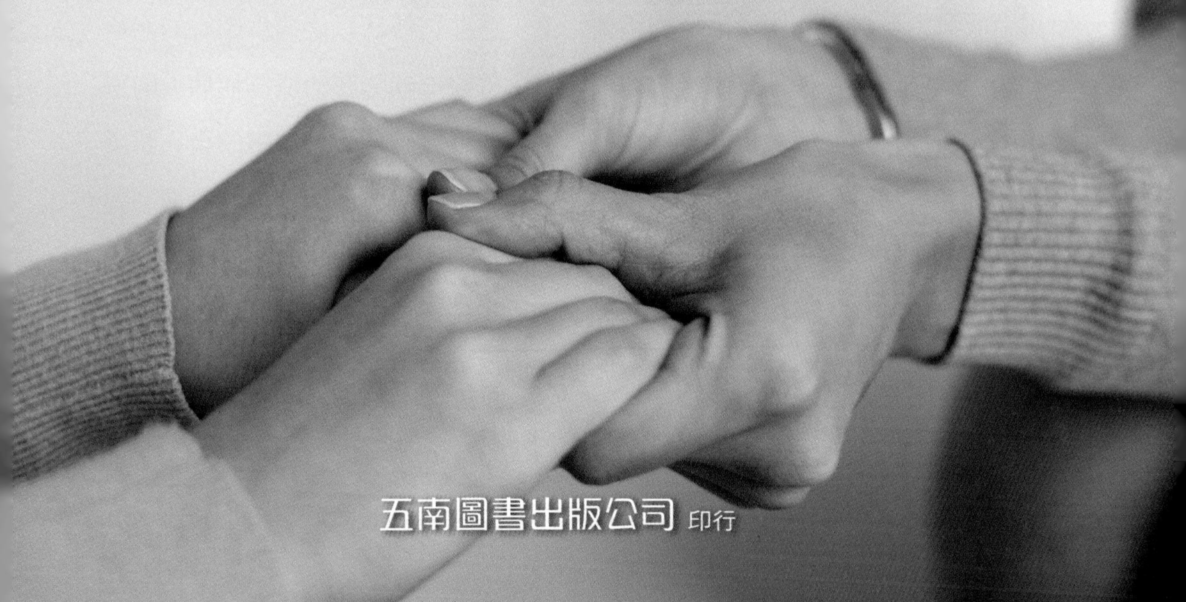

五南圖書出版公司 印行

推薦序

不留遺憾的人生劇場

癌症已經連續35年高居國人十大死因榜首。癌症的發生並不局限在身心狀態逐漸退化、即將走向人生終點的老年人口，它可能發生在人口結構中的任何年齡層。即便癌症的新藥開發日新月異，延長了病人發病後的壽命，然而多數的癌症最終依舊可能面臨困境，對於病人本身及家人來說，被告知罹癌後常造成身心極大的震撼與接下來家庭生活的大幅改變。當「與癌症共存」成爲現代人所必須面對的現實時，如何與病人家庭共同平順面對瞬息萬變的療程，就成爲醫療團隊相當重要的工作目標。

與一般疾病差異較大的地方是，癌症病人所面對的不僅只是來自疾病本身的生理痛楚，還需面對病情持續惡化、預知死亡臨近的壓力，若加上與家人之間對醫療目標的期待缺乏共識，或家人間彼此壓抑情緒、刻意不去碰觸死亡議題，病人常會伴隨有顧慮、焦慮所帶來的情緒反應，也常是造成病人無法安心接受治療的重要因素，這些在傳統以疾病爲中心的治療中，就已經是存在卻難以排解的問題。由於醫療團隊在治療癌症病人的過程中，通常會與病人相伴至生命終結，因此考量到病人身心靈的全人照護的理念，在癌症病人的治療過程中尤其能彰顯其重要價值。臨床心理師對癌症病人的專業介入，透過同理心、關懷、理解、包容、陪伴，有機會讓病人與家屬卸除過往日常生活的面具與心防，重新審視自己、放下過往，聆聽來自心底的聲音，藉以改變心態、取得共識，進而提升醫療配合度，讓病人在臨終前能夠對自己的醫療決定感到安心、對家屬的放下感到放心，使醫病雙方更容易完成共同的醫療目標，家屬也能夠以平靜的心靈陪伴病人一起走完人生最後的旅程，不留遺憾。

當病人或家屬未能與醫療團隊有著一致的醫療目標時，常帶給醫療團隊治療上的困擾及治療病人時的壓力。臨床心理師作爲病人與家屬的重要心靈助力，在促進病人善終的路上，協助病人說服意見不一致的家屬，對病人的臨終照顧有非常重要的幫助。臨床心理師可協助醫療團隊成員以具有同理心的溝通方式，讓末期病人與家屬在人生最後階段理解醫療團隊所建議的治療方針，幫助醫療團隊進行有效的醫病溝通，讓醫療過程更加順暢。即使健保尚未納入給付，但臨床心理師的專業協助早已經成爲現行醫療團隊中不可或缺的一員。

本院臨床心理中心鄭逸如主任所帶領的臨床心理師團隊，在參與癌症病人的團隊照護後，將多年來醫療照會實務上所面臨的各項情境與挑戰，及與不同年齡層的個案及其家屬溝通的過程，歸納出重要學理以及實務上的各種互動應對技巧，撰寫成《心理腫瘤照護的實務與解析——生命交會中的療癒契機》一書，希望能給醫療團隊、臨床心理師同業、家中有重症病人的讀者帶來啓發與助益，我也十分樂意將這本好書推薦給所有讀者。

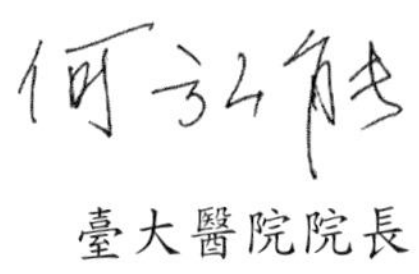

臺大醫院院長

推薦序

永不止息的浪潮——醫者補遺

緊接著《醫病溝通之鑰——醫療人員同理心五大心法》的出版，臨床心理中心的同仁又推出大作《心理腫瘤照護的實務與解析——生命交會中的療癒契機》，對於這群充滿愛心、熱心與專業的臨床心理師，我不由肅然起敬，深感佩服，以身爲他們同事爲榮。

誠如書中經典故事所敘，罹癌的經歷，隨著每個病人獨特的個人因素及家庭社會網絡，交織成一幅幅錯綜複雜的畫面。畫中人物，各有各的苦澀，各有各的艱辛。抗癌之外，更有千千結，亟需專業的協助。本書作者，把他們多年的經驗，濃縮成經典的案例。以專業的態度，冷靜的分析，解開其中關鍵枷鎖，幫助病人脫困。故事精采紛呈，讀之受益良多。

我想再擬一題〈醫者補遺〉忝列爲序。

醫病關係之中，醫者是施助者，隱隱然是強者。但面對不斷復發的癌症，面對一個接一個，哀求的眼神，責難之語詞，及至經常不可避免的死亡，醫者毋寧也是一個弱者，心中的挫折與沮喪實不亞於患者。在歐美的心理腫瘤學，已有許多探索屬於醫者層面的心理研究，嘗試在專業開展之初，給予醫者必要的教育與協助。在臺灣，相關努力相當不足。我個人認爲，從事腫瘤專業之初始5年，甚至10年，大部分的醫師都需要協助，避免他們在暗夜中孤獨地摸索，而至心力交瘁。其中一個有效的方式，毋寧是分享。把彼此的經驗與感慨，以任何型式表達出來，往往能讓彼此獲得無比的正能量，繼續從事人間最高尚的志業——「幫助最痛苦的同胞」。

最後，我想引一首詩來表達分享的感動與救贖。此詩係腫瘤界前輩Frank Meyskens，記載他乍見喜愛的病人突然癌症復發，心中的悲痛與無助。這首詩帶給我極大的震撼，前輩眞誠的分享，彷彿當頭棒喝，助我行醫從此心中一無罣礙。

Tidal Wave (J Clin Oncol 2003 Jul 1;21(13):2616-9)

So many have passed this way before,
ocean rising behind the door,
the sea forestalled no more.
What do you want of me?

So many have passed this way
knowing what's behind the door
needing solace and nothing more.
What do you expect of me?

So many have passed,
wanting my miracle,
not seeing the Sirens behind the door.
Oh God, what do you demand of me?

Where in the lexicon of learning
was I taught
the wave action of this moment.

Never,

never more

Did I learn the pulling of the tide

on those entrusted to me,

To me.

I am not young anymore

God damn, summon me.

So many have passed this way,

and I, one more.

Stand-down and let it pass.

Ocean falling behind the door.

Tidal wave,

taunt me no more.

(By Frank L. Meyskens, MD)

鄭安理

臺大醫院副院長

臺大癌醫中心醫院院長

臺大醫學院醫學系內科特聘教授

臺大醫院腫瘤醫學部主治醫師

推薦序

安心立命的心靈對話
——交流於彼此，循環於晝夜

非常高興有機會看到這本將出版的書的原稿，本來我很想看完整本書再談感想與寫推薦序，但因我現在也正忙著撰寫一本《夢的心理學》的書之外，最近眼睛受傷，需要多休息，因此，很可惜只能根據書的目錄內容以及書中的一些重要訊息來說說我對本書的看法。

我覺得在癌症病人的醫療過程中，臨床心理師可以扮演應有的角色，是很重要，而且也應該的。這本書所談的是以「生物心理社會靈性模式」的「全人醫療」概念來切入，如何以同理心和癌症病人互動；同理心是很重要的人際關係溝通橋梁。我本身也是一個癌症病人，已有多年的攝護腺癌問題，當醫生第一次告訴我已經是末期時，整個人幾乎要癱瘓了；因爲我自己也是研究臨床心理學的人，所以後來知道如何運用同理心與自己的心靈、與癌細胞溝通，並尋找自己最後這一段人生的意義與生活目標。發生當時也很迫切地想到，如果這時候有人能夠和我一起談，一方面可以忘記自己將來可能的痛苦，一方面也得到好像一個問題講出來後就知道自己該怎麼做，有這種妙處等等。

除此之外，我最近熱衷於研究夢的問題，當一個人生活上遇到什麼樣的困難時，也許在睡眠中也會出現一些夢境，而這些夢境可能是一種恐懼，可能也會告訴你將來該怎麼走是最好的。在這一本書裡，或許因爲以一次照會的臨床任務爲主，有時間與情境的限制，因此未能以持續與個案討論其夢的方式去幫助個案。若也能以夢境爲媒介幫助個案，我認爲這才更是「全人，全天候醫療」。眞希望將來從事心理腫瘤照護的臨床心理師能增加這方面的訓練，或是有這一類的心理人才能夠來參與這個工作的行列。

最後希望這本書出版之後，獲得益處的人是多多的，不僅是臨床心理師而已，還有醫師以及護理師等等；希望這本書眞的能讓我們所有的讀者都能萌生一股勇氣去面對，坦然接受且敢討論自己或所照護的病人罹患了癌症，甚至病情惡化、面對生命終點的事實，而沉思後能想出一條最良好、可安心立命的處理途徑。這是一本對臨床工作人員以及對病人本人和家屬來說都重要的一本書，所以本人極力推薦。

柯永河

國立臺灣大學理學院心理學系暨研究所名譽教授

推薦序

辨識實際存在但難捉摸的心理現象並運用於臨床實務

臨床心理學是一門將心理學知識與方法應用於健康／疾病領域的學問，然而從了解了理論知識與方法到能將其融會貫通的運用在多變化的實務工作上，還需要許許多多的努力。臨床實務工作中，少不了醫療人員與病人的溝通。我們經常以爲很清楚自己當下的心理狀態，甚至以爲很清楚面前這位病人或其家屬的心理狀態，就如同「不見廬山眞面目」是因爲「身在此山中」般的，很容易在溝通過程中遭遇障礙，而無法有效解決共同面對的問題。我們需要離開這座山才有辦法看清楚它的眞面目，這就需要有一個方便觀察的立足點，也就是利用心理學知識與方法作爲立足點，觀察自己當下的心理狀態，以及需要溝通的對象的心理狀態，進而解決共同面對的問題。這項雙方認知上的差距，在心理學知識裡有相當完整的研究與結論。「知識」本質上是抽象的、分析的，與實務狀態的統整現象並不相同，所以需要發展知識與實務現象之間的「介面」，用以建置「方便觀察的立足點」。「心理腫瘤照護的實務與解析」這本書發展了非常好的介面，並且除了說明這些介面與知識之間的關聯及其功能之外，還以八個實務工作的模擬例子仔細交待了這些介面於不同病人及其臨床問題的運用方式，協助醫療團隊的成員方便學習並運用這些介面。

第一章主要介紹兩個介面：「心理照會臨床流程項目與實務檢核」以及「醫療照護的心理經驗深度架構」。前者是將「問題解決」模式具體化於心理照會工作上，以表1-1、1-2、1-3、1-4整理成方便的立足點，讓工作者可以有效看見自己做了些什麼樣的照會；後者則以圖示（圖1-7a,b,c,d,e,f）呈現醫病溝通過程的心理經驗，並且說明了「漸次深化與雙方適度平衡」的原則與策略，是一項深入淺出且很有效能的發明，值得醫療團隊所有專業成員參酌運用。第二章介紹的兩個介面是「癌症病人的壓力與調適模式」以及「六力一管壓力模式」，前者的功能是協助醫療團隊成員完整了解病人面對罹患癌症的心理狀態；後者則進一步協助探索因應歷程中的心理能量的運作。結合第一章的心理照會臨床流程項目與實務檢核，這三個介面是臨床心理照會工作的立足點，可以相當方便的釐清這項實務工作的內涵、工作原則、工作策略以及工作成效檢核。第三章至第十章即介紹了八個實務工作常見議題的模擬例子仔細說明這三個介面於不同病人問題的運用。從這八個例子我們可以清楚了解這些介面在實務工作上的功能，也可以方便的學習使用這些由臨床實務工作經驗，發展出來的心得與智慧。

鄭逸如主任與最資深的曾嫦嫦臨床心理師兩個人，帶領著臨床心理師們將臨床工作中的心得，轉化成可以方便銜接知識與實務的工作介面，並且不藏私的介紹給所有專業人員，除了佩服他們於實務工作上的努力與堅持，以及所創造出來的智慧結晶之外，更佩服他們對待「人」的那份柔軟、包容與愛護的心，在幾十年的臨床工作中，持續的成長茁壯。

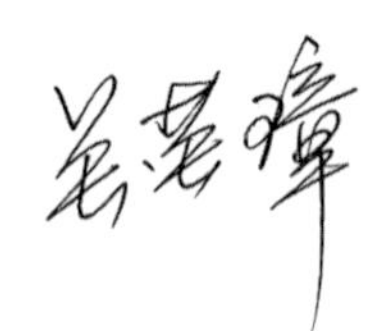

國立臺灣大學理學院心理學系暨研究所名譽教授

自序

深入人心的貼切照護來自融合專業與人性的生命交會

《心理腫瘤照護的實務與解析——生命交會中的療癒契機》是一本關於生命故事的書，撰寫發生在許多癌症病人與家屬以及臨床心理師之間的生命交會，呈現融合專業與人性的照護，以及醫病之間的彼此滋養。回首這本書的孕育，緣起於臺大醫院臨床心理中心的癌症病人照會案例討論會，這是爲監督與提升癌症病人心理照護品質而舉行的專業訓練。臨床心理中心自2007年成立後，開放所有醫療單位照會臨床心理師，臨床心理師們平日互相切磋，力求精進，定期研討，盡力提供最佳心理照護。2013年，本中心開始有其他醫院的臨床心理師申請前來代訓癌症病人的心理照護，這讓我們有機會了解全國對這方面的訓練需求與實務上遭遇的困難，因此我們後續有一段時間將這討論會開放給他院臨床心理師參加，展開跨院的交流。

第一場癌症病人照會案例跨院聯合討論會是在2013年1月4日舉行，距今約五年。當時大約半年後，我們深刻感受到從這個討論會獲得的啓發、進步與支持，認爲把這些專業經驗加以整理寫出來應該很有意義，故於2013年6月27日啓動寫書計畫，邀請有意願的臨床心理師參加撰寫，共有七名加入，歷經四年多持續的討論、撰稿、修改，如今終於完成此書。我們在最後訂定書名時，字字斟酌如何點出我們認爲在心理腫瘤照護中最重要的元素，幾經熱烈討論，決定將這本書的主標題訂爲《心理腫瘤照護的實務與解析》，以標定所投入的臨床心理專業領域，並指出此書是以實務工作模式與範例解析來說明心理腫瘤照護，副標題訂爲《生命交會中的療癒契機》，以傳遞我們所看到在專業人員與病人及家屬的交會時空裡，發自生命深處、令人動容的，對愛與被愛的渴望、不放棄爲生與死的努力，而這當中處處是療癒契機。

這本書主要談的是由病房發出照會單之後，臨床心理師進行一次照會的臨床實務工作。在病房裡，此生不曾謀面的兩個人在此第一次相遇，且因爲制度的限制，很多時候就僅此一次，這機會珍貴且需把握，但也相當艱難與挑戰。我們訓練自己精鍊與運用所學的專業，善加掌握這個機會，盡力找到導致困難的原因，嘗試解決問題與創造改變，也開放面對生命之路將踏出的每一步，包括不如預期、非所願的進展，期待能爲病人與家屬提供適切有用的協助。癌症病人在患病中經歷的自我碎裂、人生斷裂，與他人的連結彷彿斷開爲兩個不同的世界，諸多裂痕一條條裂開、延伸、交織，這復原、修補與前行的路，多變且挑戰。或許有人會認爲很難找到一種具體的實務工作模式，可適用於每一位獨特個案，但我們在臨床實務中引用與實踐臨床心理學理論與技巧時，發現建立有效且通用的架構模式是可行的，且在這基礎上，更能累積兼具普遍性與獨特性的臨床經驗與能力，凝鍊出更有助益的心理衡鑑與心理治療。

在這樣的信念與目標下，我們建立概念模式與實務架構、訂定標準程序、提高效能，並持續自省、切磋、整理、研讀、改進，也因爲這樣的自我期許，我們對此書的設計包括：介紹臨床實務流程、解說壓力照護與實務工作模式、解析模擬案例、複習重要的心理學概念或方法、分享臨床實務祕訣、說明檢核與改善的方法，希望藉此激勵自己更進步，並開啓交流，獲得回饋與指教。作者分享個人感觸，也是此書的特色，我們深深體會唯有「人」與「專業」結合，才能與病人及家屬有眞正的交會，點活那看似消弱卻仍躍動的心理能量。在我們的規劃中，此書談的是一次照會的臨床工作，未來預計再整理分享從疑似罹癌到生命末期的歷程中，分別或跨越病程階段的長期心理治療實務。

臺大醫院臨床心理中心能在心理腫瘤領域推展有成，並出版此書，要感謝許多長官與專家前輩的指導及支持，包括歷任院長與現任何弘能院長、歷任督導本中心的副院長與現任鄭安理副院長（同時爲癌醫中心醫院院長），以及開創臺灣臨床心理學領域的柯永河教授與吳英璋教授，謹此深致謝意。我們也感謝一路走來並肩照護癌症病人與家屬的醫療團隊，從他們身上看到對全人照護的堅持精神與熱心實踐，令人感動。感謝五南圖書出版公司、王俐文副總編輯、金明芬責任編輯對此書的支持，往返溝通討論此書的設計、排版、甚至顏色，如此細膩、嚴謹、用心，令我們感謝與安心。最後，要將最深的感謝獻給每一位病人與家屬，感謝他們在病痛與受苦中願意接受我們的服務，並讓我們學習將心理照護做得更好，我們謹向他們及其以生命寫下的心路歷程，以及展現的勇氣與柔軟，致敬並致謝！

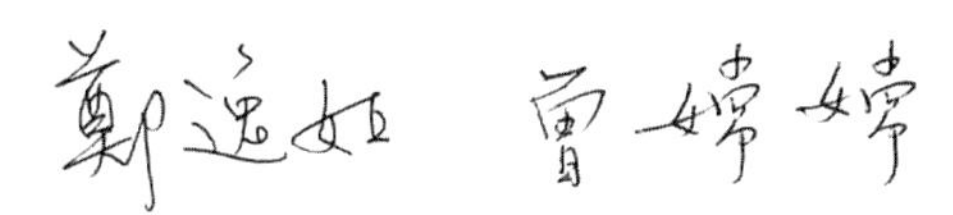

作者簡介

鄭逸如

現職

國立臺灣大學醫學院附設醫院臨床心理中心師（一）級臨床心理師兼主任
國立臺灣大學理學院心理學系暨研究所兼任助理教授
國立臺灣大學醫學院分子醫學研究所在職專班遺傳諮詢組兼任助理教授
私立輔仁大學醫學院臨床心理學系暨研究所兼任助理教授

學歷

國立臺灣大學理學院心理學研究所臨床心理學組博士

經歷

國立臺灣大學醫學院附設醫院家庭醫學部與安寧緩和醫療病房臨床心理師
醫策會教學醫院醫事人員培訓計畫專業審查委員
醫策會師資培育制度認證工作小組委員
台灣臨床心理學會理事
台灣臨床心理學會心理腫瘤與安寧療護發展委員會主任委員
台北市臨床心理師公會理事
中華民國臨床心理師公會全國聯合會理事
臺北市政府心理健康委員會委員
安寧療護雜誌編輯委員會執行編輯
台灣心理腫瘤醫學學會副秘書長

曾嫦嫦

現職

國立臺灣大學醫學院附設醫院臨床心理中心兼任臨床心理師／顧問

學歷

國立臺灣大學理學院心理學研究所臨床心理學組碩士

經歷

國立臺灣大學醫學院附設醫院臨床心理中心師（一）級臨床心理師
中華民國臨床心理師公會全國聯合會倫理委員會主任委員
台灣臨床心理學會理事
台北市臨床心理師公會理事
醫策會醫院評鑑及教學醫院評鑑委員
醫策會精神科醫院評鑑及精神科教學醫院評鑑委員
國民健康署兒童發展聯合評估與早期療育訪查委員

張琦郁

現職

國立臺灣大學醫學院附設醫院臨床心理中心師（三）級臨床心理師

學歷

私立輔仁大學理學院（現爲社會科學院）心理學研究所臨床心理學組碩士

經歷

國立臺灣大學理學院心理學系暨研究所兼任實務教師
私立輔仁大學醫學院臨床心理學系暨研究所兼任實務教師
台灣臨床心理學會心理腫瘤與安寧療護發展委員會委員暨執行秘書

楊于婷

現職

國立臺灣大學醫學院附設醫院臨床心理中心師（三）級臨床心理師

學歷

國立臺灣大學理學院心理學研究所臨床心理學組博士班研究生

私立中原大學理學院心理學研究所臨床心理學組碩士

經歷

私立輔仁大學醫學院臨床心理學系暨研究所兼任實務教師

台灣臨床心理學會心理腫瘤與安寧療護發展委員會委員

黃揚文

現職

國立臺灣大學學生心理輔導中心師（三）級臨床心理師

學歷

國立臺灣大學理學院心理學研究所臨床心理學組博士班研究生

國立臺灣大學理學院心理學研究所臨床心理學組碩士

經歷

國立臺灣大學醫學院附設醫院臨床心理中心院聘臨床心理師

台北市臨床心理師公會常務理事

李素貞

現職

國立臺灣大學醫學院附設醫院臨床心理中心師（三）級臨床心理師

學歷

國立臺灣大學理學院心理學研究所臨床心理學組碩士

經歷

國立臺灣大學理學院心理學系暨研究所兼任實務教師

國立成功大學行爲科學研究所臨床指導教師

國立政治大學理學院心理學系暨研究所臨床心理實務教師

衛生福利部八里療養院臨床心理科臨床心理師

黃柏蒼

現職

國立臺灣大學學生心理輔導中心師（三）級臨床心理師

學歷

國立臺灣大學理學院心理學研究所臨床心理學組碩士

經歷

國立臺灣大學醫學院附設醫院臨床心理中心院聘臨床心理師

目錄

附錄

第一章 臨床實務挑戰與專業訓練

鄭逸如 曾嫦嫦

一 醫療情境現場與任務

臨床心理師忙完上一位個案，回到辦公室檢視電腦照會系統，其中一張照會單寫著：

臨床問題：36歲女性，肝癌，骨轉移，不斷抱怨疼痛，叫聲干擾其他病人休息，包括其他樓層病人與醫護站均受影響。予以增加止痛藥劑量，並安撫，無明顯效果。

照會目的：評估與處理病人之疼痛。

○○○病房○○○醫師

照會單通常是精簡扼要地敘述問題與目的，而非詳述所有資訊。接心理照會的第一個挑戰是，現場究竟發生了什麼狀況？包括：瞬息與累積的各種現象、語言與非語言的訊息、內隱與外顯的表現、縱橫交錯的歷程等，這些都是建構照會任務的基礎。因此，接照會時，首要必須明白**照會單與臨床現場的訊息差距**，知道該收集、補齊、確認哪些內容，並預估合理、可能達到的目標。

在開始閱讀照會單的那一刻，就是掌握先機的機會，藉著善用照會單的訊息以及思考與計畫的能力，可使工作更即時、精準、有效。特別當住院病人的**心理照會常只有一次機會時，這個準備更加重要。照會單有三個層面的意義：（1）病人（與家屬、照顧者、重要他人[1]）的困難和需求；（2）發出照會單之醫療團隊的困難和需求；（3）臨床心理師接收照會單的工作內容與目標**。接單的臨床心理師應依這三層意義做思考，首先思考這張照會單發出之前，病人及發單醫療團隊可能遭遇了什麼困難、產生了什麼需求；接著依「心理照會臨床流程項目」擬定此份照會的執行計畫，以促進完成心理照會的工作內容與目標，包括：判斷需先了解與釐清的訊息、預估工作重點、可能的阻礙與克服的方法、心理衡鑑與心理治療的目標。以上述36歲、肝癌且骨轉移的女性病人爲例，可針對這三層面的意義做以下思考，以更貼近醫療情境的現象與現場。

在這張照會單發出之前，病房裡究竟發生了什麼狀況？當臨床心理師與開單醫師及／或主護護理師口頭聯繫詢問時，個案概念化的「界定臨床問題」得以更清楚具體地描述。病房裡的場景：

> 已經是凌晨了，病房又傳來淒厲的呻吟哀嚎，在寂靜的時空中，即使隱隱約約、忽而明顯、忽而微弱，仍顯得特別清晰入耳。日夜無止境，病人似乎不斷在傳達她的疼痛，以及其中未被了解的痛苦。家屬原本心疼不捨，百般垂詢、呵護，後來漸感無力、厭煩，減少探

---

1 爲簡化文字，「病人（與家屬、照顧者、重要他人）」後續簡寫爲「病人」，因此全文寫到「病人」時，依脈絡可能僅指病人，或包含家屬、照顧者、重要他人。

視，或是來了但待在病房外。病人的行爲也吵得鄰床病人難以入眠，只好換病房，但干擾一樣存在。其他樓層的病人與家屬除了向醫護站反映，也無可奈何。於是，病房醫師發出照會單給臨床心理師。

在口頭聯繫獲得前述的進一步訊息後，臨床心理師**於探視病人前應針對照會單的三層面意義，思考該份照會的特定問題，並自我提醒：心理衡鑑在此時就「應該」開始，且「已經」開始了**。後續，在進行與完成心理衡鑑並形成概念化時，心理治療的目標、計畫與預計採用的技巧隨之產生，接著將之執行，盡力改善病人、醫療團隊的困難，以及協助他們滿足需求。

以前述36歲女性肝癌病人爲例，在這三方面需思考的問題舉例如下：

1. 病人的困難和需求

（1）病人是否已評估排除譫妄的可能性？

（2）病人爲何在「深夜」仍大聲哀嚎？病人有意識到本身行爲對他人的影響？她是否在意？大聲哀嚎是因爲意識不清、還是意識清楚但無法控制、還是刻意？

（3）爲何是「淒厲」的陣陣哀嚎？「淒厲」是來自身體疼痛的經驗、或者還包含其他的受苦經驗？

（4）爲何以「大聲哀嚎」來表達，而不是忍耐地呻吟？

（5）病人本身曾經「如何調適」疼痛？「效果」如何？「如何演變」成目前的狀況？

（6）家屬如何解讀病人的行為？家屬承受的壓力與照顧的困難？家屬的狀況如何影響病人？

2. 發出照會單之醫療團隊的困難和需求

（1）醫療團隊對病人曾進行過的評估與處置，以及病人的反應？

（2）醫療團隊對病人反應的態度（想法、感受、困擾、處理等）？

（3）醫療團隊與病人的關係及互動？

（4）醫療團隊目前在診療上需協助之處？

3. 臨床心理師接收照會單的工作內容與目標

（1）評估病人的困難和需求，並協助改善。

（2）釐清醫療團隊的困難和需求，並提供協助與合作。

（3）擬定計畫，進行心理衡鑑與心理治療，檢核「心理照會臨床流程」各項目。

二 實務挑戰與教學訓練

上一節提出需針對三層面意義做思考的問題，在不同病人、甚至是相同病人的不同次照會，可能極不相同，這顯示**「思考與提問」是很重要的基本能力，它在照會任務很前面的階段就已經影響看照會的品質**。有了要問的問題之後，找出答案是下一個任務。若不計品質與效能，只要有內容就算數，那不難，不過，它不能算有找出答案。在臨床心理師看照會的專業工作上，對於**找出答案所要求的標準是嚴謹、高難度、具挑戰性的**；必須以理念架構為基礎，運用各種禁得起檢驗的收集訊息方法（包括晤談、觀察、心理測驗或量表、病歷內容的分析整理等）獲得有用的資料。收集的過程中，必須檢視資料與工作目標之間的差距，繼續補足所需的資料，逐步建立與修正假設，形成與修改個案概念化，針對照會問題指出相關原因與發展歷程，提出解決方向，執行解決方案。

在教學訓練上，前述**理念架構、核心能力、實務技巧**，可製作成實務爲導向的教材，將它們與案例對應呈現，並**重複在不同主題的案例中示範**，以提高作爲實務指引的功用，強化實務教學訓練的效能。

據此，本書第二章將以臺大醫院臨床心理中心之心理腫瘤照會工作爲例，說明以下三個層次的理念架構，包括**生物心理社會靈性模式**（屬概念模式）（Engel, 1980；Sulmasy, 2002；鄭逸如、何雪綾、陳秀蓉，2017）、**壓力與調適模式**（屬照顧模式）（鄭逸如，2004；鄭逸如，2016）、**六力一管壓力模式**（屬工作模式）（鄭逸如，2016）。第三章至第十章爲一次照會的模擬案例解析，是去除可辨識資料且綜合許多案例而成，分別呈現癌症病人的常見議題，對話也依預計的重點與所需的解析素材而研擬。解析方式乃先依臨床流程與實務檢核項目呈現案例，並穿插對話解析與解說晤談策略，再以壓力與調適模式及六力一管壓力模式進行個案概念化，解說心理衡鑑的結果與心理治療的操作，最後，說明介入效果與後續計畫或建議。各案例附有二種專欄，第一種是**「心理學知識小專欄」**，簡介該案例所連結的健康心理學、臨床心理學、或基礎心理學的重要觀念或方法；若讀者有興趣延伸閱讀，亦可參考專欄內容的關鍵詞。第二種是**「臨床心理師小專欄」**，由該章作者分享臨床實務的祕訣，有助於讀者吸收與思考作者累積豐富經驗所淬煉的心得，共同促進臨床心理專業的精進。每個案例解析的文末，作者分享個人感觸，讓讀者一覽臨床心理師專業與生命的交融和情感，體認無論是專業人員或一般大眾，在健康、生命與死亡之前，經驗都一樣如此直接與深刻。

在臨床心理師兼具人性與結構的嚴謹專業下，是否更有機會善盡使命，與醫療團隊一同實踐照護任務？且讓我們回到深夜裡陣陣淒厲哀嚎的那位女性病人。在病房發照會前，醫師已鑑別排除譫妄或其他器質性因素，而在照會後，臨床心理師的心理衡鑑發現病人的深切痛苦源自多種內外在因素與長久歷程，並與家庭動力及互動模式密切關聯。舉例其中與家人關係相關的關鍵突破與感人結局：

病人掛念先生的幸福卻無從溝通，愛孩子但近在眼前卻字句難言，這些困難與病人的性格特質、如何釐清掛念、同理對方、貼切述說期待、表達本身情感、經驗情感交流等有關。歷經三個月的心理治療，組合了個別、夫妻、家庭的治療形式，過程中，病人身體的痛仍在，但心理的痛漸漸舒緩，哀嚎消失了，取而代之的是生命情感之音。

最終的結局是病人去世前，傳達了她希望先生知道未來若遇到能帶給他幸福的人，那正是她希望他擁有的，而先生則不像過去叫她別說這個，而是回以他知道她的心意，接受她的叮嚀與祝福；孩子終能依偎在病人身邊，跟病人說他知道媽媽很愛他，母子不再即使渴望擁抱，卻只能遠遠望著對方。病人臨終前，冰冷遙遠的掛念與痛苦，終於轉爲親密溫暖的放心與安慰。

以這位病人爲例，臨床心理師整合運用**生物心理社會靈性模式**、**壓力與調適模式**、**六力一管壓力模式**，進行個案概念化，並納入呼應病人關注焦點的尊嚴心理治療（Chochinov, Kristjanson, Breitbart, McClement, Hack,

Hassard, & Harlos, 2011），連結各種導致臨床問題的因素，建立與驗證假設，擬定與執行治療計畫，成功達到目標。

臨床現場多變且具挑戰，診療能否成功繫於許多因素。**照會單不是定型產品的訂單，每一張都是獨特個案**，在此同時，臨床醫療必須有標準作業程序，以維持醫療的安全、成效、品質。因此，臨床心理師必須明白其工作情境與任務，依循相關指引與檢核項目執行工作，適切處理每一張照會單，並做檢討與改善，不斷在訓練與服務上進步。「工欲善其事，必先利其器」，訓練活動與教材正是協助臨床心理師「利其器」的做法。

三　心理照會工作的臨床流程項目與實務檢核

心理照會工作需要明定流程以建立標準步驟，並據此進行實務檢核，以增進符合專業規範，從中確認正確有效且值得保留的做法，監測與分析潛在的不足或問題，尋求改善、進步與突破，並提高及穩定品質。

(一) 臨床流程項目與實務檢核的分類

心理照會的臨床流程項目可分類為十項，依執行順序列出如下：

1. 看照會前有口頭聯繫。

2. 能具體界定照會問題。

3. 確認與再界定照會問題，及衡鑑出相關因素與發展過程。

4. 能把衡鑑結果整理得具體、有組織，並可推論出心理治療或照護的計畫。

5. 在當次照會實際執行介入，或擬出後續可執行的介入（包括由臨床心理師或醫療團隊人員執行）。

6. 對病人及／或家屬而言，有增進他們對問題及其原因的了解、知道需做的調整、預計能實際做出調整。

7. 對醫療團隊而言，照會問題有得到解答，且有助於改善臨床照顧的困難。

8. 有完成看照會。

9. 完成照會後有口頭回覆。

10. 必要或有機會時，有後續的介入與評估介入效果。

實務檢核即依上述「執行順序」逐項進行，或是依「項目類別」做檢核，這二種做法之對照如表1-1。臺大醫院臨床心理中心進行檢核時，會議名稱爲「照會case round會議」，執行方法是運用表1-2（順序版）或表1-3（類別版），附錄一與二爲這兩種版本的空白表格，已將會議名稱等項目與欄位改爲空白，可直接參考使用；除了團體使用，也適用於個人自我檢核與精進。實務檢核的功用除了監督臨床實務之執行外，並可根據檢核結果安排需要加強的訓練項目與教學活動，促進提升專業水準與醫療品質。

表1-1　心理照會臨床流程項目與實務檢核：「執行順序」與「項目類別」之對照

執行順序	項目類別	
1. 看照會前有口頭聯繫。 2. 能具體界定照會問題。 3. 確認與再界定照會問題，及衡鑑出相關因素與發展過程。 4. 能把衡鑑結果整理得具體、有組織，並可推論出心理治療或照護的計畫。 5. 當次照會實際執行介入，或擬出後續可執行的介入（包括由	I. 看照會的啓動與完成	1. 看照會前有口頭聯繫。 2. 能具體界定照會問題。 8. 有完成看照會。 9. 完成照會後有口頭回覆。
	II. 執行身心壓力衡鑑與身心壓力治療	3. 確認與再界定照會問題，及衡鑑出相關因素與發展過程。 4. 能把衡鑑結果整理得具體、有組織，並可推論出心理治療或照護的計畫。

（接下頁）

表1-1（續）

執行順序	項目類別	
臨床心理師或醫療團隊人員執行）。 6. 對病人及／或家屬而言，有增進他們對問題及其原因的了解、知道需做的調整、預計能實際做出調整。 7. 對醫療團隊而言，照會問題有得到解答，且有助於改善臨床照顧的困難。 8. 有完成看照會。 9. 完成照會後有口頭回覆。 10. 必要或有機會時，有後續的介入與評估介入效果。		5. 在當次照會實際執行介入，或擬出後續可執行的介入（包括由臨床心理師或醫療團隊人員執行）。
	III. 看照會的成效評估	6. 對病人及／或家屬而言，有增進他們對問題及其原因的了解、知道需做的調整、預計能實際做出調整。
		7. 對醫療團隊而言，照會問題有得到解答，且有助於改善臨床照顧的困難。
		10. 必要或有機會時，有後續的介入與評估介入效果。

以下先依「執行順序」說明「心理照會臨床流程項目」的內涵與用意，這些項目適用於進行臨床工作時遵循與執行後做檢核。第1項「看照會前有口頭聯繫」與第2項「能具體界定照會問題」是執行與回覆照會的基礎工作，這與能否切中解決問題與提高效率有關，理由是照會單內容通常是簡要的文字，因此為迅速有效掌握照會訊息，宜儘可能直接與發單醫療團隊做口頭聯繫，且最好能聯繫到主要照護人員。第3項「確認與再界定照會問題，及衡鑑出相關因素與發展過程」包含出發前（或探視前）的準備（亦即界定問題與擬定計畫），以及執行心理衡鑑計畫。若有正確的態度與必備的專業能力，這準備並不需要（或應訓練到不需要）花太多時間，這一方面是檢核自我監督時間分配與工作效率的情形，另一方面是檢核自我要求在平日做專業準備的充分程度。這項目也包括到達現場後，對現場進行觀察與評估，當下鋪陳情境與構成場面，以利進行心理衡鑑。衡

表1-2　臨床流程項目與實務檢核表——順序版（臺大醫院臨床心理中心範例）

臺大醫院臨床心理中心照會case round會議
主持人：鄭逸如、曾嫦嫦臨床心理師

檢核項目10項
檢核方式：0沒問題，1需討論。「需討論」之項目，會議紀錄可記錄於最下方之欄位，依項目分項記載。
說明：「0沒問題」指可順利執行或已盡力予以關注；「1需討論」指無法執行或執行時遭遇困難。

個案姓名（匿名）／照會病房床號	接照會臨床心理師	照會日期／case round日期	1.看照會前有口頭聯繫	2.能具體界定照會問題	3.確認與再界定照會問題，及衡鑑出相關因素與發展過程	4.能把衡鑑結果整理得具體、有組織，並可推論出心理治療或照護的計畫	5.在當次照會實際執行介入，或擬出後續可執行的介入（包括由臨床心理師或醫療團隊人員執行）	6.對病人及／或家屬而言，有增進他們對問題及其原因的了解、知道需做的調整、預計能實際做出調整	7.對醫療團隊而言，照會問題有得到解答，且有助於改善臨床照顧的困難	8.有完成看照會	9.完成照會後有口頭回覆	10.必要或有機會時，後續的持續介入與評估介入效果
王○○／XXXZZZ	YYY	aaaa.bb.cc	0	0	0	0	0	1	0	0	0	0
「需討論」項目之討論與結論								病人與家屬缺少做改變所需的○○能力				
張○○／XXXZZZ	TTT	aaaa.bb.ee	0	0	0	0	0	0	0	0	0	0
「需討論」項目之討論與結論												
「需討論」項目之討論與結論												
「需討論」項目之討論與結論												
會議紀錄												

表1-3　臨床流程項目與實務檢核表——類別版（臺大醫院臨床心理中心範例）

臺大醫院臨床心理中心照會case round會議
主持人：鄭逸如、曾嫦嫦臨床心理師

檢核項目10項
檢核方式：0沒問題，1需討論。「需討論」之項目，會議紀錄可記錄於最下方之欄位，依項目分項記載。
說明：「0沒問題」指可順利執行或已盡力予以關注；「1需討論」指無法執行或執行時遭遇困難。

個案姓名（匿名）／照會病房床號	接照會臨床心理師	照會日期／case round日期	I.看照會的啓動與完成				II.執行身心壓力衡鑑與身心壓力治療			III.看照會的成效評估		
			1.看照會前有口頭聯繫	2.能具體界定照會問題	8.有完成看照會	9.完成照會後有口頭回覆	3.確認與再界定照會問題，及衡鑑出相關因素與發展過程	4.能把衡鑑結果整理得具體、有組織，並可推論出心理治療或照護的計畫	5.在當次照會實際執行介入，或擬出後續可執行的介入（包括由臨床心理師或醫療團隊人員執行）	6.對病人及／或家屬而言，有增進他們對問題及其原因的了解、知道需做的調整、預計能實際做出調整	7.對醫療團隊而言，照會問題有得到解答，且有助於改善臨床照顧的困難	10.必要或有機會時，後續的持續介入與評估介入效果
王○○／XXXZZZ	YYY	aaaa.bb.cc	0	0	0	0	0	0	0	1	0	0
「需討論」項目之討論與結論										病人與家屬缺少做改變所需的○○能力		
張○○／XXXZZZ	TTT	aaaa.bb.ee	0	0	0	0	0	0	0	0	0	0
「需討論」項目之討論與結論												
「需討論」項目之討論與結論												
「需討論」項目之討論與結論												
會議紀錄												

鑑過程中要能視情況彈性調整衡鑑計畫，針對問題有效率地建立、驗證與修正假設，衡鑑出相關因素與發展過程，爲回覆照會問題收集與檢驗所需的訊息。第4項「能把衡鑑結果整理得具體、有組織，並可推論出心理治療或照護的計畫」，這部分主要是個案概念化，特別是以理論爲基礎，連結衡鑑到的各個相關因素，並導出適切可行的心理介入策略與具體治療計畫。第5項是「在當次照會實際執行介入，或擬出後續可執行的介入（包括由臨床心理師或醫療團隊人員執行）」，由於看照會能有的時間與資源很有限，因此當次能做的介入與擬出後續可安排進行的介入都包括在內。無論對病人／家屬或醫療團隊而言，僅衡鑑出問題的原因是不夠的，必須能介入並有所改變，才能務實地滿足需求、解決問題，故從接到照會單開始，就必須持續朝此目標努力。第6項是「對病人及／或家屬而言，有增進他們對問題及其原因的了解、知道需做的調整、預計能實際做出調整」，這一項是針對成效評估而擬定。在臨床實務中，專業人員有時埋首詳盡分析，提出見解或建議，但不夠重視實際上到底有沒有用、有多少幫助；進行介入時，則有時可能太過抽象或理論性，以致難以理解，或是未說明具體做法，未考慮能力、資源、阻礙，因而導致病人及／或家屬困惑、不懂，或點頭回應但其實不知如何做，病人及／或家屬的言談、表情、行爲常清楚反映出這些狀況。因此，需評估接受心理照會服務後，病人及／或家屬對其問題的了解程度、執行改變的能力、擴充資源的做法、預計能做到的程度是否有所增進，以了解照會成效，並作爲後續進一步協助的依據。第7項是「對醫療團隊而言，照會問題有得到解答，且有助於改善臨床照顧的困難」，這與第6項的用意是相同的，唯對象不同。用意在避免心理照會過於著重在評估、分析、提供建議，而未足夠考量可行性、實用性，以及是否對改善或解決臨床照顧問題有具體幫助。第8項是

「有完成看照會」，這項的重點是透過檢視是否完成看照會來確認當次照會的合適性，執行上是否有阻礙因素，是否遭遇較難預料的因素，故未及探視，以及團隊溝通的正確有效性，藉此了解與處理相關原因，並提高有效照會率。第9項是「完成照會後有口頭回覆」，在忙碌、緊湊、多變的臨床服務中，發出照會的醫護人員可能繼續埋首工作，沒時間或來不及看病歷，有時可能連緊急簡訊都不見得全部能立即閱讀。此外，若等看照會的臨床心理師寫完病歷，時效性可能已降低許多。因此看完照會後，建議應儘量且儘快口頭回覆（見面或打電話均可），以促進最高效益，並將此項列爲完成照會程序的一部分。第10項是「必要或有機會時，有後續的介入與評估介入效果」，這是從未來機會的觀點看是否有介入措施，並評估效果，將一次照會的工作延伸到未來。

這十個臨床流程項目也可依「項目類別」做分類，有三大類：I.看照會的啓動與完成；II.執行身心壓力衡鑑與身心壓力治療；III.看照會的成效評估。這種分類對辨識與檢核臨床實務的關鍵環節特別有幫助，讓專業人員更能確認完成任務動作（類別I）、監督心理衡鑑與心理治療的執行重點與品質（類別II）、根據目標評估此次成效與未來機會（類別III）。本書的各個模擬案例都採用「項目類別」進行案例解析。

(二) 臨床流程與個案概念化之整合對照

在照會工作的整個過程中，個案概念化是持續進行的，且是有效評估與介入臨床問題的關鍵。爲幫助專業人員更清楚掌握照會工作的每一步驟在個案概念化上的效用與目標，以下採用Bruch（1998）提出的個案概念化架構「DEFINE（Definition- Exploration - Formulation-Intervention- Evaluation）」，將之與「臨床流程」進行對應（表1-4），以整合呈現出實務步驟與專業概念之間的相輔相成。此表所列是一般情形，亦可依實務狀況或可得機會有所調整。「DEFINE」架構中的各項目簡述如下：「定義（Definition）」指的是完整描述及界定臨床問題；「探索（Exploration）」指的是蒐集及探索相關因素；「形成模型（Formulation）」指的是以理論為基礎，連結各相關因素；「介入（Intervention）」指的是擬定與執行治療計畫；「評估（Evaluation）」指的是根據治療計畫的執行狀況與臨床問題的改善，評估治療效果。

在表1-4中，藉由項目、細格、符號V（代表有）、無色或灰色網底（無色代表涵蓋項目，灰色代表其中的主要項目），組合出代表的含意。若臨床流程項目右方的細格標示符號V，代表該臨床流程對應符號V上方的個案概念化項目；且這個或這些劃有符號V的細格，依無色或灰色代表其為涵蓋或主要項目，而若只有一個劃有符號V的細格，則必為灰色，亦即為主要項目。例如：臨床流程1的右方有一個標示符號V的灰色網底細格，對應「DEFINE」的「D」，意即臨床流程1「看照會前有口頭聯繫」主要就是進行「D（定義）」。又如臨床流程3的右方有二個標示符號V的灰色網底細格，對應「DEFINE」的「D」與「E」，意即臨床流程3「確認與再界定照會問題，及衡鑑出相關因素與發展過程」主要進行二個部分「D（定義）」與「E（探索）」。再如臨床流程4，無色網底細格對應的是「D」與「E」，灰色網底細格對應的是「F」，意即臨床流程4「能把衡鑑結果整理得具體、有組織，並可推論出心理治療或照護的計畫」涵蓋個案概念化的「D（定義）、「E（探索）」與「F（形成模型）」三個部分，並以「F（形成模型）」為主。

表1-4　臨床流程項目與個案概念化之對應與整合

臨床流程項目	個案概念化				
	D	E	F	IN	E
1. 看照會前有口頭聯繫。	V				
2. 能具體界定照會問題。	V				
3. 確認與再界定照會問題，及衡鑑出相關因素與發展過程。	V	V			
4. 能把衡鑑結果整理得具體、有組織，並可推論出心理治療或照護的計畫。	V	V	V		
5. 在當次照會實際執行介入，或擬出後續可執行的介入（包括由臨床心理師或醫療團隊人員執行）。				V	
6. 對病人及／或家屬而言，有增進他們對問題及其原因的了解、知道需做的調整、預計能實際做出調整。					V
7. 對醫療團隊而言，照會問題有得到解答，且有助於改善臨床照顧的困難。					V
8. 有完成看照會。	V	V	V	V	V
9. 完成照會後有口頭回覆。				V	V
10. 必要或有機會時，有後續的介入與評估介入效果。				V	V

這個對應整合表在訓練心理照會能力上，可應用在多種時機，例如在臨床心理職類醫事人員培訓方面，臨床心理教師可參考此表進行導引教學、督導實務案例、評核教學與學習成效、擬定強化課程或進階訓練，臨床心理學員可運用此表研擬與執行工作計畫、衡量與調整臨床現場的工作策略、確認完成照會工作、進行自我監督與檢核；而完訓甚至已有相當資歷的臨床心理師亦可使用此表進行自我檢視，更增效能，維護與提升品質。

此表是否也適合各醫事職類人員作爲執行與檢核照會工作的參考呢？答案是肯定的。以臨床流程「項目類別」的三大類爲例，「I.看照會的啓動與完成」與「III.看照會的成效評估」直接適用，而「II.執行身心壓力衡鑑與身心壓力治療」則改爲各醫事職類的專業內容即可。

四 臨床需求分析

臨床需求的分析不只是呈現統計資料，更是整理與分析實際狀況，有助於提升臨床溝通與醫療品質。對醫療團隊而言，可作爲判斷是否需要或適合發照會的參考，包括照會的臨床問題、時機與適切的目標；對接受照會的專業人員而言，則有益於掌握與完成照會任務，精準專業訓練方向，精進品質與效能。

(一) 服務量的分析

臺大醫院於2007年6月成立全國首創的臨床心理中心後，此中心即開放接受全院各病房的臨床心理照會，包括內科系、外科系、加護病房、特殊病房（例如燒燙傷、骨髓移植）等數十個病房。歷年來，每年占最高比例的都是心理腫瘤照會，一開始這項服務是由2名臨床心理師加班輪值執行，是相當辛苦且具挑戰的任務。2012年6月通過院方審議，增聘1名專責此項照會服務之臨床心理師（其中0.5人力執行心理腫瘤照會，另0.5人力執行其他臨床服務），持續推動全院心理腫瘤照會，並處理癌症診療品質提升計畫基準5.3，以及相關臨床與行政事務。增補0.5人力後，2012年下半年的加班情形稍微舒緩，且服務量增加約100人次，但2013至2015的服務量則維持與2012年相近，這反映出服務量與人力資源之間的關聯，亦即當人力的效能已提升並達極限，可提供的服務量勢必難以、也不應再上升。

臨床心理中心2007-2015年心理腫瘤照會服務人次統計如圖1-1，其中2007-2011年的資料未區分成人與兒童青少年，以綠色長柱表示，自2012年開始區分，分別以藍色與紅色表示。2012-2016年心理腫瘤照會占全部照會的人次比例統計如圖1-2。

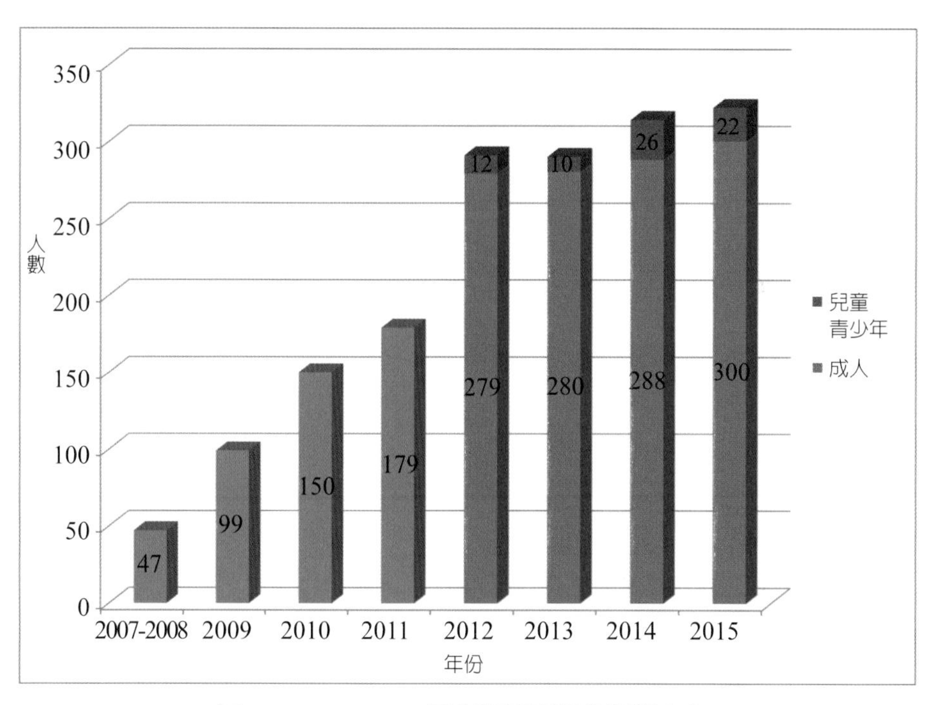

圖1-1　2007-2015年心理腫瘤照會服務人次

醫療團隊所照會的癌症病人涵蓋病程的各個階段，包括疑似／待確診、初診斷、治療中、復發、末期，2013-2016年的人次比例統計（年度累計）如圖1-3。這資料反映了心理照護不是病程進展到生命末期才需要，而是在癌症的確診過程與疾病全程都需要，甚至應推展到提供癌症篩檢與預防的心理衛教及介入。

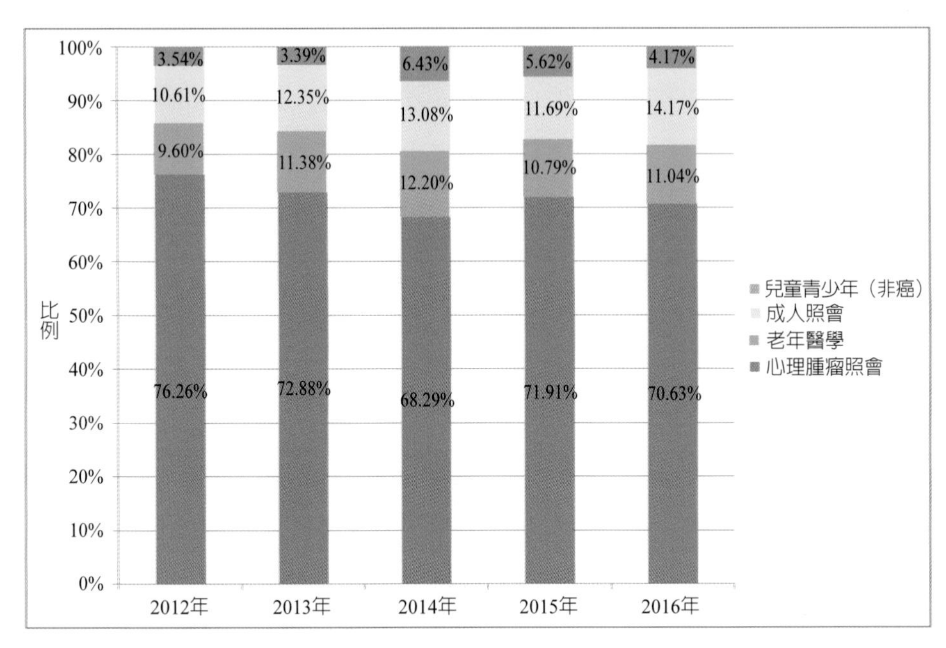

圖1-2　2012-2016年心理腫瘤照會占全部照會的人次比例

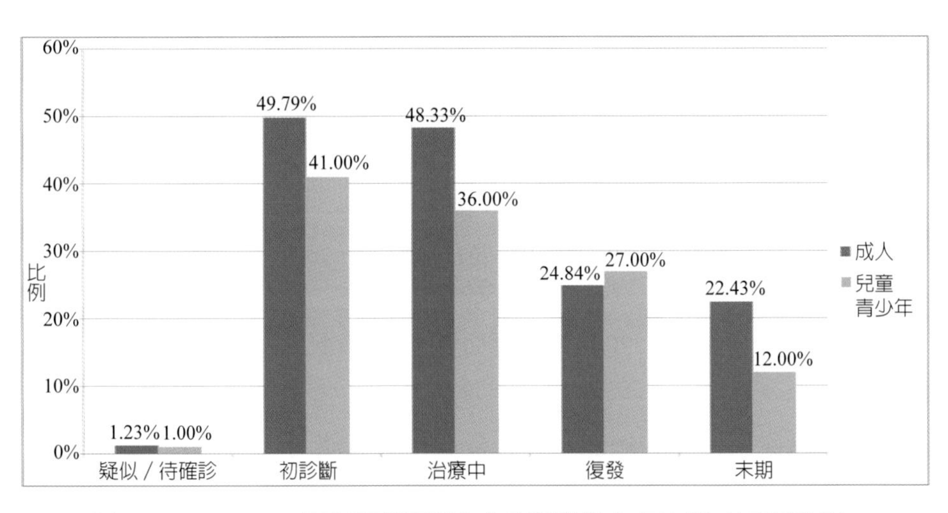

圖1-3　2013-2016年心理腫瘤照會之病程階段人次比例（年度累計）

歷經十年，除了照會需求與服務量上升，醫療團隊也看到病人與家屬在接受心理服務後，對疾病、生活、生命末期的調適改善，因此在各種場合與文件上回饋對臨床心理服務的肯定。2016年，臨床心理中心與各醫療團隊合作，擴大推動住院癌症病人的情緒壓力篩檢，發現潛在的龐大需求，且從試辦方案的分析發現經過心理服務後，病人情緒壓力分數從7.90降至2.76（最高10分），臨床心理中心根據具體需求與明確成效，於2016年5月提出新增人力案，獲院方審議通過增聘1名專責心理腫瘤業務的臨床心理師，讓這項服務得以提供給更多有需求的癌症病人與家屬，以及有能量推展研究與教學，把行政工作做得更完整、有系統，並更爲前瞻性。2016年底，臨床心理中心提出癌症病人手術前心理衛教介入方案，獲本院癌症醫療委員會選爲2017年的年度重要工作，研發相關的臨床心理服務，陸續展開與不同癌別團隊的合作。隨著成效資料的累積與醫療團隊的肯定，加上病人與家屬及醫療團隊的需求更加明確與上升，臨床心理師的角色與功能日益具體且更有力，本中心於2017年5月再提增聘1名心理腫瘤業務臨床心理師，獲院方審議通過，使心理腫瘤專業在獲得支持與肯定中繼續推進與成長。

(二) 服務內容的分析

臨床心理中心在發展心理腫瘤服務的不同階段，曾做過各種分析。最早是2007年11月至2010年4月的整理（Cheng, Tseng, Chang, & Chang, 2010），累積178位心理腫瘤照會的病人資料，臨床議題的分析結果，排名前五名依序是：病人的情緒、病人與家屬的關係、家屬的情緒、病人的疾病表徵、醫療決策。2012年增聘專責臨床心理師後，以這些整理結果爲基礎，進一步調整分類方式，開始做例行統計（圖1-4至圖1-6），並透過這些資料深入了解臨床需求，引導心理照護重點。這些統計分析定期於臨床心理中心行政會議、癌症防治中心業務協調會議與行政會議、心理腫瘤跨領域／科部團隊照護會議做報告，以促進團隊溝通與合作。

圖1-4至圖1-6同時呈現成人與兒童青少年的資料，成人是指19歲（含）以上，兒童青少年是指19歲以下，服務對象及議題分類都包含家屬。在「疾病調適與因應議題」方面（圖1-4），從各年度來看，成人與兒童青少年都是「情緒需求」的人次最高；成人其次是「疾病概念需求」，兒童青少年其次也大多是「疾病概念需求」，有時則是「睡眠」或「疼痛」。相較之下，「未竟事宜」與「死亡歷程」是人次較少的照會議題，這可能和心理腫瘤一次照會的性質及其與安寧共照之間的分工有關。

在「促進醫病溝通議題」方面（圖1-5），成人的人次由高至低依序爲「醫療決策」、「病情告知」、「醫療爭議」，顯示在照會需求上，與醫病雙方都有關的「醫療決策」議題比單向性質較高的「病情告知」有更高的需求；而兒童青少年在「醫療決策」與「病情告知」上的人次則較無明顯差異。成人與兒童青少年在照會議題人次上的差異，或許與兒童青少年個案數較少有關，這可在累積更多個案後再做統計。

值得一提的是，在思考兒童青少年的醫病溝通議題時，發現有些現象很值得重視與改善，例如在家屬（大多是父母）方面，他們既是兒童青少年的法定代理人，需要爲兒童青少年發聲，但又無法完全代表兒童青少年本身，以致有些人經歷強烈的猶豫、煎熬、不安，或是出現過度保護或捍衛的言行；而在醫療人員方面，通常也較少與兒童青少年本身溝通醫療決策，或讓兒童青少年以當事人身分一起參與討論，這些情形都導致兒童青少年在醫療決策上的角色與權益未被足夠認知與落實（包括被誠實告知與說明、有機會表達意見與提出詢問、獲得尊重與協助），致使兒童青少年較難在「醫療決策」議題上充分反映其狀況。然而，在醫療照護上，兒童青少年眞的很難有參與醫療決策的機會嗎？或許不然。如果把「醫療決策」只界定在重大決策，或許難度較高，但如果將「醫療決策」的範圍包含日常照護，那麼就會多出許多機會，例如讓兒童選擇吃藥時的水杯、無特定順序的三顆藥先吃哪一顆，這雖是小事，但確認了兒童的當事人身分與自主性。當兒童青少年、家屬、醫療人員之間在平日已有共同參與決策的共識，在面對重大決策時，這共識將自然延伸，醫療決策的難度與心理負擔亦隨之降低。

在「協助家庭成員溝通議題」方面（圖1-6），成人的排名前二位依序是「家人關係」與「家屬情緒」，且「家人關係」明顯高於「家屬情緒」，兒童青少年的排名則「家屬情緒」較高。由於「家人關係」是指病人與家人的關係問題、或是家人彼此之間的關係問題，而「家屬情緒」則是指家屬本身的情緒，因此前述的人次差異可能顯示當病人是成人時，較會被納入家庭關係與溝通的一員，當出現困難時也較會被照會，因此「家人關係」人次較高；但若是兒童青少年，類似的問題則比較被視爲家屬本身的狀況與需求，兒童青少年個人及其在家庭溝通上的角色較未被突顯出來，因此「家屬情緒」人次較高。對嬰幼兒年齡的兒童而言，「協助家庭成員溝通議題」或許確實較以家屬爲主，但若年齡漸長，兒童青少年本身更能溝通與有所主張，則其角色應獲相應的適切重視。

2012年

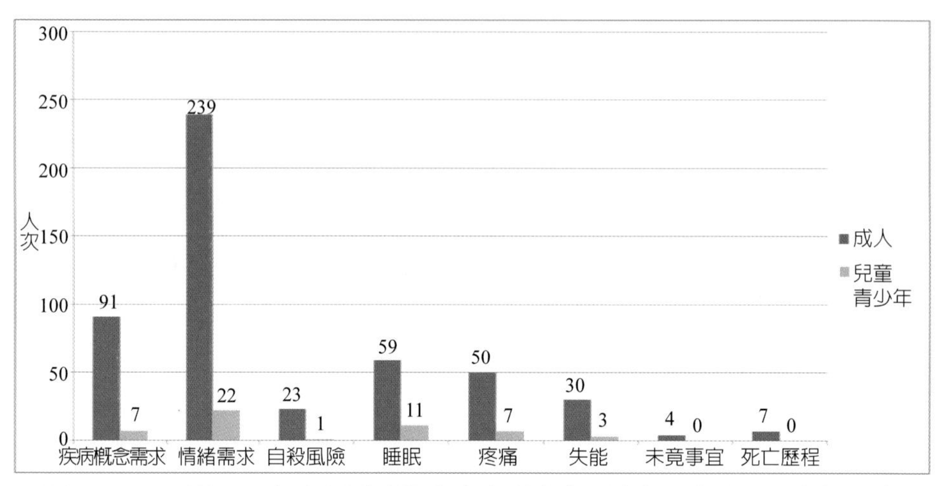

圖1-4　2012至2016年心理腫瘤照會病人「疾病調適與因應議題」人次統計

2013年

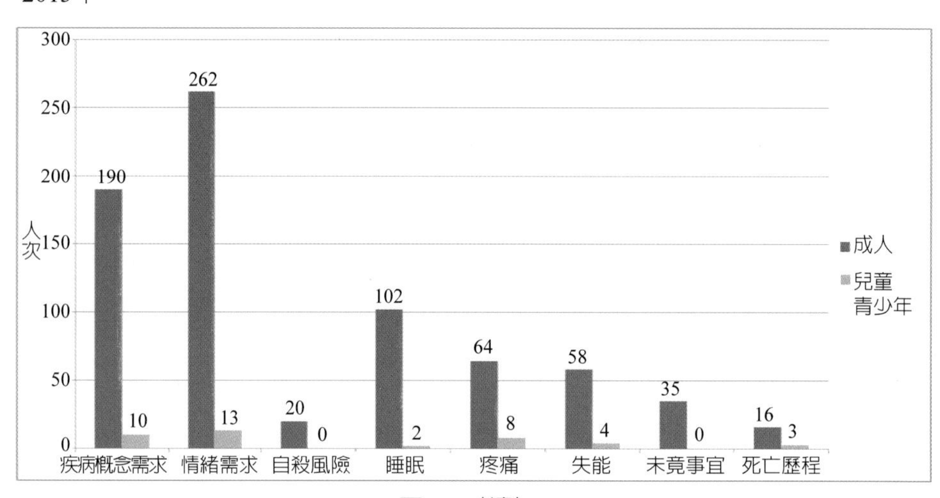

圖1-4（續）

2014年

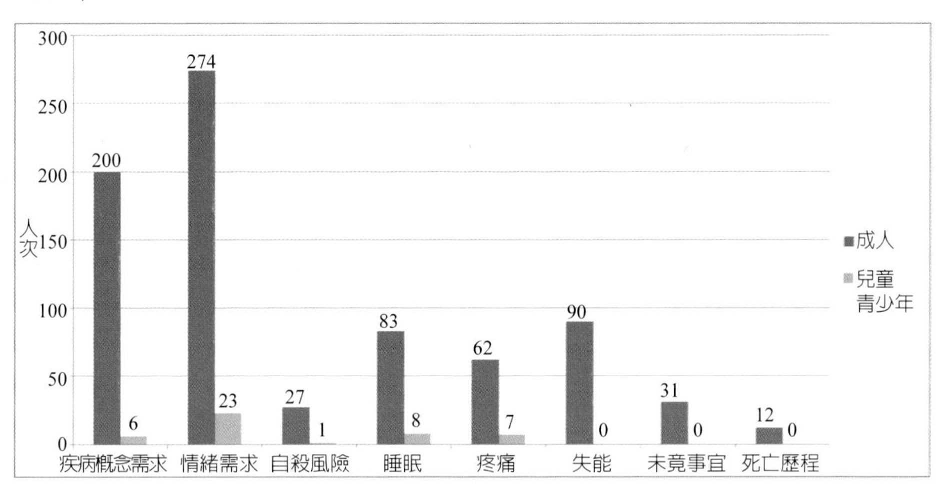

圖1-4（續）

2015年

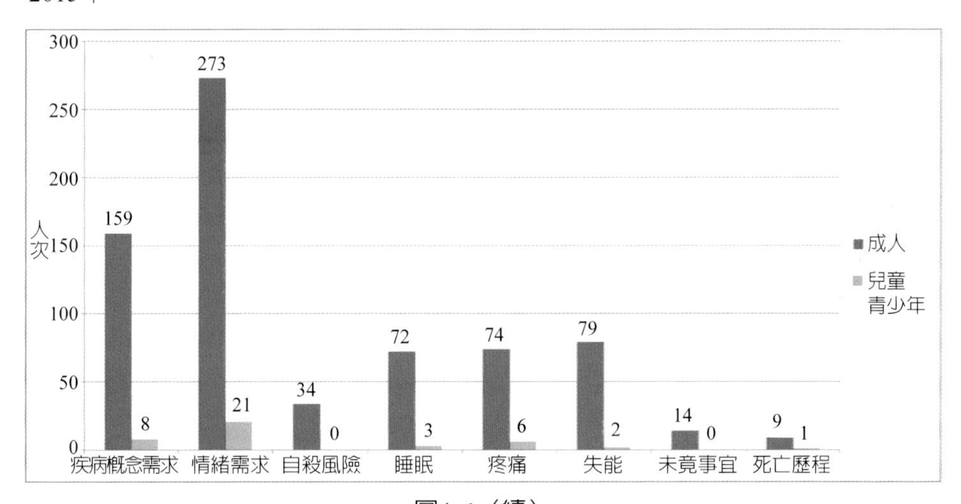

圖1-4（續）

2016年

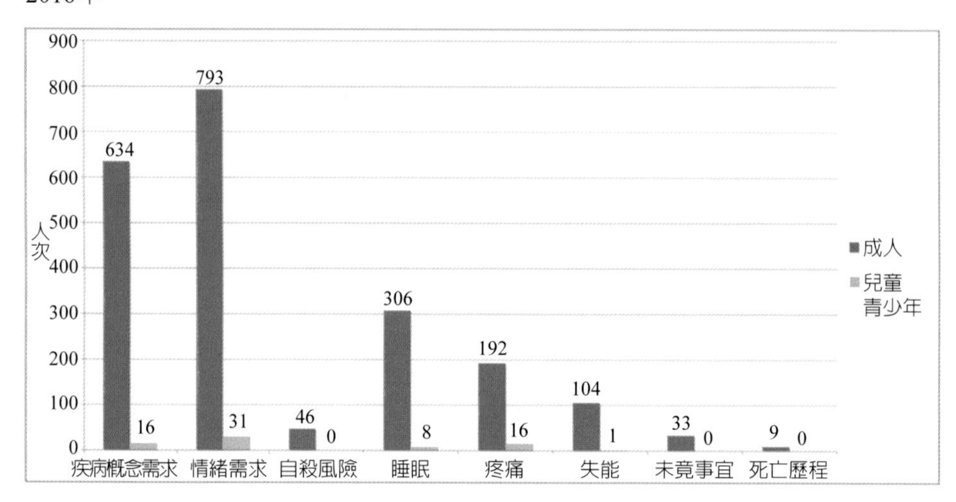

圖1-4（續）

2012年

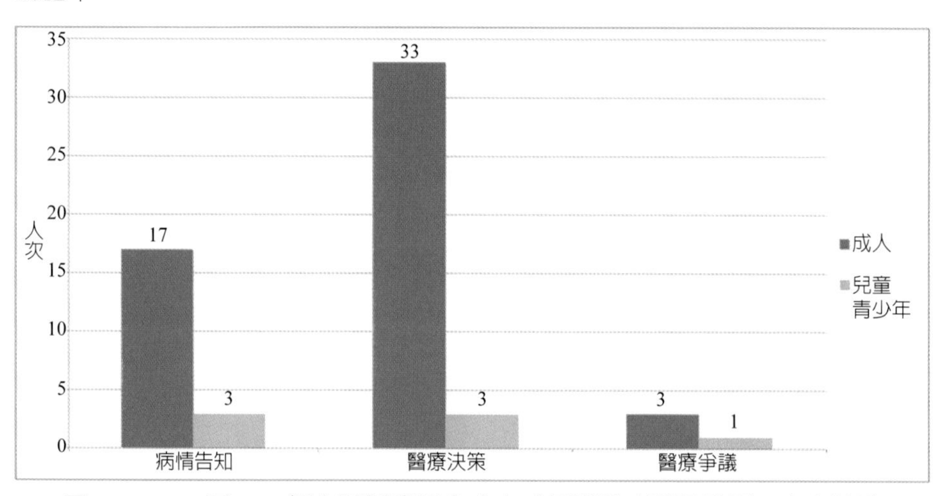

圖1-5　2012至2016年心理腫瘤照會病人「促進醫病溝通議題」人次統計

2013年

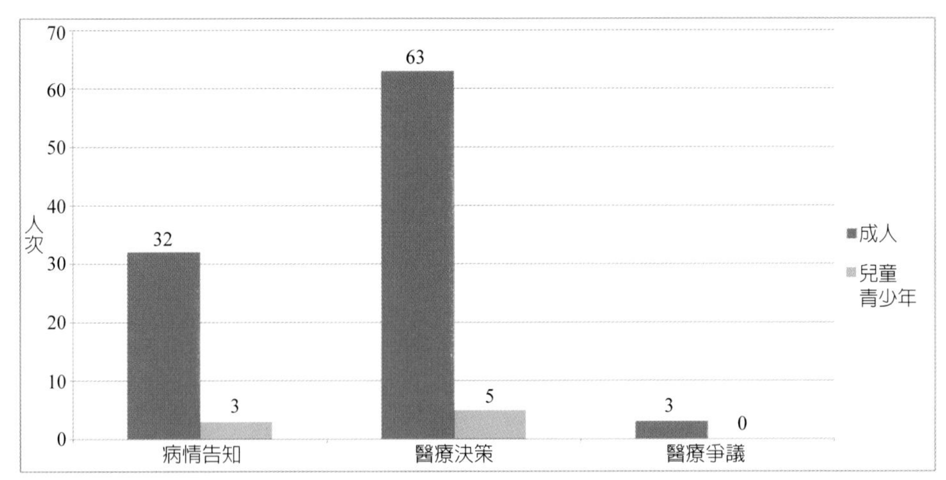

圖1-5（續）

2014年

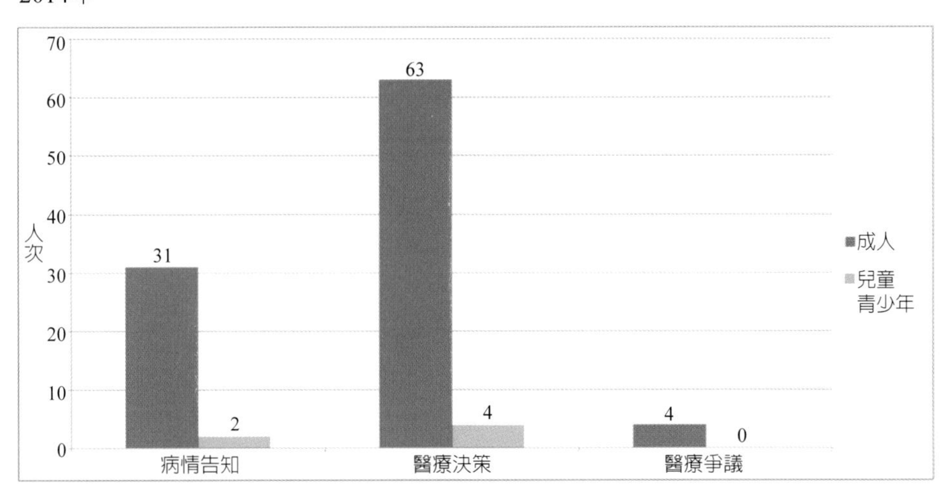

圖1-5（續）

2015年

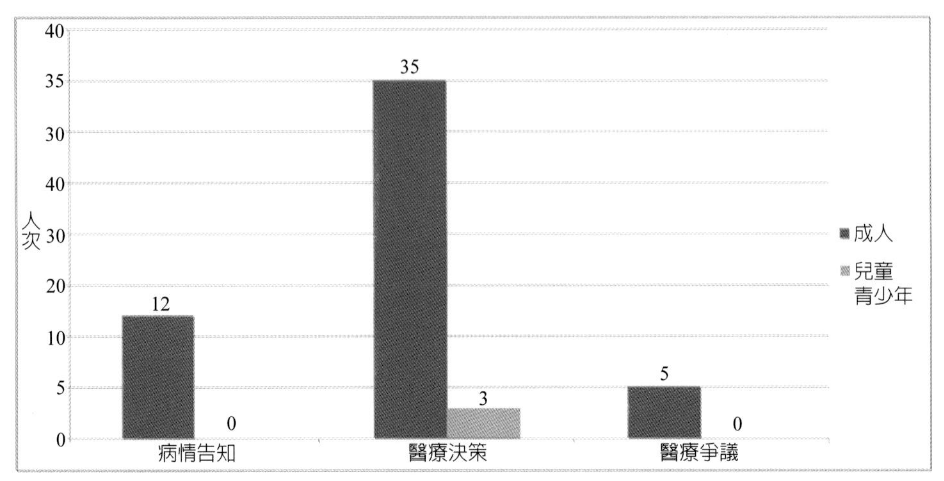

圖1-5（續）

2016年

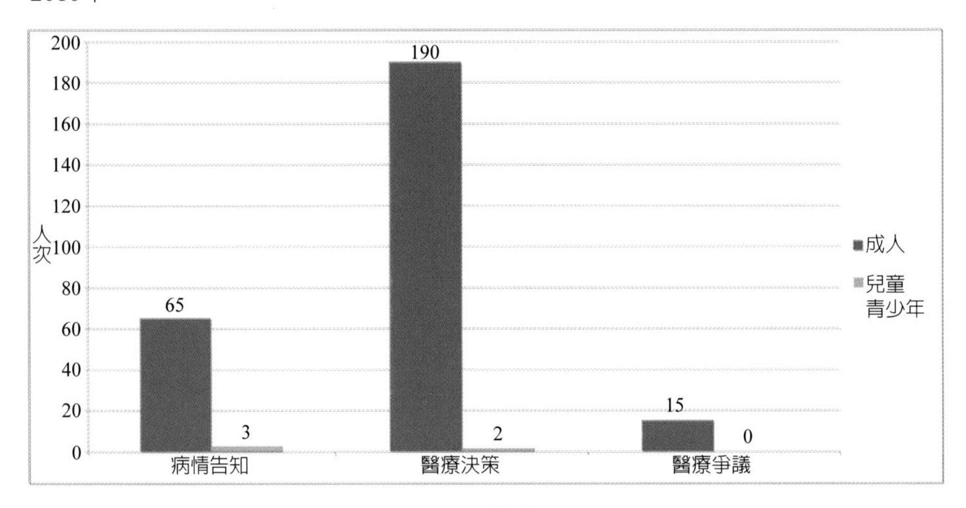

圖1-5（續）

2012年

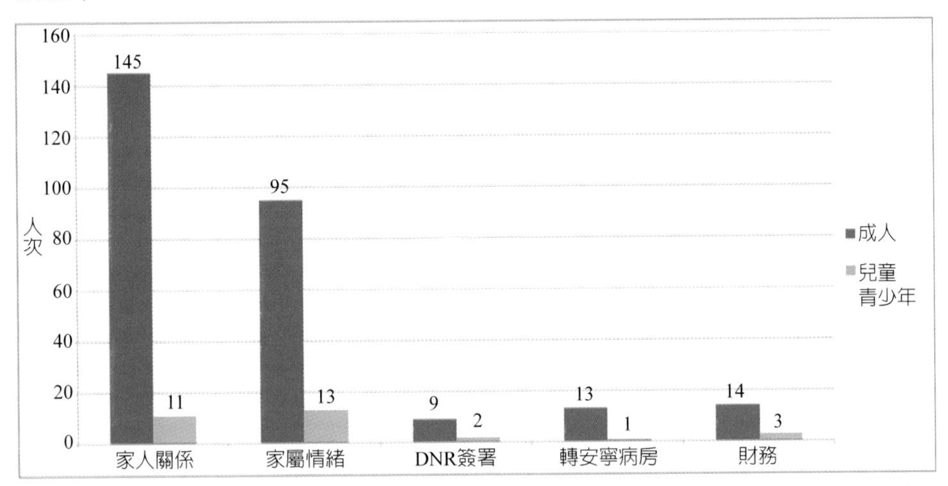

圖1-6　2012至2016年心理腫瘤照會病人「協助家庭成員溝通議題」人次統計

2013年

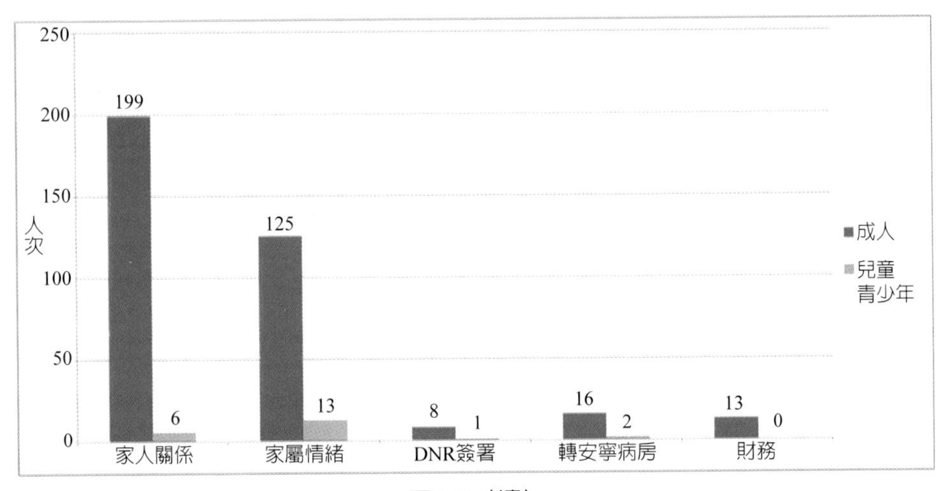

圖1-6（續）

2014年

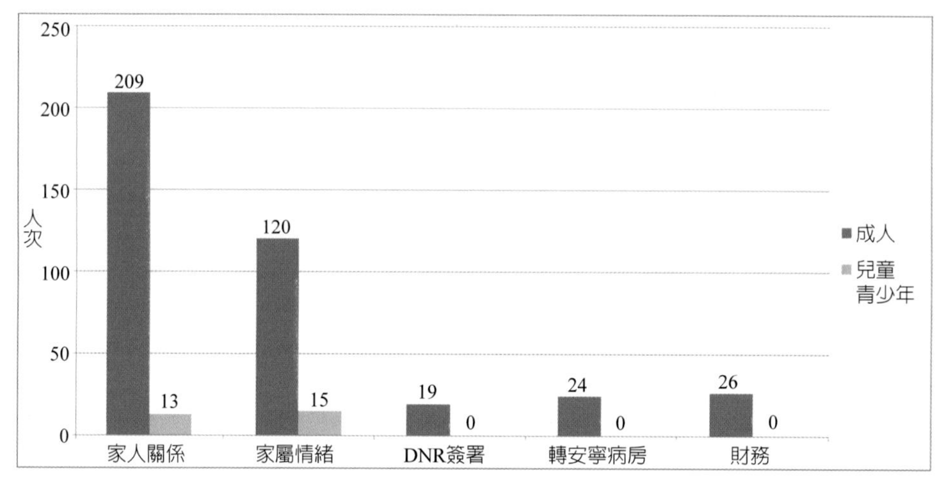

圖1-6（續）

2015年

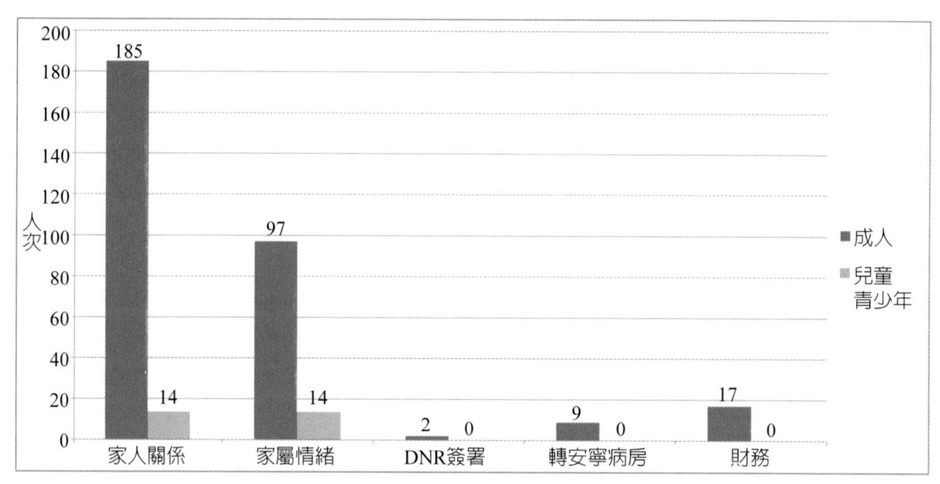

圖1-6（續）

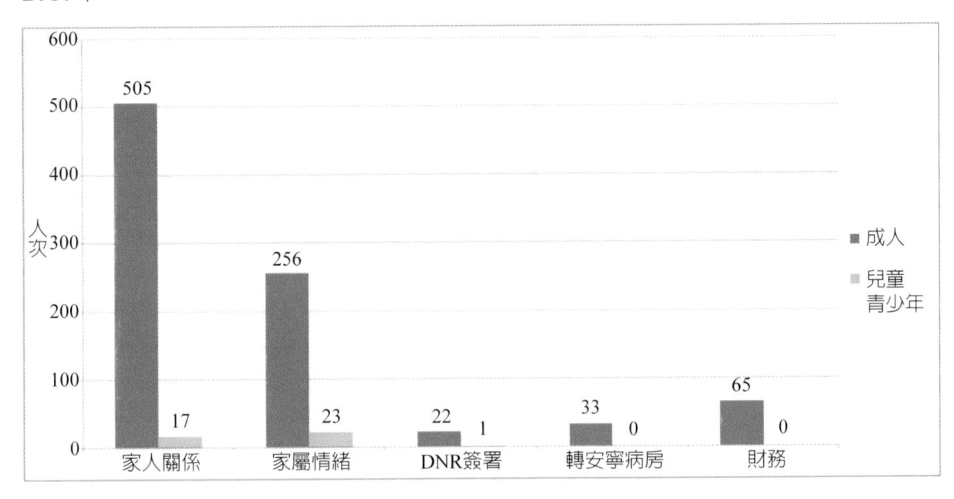

圖1-6（續）

五　全人醫療與心理經驗深度

(一) 心理經驗深度涉及醫病雙方

在醫療現場的健康與疾病問題，醫術與科技再進步，核心仍是人與人之間的相遇，能接觸多深、改善多少，除了同理心溝通、醫病關係、專業能力之外，背後還有未被足夠正視的眞實現象，那就是**醫療人員在與病人交會的每一個當下，雙方都帶著自己的個人特質與生命故事，在覺察或未覺察的情形下，影響每一時刻的交流與照護**。除了在醫療與教育上應推動這樣的概念理解之外，醫療人員本身也應加強相關的認知、體悟與落實。完整的全人醫療理當將醫療人員以「全人」涵蓋在內，而非將醫療人員視爲過度理想化的、去個人化的「專家」，但職責卻是爲病人提供全人照護。

正因為生病是無人能置身事外的共同經驗，完整的全人醫療就更為重要。生病是人們的普遍經驗，罹患的或許是癌症，也可能是其他疾病，從健康變成生病後，經過治療可能復原，也可能病程進展以致面臨生命終點，但無論何種情形，都是所有人——包括醫療人員本身——可能遭遇的挑戰。醫療人員會生病，他的至親好友也一樣，這是醫療人員生命經驗的一部分，且隨同他的專業組成了他的全人；無論他是否有所覺察，這些經驗內涵及其對醫療照護的影響都確實存在，唯範圍不同，深度各異，正負面作用也端視其覺察與拿捏而定。在此同時，病人也不是帶著空白經驗進入醫療照護，他必定生過病、接受過診療，或看過別人生病與接受診療，讀過疾病知識或生病心路歷程的文章，聽聞過甚至親身經歷過所謂白色巨塔裡的故事，這些都隨著他來到醫療人員面前，直接或間接產生影響。

(二) 心理經驗的深度、漸次深化與雙方適度平衡

在醫療人員與病人／家屬之間的心理經驗交流是動態拿捏與逐步推進的，非單方或雙方的意願與能力所決定，且要看匯聚的機緣與當下時刻的互動。心理經驗的交流與深度可用「醫療照護的心理經驗深度架構圖」（鄭逸如，1999）來呈現，其中有四個重點，包括雙方、全人、漸次深化，以及雙方層次的適度平衡，前述第（一）節說明了「雙方」與「全人」，本節則解說漸次深化與雙方深度層次的平衡。

醫療照護的心理經驗深度最基本的是淺層的接收與反應（圖1-7-a黑色虛線所示），較差的情形是在接收上觀察片斷，訊息不完整，甚至因主觀篩選或自動化習慣而遺漏、添加、扭曲，或是根本沒有觀察與接收；在反應上，則可能心不在焉、自顧依其經驗習慣做反應，或是根本沒有反應。這問題可能不只在醫療人員，也可能發生在病人身上；有時候醫療人

員或許因無心疏忽、力不從心，或是遭遇某些困難而輕忽或無法對病人做該有的觀察與接收，而病人也可能因爲身心狀況、過去經驗等，而未能正確與完整地觀察與接收來自醫療人員的訊息。反之，這層次若雙方都做得好，則能忠實且儘可能完整地觀察與接收各種訊息，並據此適切反應，共同爲醫病互動奠定良好基礎並引向更深的交流，而即使受限時空未能有進一步照護，也能讓當下的交流眞實與自然，且避免在互動一開始就加重負擔或製造問題。

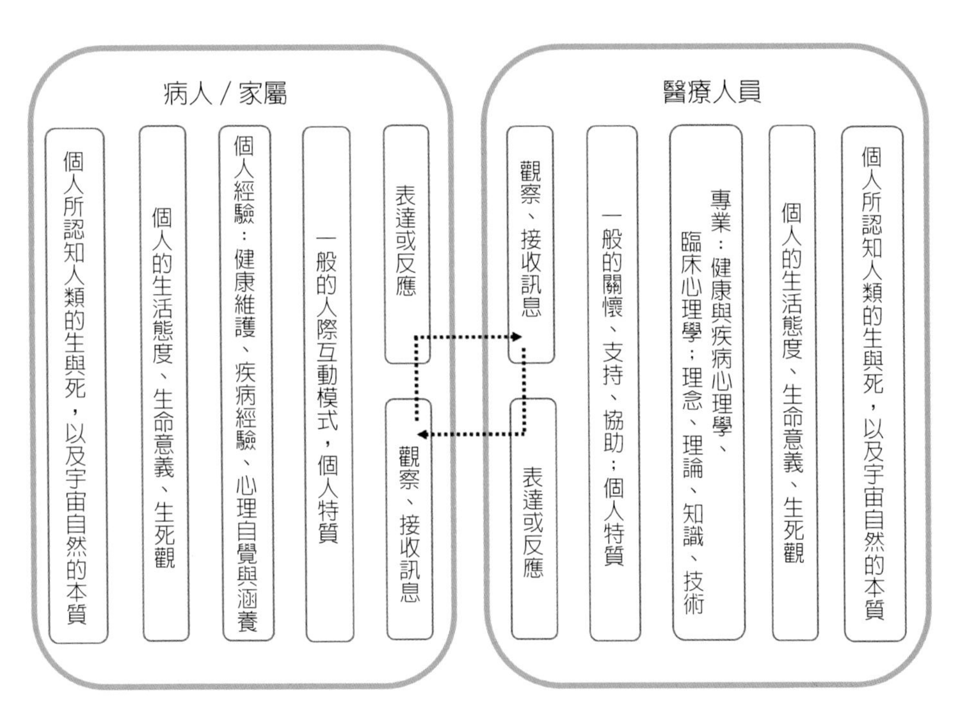

圖1-7-a　醫療照護的心理經驗深度架構圖：淺層的接收與回應（黑色虛線所示）

（修改自：鄭逸如，1999／繪圖：鄭逸如與吳治勳）

下一個層次在醫療人員與病人雙方會有所不同，醫療人員是一般的關懷、支持、協助，而病人則是一般的人際互動模式，雙方都帶著個人特質的展現（圖1-7-b黑色實線所示）。例如病人在醫療人員進病房探視時，向醫療人員說「辛苦了，麻煩您了」，醫療人員可能回應「不會，別客氣，這本來就是我該做的，來，讓我看看你的狀況」，也可能聽若無聞，沒有回應，直接進行診療工作。再如醫療人員進病房探視病人時，向病人說「我是病房的臨床心理師，來看看你，你今天剛住院哦……我們聊聊你的情形好嗎？」，病人可能回應「請坐……眞不好意思，東西還沒放好，很亂」，也可能說「我還好啦，先不用，有需要我再跟護理站說。我現在比較累，想休息。」不同的反應各自展現對開放自我與人際互動的選擇，並影響後續醫療照護中的心理經驗深度，以及進展的過程、難度、所需時間。

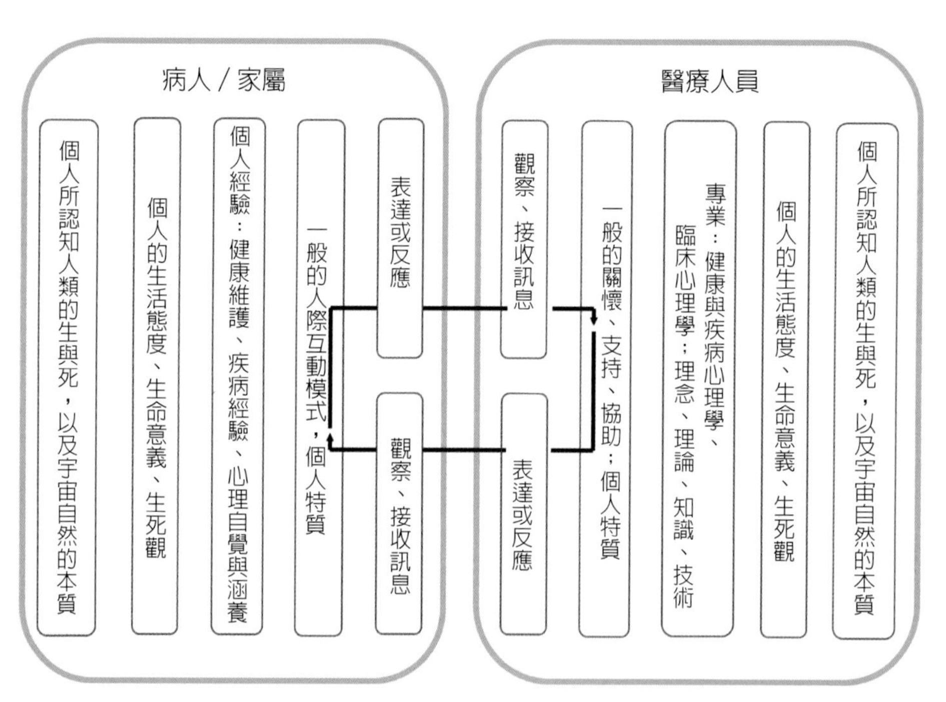

圖1-7-b　醫療照護的心理經驗深度架構圖：一般的關懷與人際互動（黑色實線所示）

（修改自：鄭逸如，1999／繪圖：鄭逸如與吳治勳）

在一般的關懷與互動之後，心理經驗深度的推進一方面與醫療人員的專業有關，亦即健康與疾病心理學、臨床心理學，包括相關的理念、理論、知識、技術；另一方面也與病人的個人經驗有關，包括其健康維護、疾病經驗、心理自覺與涵養等。若再繼續深入，則與雙方的個人生活態度、生命意義、生死觀，以及個人所認知人類的生與死、宇宙自然的本質有關。當心理經驗深度如此漸次展開時，醫療照護就逐漸超越專業的供與需、施與受，而轉爲生命的交會、接納、尊重、彼此見證，在共融與互助中相伴而行。

圖1-7-c以五種不同形式或顏色的線條，綜合呈現相對應之心理經驗深度與層次的平衡。相同形式或顏色的線條橫跨醫療人員與病人的同一層次，形成一個左右平衡的迴圈，代表雙方在此層次互有經驗交流；一般而言，雙方在同一層次上的準備、經驗或投入，會影響該層次的互動能否順暢與突破，且其中較進入該層次、較有意願、透露出「我願意」或「我可以」的一方（不一定是醫療人員）有可能帶動另一方，促進彼此往下一個深度前進。相同形式的線條不連結不同的深度層次，這是象徵與提醒要在深度平衡的基礎上，做適度的準備與推動，不宜勉強而爲與操之過急。有些臨床實務上的困難可能與此不平衡有關，以下舉例二種較極端的情形做說明。以圖1-7-d爲例，有時病人在深度交流上無意願或尚未準備好，但醫療人員單方面地極力嘗試、跳過心理經驗交流的基本層次、將自身的深度目標加諸病人身上、未留意病人實際上的心理經驗、未足夠注意與回應病人的反應，以爲若做了認爲該做的事，理當有好結果。在此情形下，過於任務導向、達標壓力大、醫病關係僵滯不協調，很可能造成連原本在一般人際關係中能自然展現的互動都出不來，甚至面對病人時，感到挫折、懊惱、猶豫、不安，此時遑論提供照護，可能連建立關係都覺得困難。反

之，另一種狀況則如圖1-7-e，有些醫療人員對心理經驗深度缺少感知與能力，或有能力但因某些因素而一時受阻，因此在病人已清楚呈現想要且可以進入更深的心理經驗時，醫療人員並未留意、接住，並串起心理經驗的交流迴圈，而只能負荷或只預計停留在較淺層次。然而，在實作上，有時心理歷程中適時的微量不平衡（圖1-7-f），且當這不平衡能被覺察、接納、運用，甚至是妥善醞釀下所創造的，則可能成為一種推動或拉引的力量，有助於推進心理經驗的交流深度。

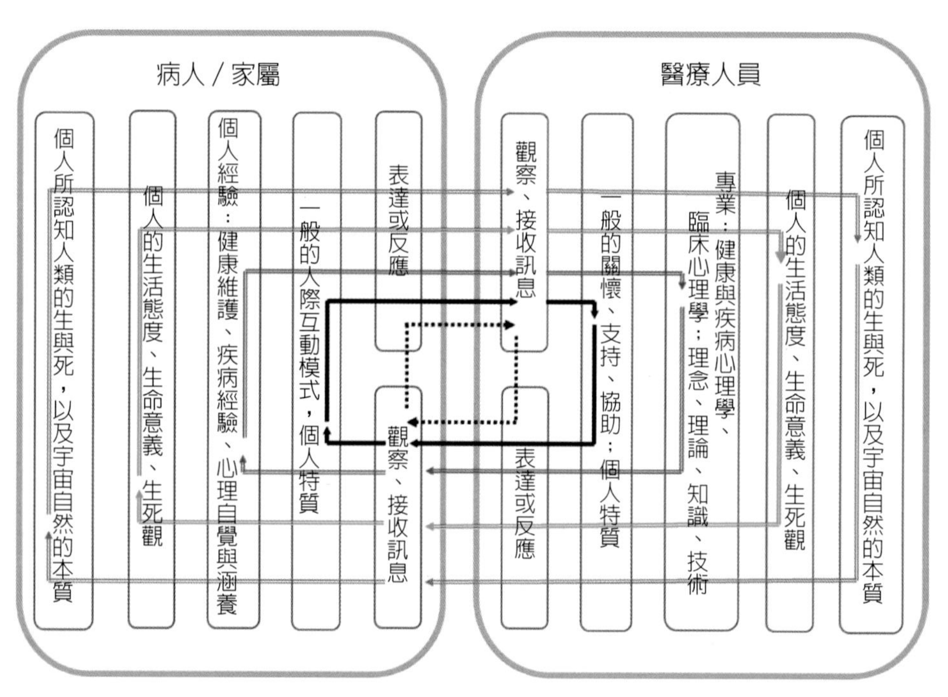

圖1-7-c　醫療照護的心理經驗深度架構圖：五個層次的平衡迴圈

（修改自：鄭逸如，1999／繪圖：鄭逸如與吳治勳）

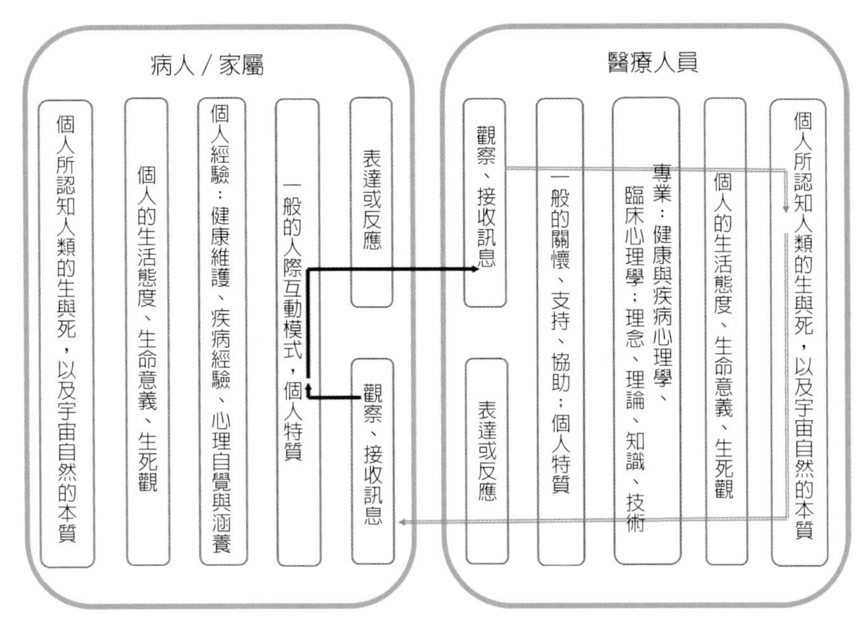

圖1-7-d　醫療照護的心理經驗深度架構圖：準備不足或勉強而為的失衡

（修改自：鄭逸如，1999／繪圖：鄭逸如與吳治勳）

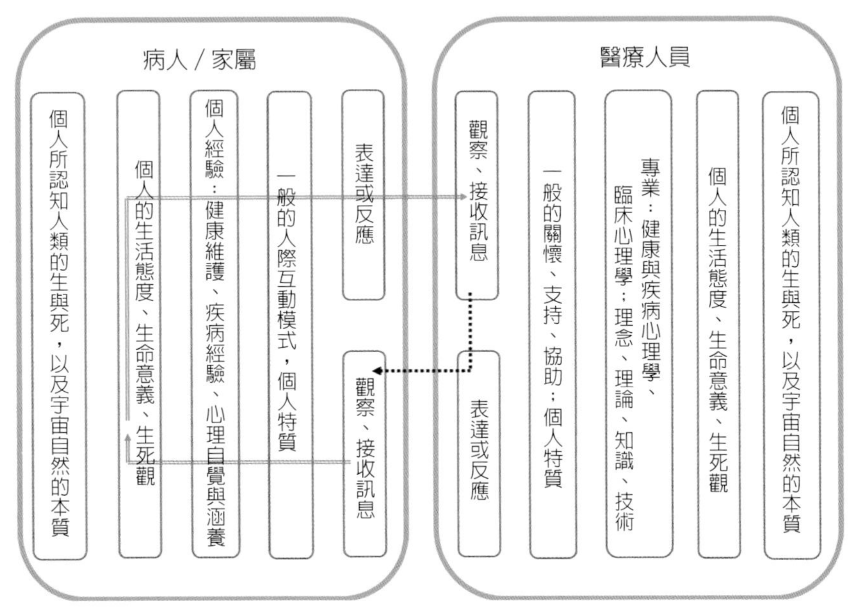

圖1-7-e　醫療照護的心理經驗深度架構圖：需求未獲回應或照護不足的失衡

（修改自：鄭逸如，1999／繪圖：鄭逸如與吳治勳）

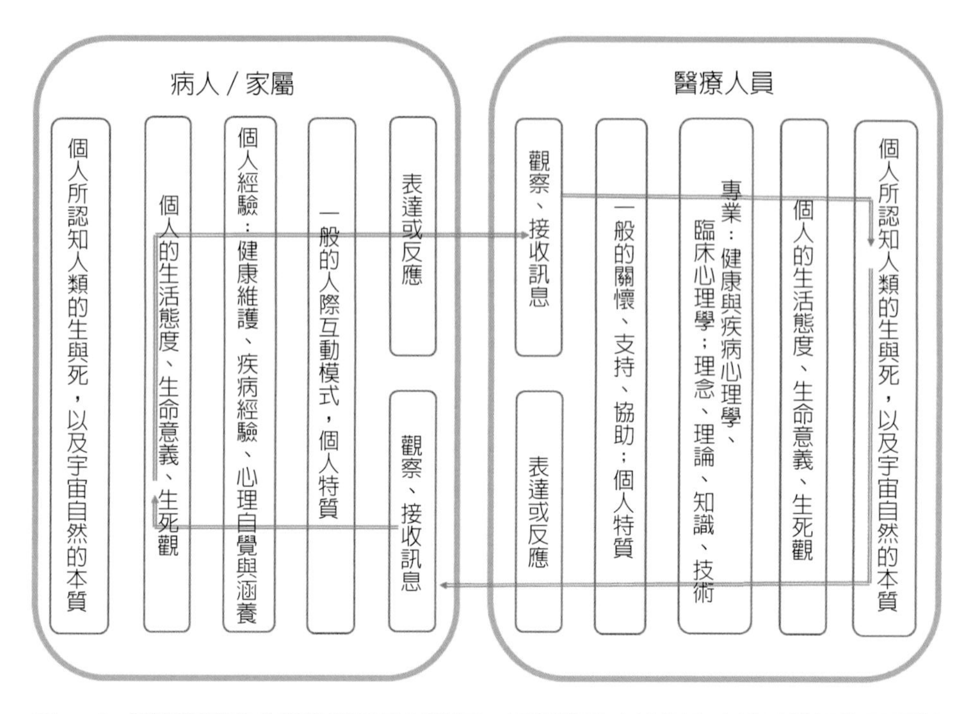

圖1-7-f 醫療照護的心理經驗深度架構圖：可能推動交流深度之適時微量的不平衡
（修改自：鄭逸如，1999／繪圖：鄭逸如與吳治勳）

(三) 臨床現場的真實接觸，以及雙方的責任與自在同行

心理經驗是人性重於任務，即使是高度專業性的醫療照護，在相遇時，雖然彼此知道各是「醫療人員」與「病人」，但不要被這角色限制住，雙方都宜從最基本的深度層次起頭，置身現場（presence），在當下觀察與接收訊息，經歷一般的互動應對，後續再測試極限與推進，如此更有機會讓雙方在關係與互動中感到自在舒適，不勉強、不硬推，自然進展；逐步推進不一定要花很多時間，每個人跨越每個層次的歷程也不見得相同。心理經驗交流一定越深越好嗎？事實上，不是每個人都需要、適合

或期待最深層次的交流，因此不需擔心有多少時間與機會，以及能深入到哪個層次。或許，雙方可以一起嘗試走進更深的交流；但安處於彼此平衡的任一層次，亦有其安適自在。

向來在醫療照護中多是強調醫療人員在醫病互動中的責任與能力，卻很少提醒病人這一方對互動的責任與影響。在強化病人自我照顧的賦能（賦權）時，應該也要加強病人觀察與接收醫療人員說了什麼、做了什麼、帶著什麼表情與態度、全人釋放了什麼訊息，並且對此有所表達與反應，這才是理想的互動關係。當醫療人員與病人都對各種訊息開放與主動回應，會讓雙方都獲得最佳的賦能（賦權），包括醫療人員釋出互動的責任、減輕由單方負責雙方互動的重擔，病人也主動負起互動中的責任，如此雙方自然更能共同推動適切的照護深度。

從心理經驗深度架構來看，更顯出一次照會服務的挑戰性，但這架構同時也提供了具體有益的指引，亦即醫療人員應評估與即時覺察雙方的深度層次、訂定合理目標、儘可能推動深度層次但不強求。有時看起來像是直接跳到較深層次的互動，事實上可能是迅速逐層進入，或當下已同步俱足多個層次，了解這種眞實現象，可增強醫療人員的信心。然而，臨床現場有可爲、亦有不可爲，需要能覺察情境與資源，跳脫迷思，並接納受限的時間、複雜的情境，以及難預料的變化，如此將更能精準評估、即時掌握、創造進展，也坦然心安於盡力後的結果。

第二章

全人理念下的壓力照護與實務工作模式

鄭逸如

本章將從全人觀點的「生物心理社會靈性模式」談起，提醒觀念與教育的重要性，以及在親身經驗中對應與練習的必要性，並特別強調「全人」不只是針對所照顧的病人，也包括醫療人員本身。接著說明「癌症病人的壓力與調適模式」，協助醫療人員解析癌症病人各方面的壓力源，包括來自癌症與相關診療、因癌症與診療衍生的變動、與癌症無關的生活變動三方面，以及在壓力中的反應與因應，創傷經驗與復原／成長，並連結到病人生物心理社會靈性的安適。最後簡介「六力一管壓力模式」，說明七種心理能力以及它們之間的關聯，並簡述照護策略，協助提高醫療人員具體擬定與執行心理照護的效能。

一 「生物心理社會靈性模式」的全人醫療——從理想到實踐，是近在眼前的遠距離，也是看似遙遠的近身交會

(一) 當我們說「全人醫療」時，必須知道自己說的「全人」是什麼意思

無論在醫學教育、實務訓練、醫院評鑑，「全人醫療」都是大家的共識，有相關的定義、目標、方案、基準、衡量指標，並努力推動。然而，當執行實務時，即使理念上強調「全人醫療」，卻不一定代表眞正了解它的含意，也不見得實質上能完整掌握與有效實踐。例如一位醫療人員說他在做「全人醫療」，那麼要問的是，他除了在抽象與表層的理解上，知道「全人」包含生物、心理、社會、靈性層面之外，是不是能具體闡述他認爲什麼叫做「全人」，特別是用他自己的深入理解與親身執行的經驗來回答。這回答需包括：描述實際狀況、指出其中的生物心理社會靈性層面、有能力分析問題與修正、當現象正在發生時能即時覺察與修正、甚至不只覺察與修正也能預測與預防等。若能做到或朝此方向努力，才代表自知所言所行的「全人醫療」爲何，能銜接理念與實務，「全人醫療」也才可能成爲醫病雙方的實際經驗，而非自認實踐，然則不是那麼回事，徒淪口號式的理想宣誓。

「全人醫療」在理想與現實之間的落差，有時不是因爲認同或意願的因素，而與概念及能力有關。Engel（1980）指出在醫學教育與醫療上，概念模式是據以組織知識與經驗的架構，潛在對醫療思維與診療行爲有強大的力量，位居優勢，被視爲理所當然，不需特別強調，眾人深受影響而

不自覺。常看到的狀況是，醫療人員在意識層面上認同生物心理社會靈性模式，但實際執行時，本質上仍爲生物醫學模式。這種現象有二種可能性，一種是反映當下診療的優先順位，以及生物心理社會靈性面向的比重與順位需要適切符合特定情境；另一種可能性則是確實有所疏忽，例如Engel（1980）描述的執行檢查人員只從生物面向解讀病人，以致於忽略病人的心理社會面向在症狀與因應上所扮演的重要角色。這提醒我們，必須自覺本身所持的概念模式及其明顯與隱藏的影響力，謹記融合知識與經驗，盡力修正爲合於眞實，能充分解釋現象，禁得起重複檢驗，並貫徹於醫療工作中，否則可能知歸知、行歸行，兩者不合一，或是照本宣科，呈現出荒謬但嚴肅的問題，就如同以下Kabat-Zinn（2005/2008）提到的一個教學經驗，相當發人深省。Kabat-Zinn曾指導醫學院學生如何與病人對話，提醒學生們在談話結束時要開放性地問病人「你還有什麼事想說呢？」事後讓學生們觀看他們與病人對話的錄影帶以及做討論。Kabat-Zinn看了許多學生問最後一個問題的連串剪接鏡頭，他看到第三位，已經笑得快要滾到地上，因爲學生們在察覺自己忘了問這句話而隨即加問時，面無表情，口裡說「你還有什麼事想說呢？」但表情卻清楚顯露出「不，請別說！」的言外之意。

Kabat-Zinn描述醫學生與病人對話的那種彆扭、突兀、言不由衷，其實也出現在心理系學生，只是內容正好反過來。例如，近年來腦神經與認知科學發達，不但各校心理系所的教學日益看重這部分，學生也逐漸學習從大腦的結構與功能看待病人的思考、情緒與行爲，這本是件好事，然而有趣的是不少學生在講到大腦時，並非將其視爲病人全人的一部分，與各面向相連，並展現在他所有的表現與經驗上，而彷彿這個腦是一個獨立結構，其不同部位特定且排他地對應不同功能，或是認爲功能異常可完全由腦的某個部位病變來解釋，而未考慮人的其他面向。若對照人的眞實經驗，應存在對這種看法隱約心裡有數的疑問吧？去年聽到一位大學老師說他爲研究所入學考試閱卷，發現有三分之二的學生回答憂鬱症的心理病理時，幾乎全在寫杏仁核的角色，令他心情沉重，深思許久。實際上，無論自古至今的哪個年代，也無論人類對大腦的認識多深，大腦一直都是人類思考、情緒與行爲的基礎及中樞，各結構與歷程彼此關聯，並與所有的生活經驗連結，雖現今腦造影技術突飛猛進，但將腦的結構與功能視爲最重要、唯一、最終的解答，似乎過猶不及。

能力又是什麼樣的問題呢？當醫療人員以針對生物層面的知識與技術爲介面處理病人的身體，不特別涵蓋病人的想法、情緒、經驗感受，或不以此爲主時，似乎對醫療人員個人的內在經驗而言較爲單純與安全，可以不需要或很少在相關的想法、情緒、經驗感受上與病人互動，或引發個人反應與觸及個人議題。但若同時處理病人的心理社會層面，或甚至以此爲主，則勢必經歷心理社會層面深入的體驗與交流歷程，包括面對病人的痛苦、掙扎、困惑、依賴，或是指責、侵犯、不講理等，以及醫療人員本身的相關經驗、未解議題、價値觀、人生哲學等。醫療人員可能不想經歷這些經驗，或擔心欠缺能力、怕處理不來或更難收拾，或不想讓工作變得更複雜麻煩等，因而忽視、或卻步、或成爲心中力有未逮的遺憾。但事實上，若已逐漸將正確態度內化，再加上相關訓練，就很有機會減輕這些擔心與壓力，並更有效地做到全人醫療。這些訓練包括以同理爲本的溝通技巧，情緒的覺察、辨識與調適，全方位的壓力管理等。以同理心溝通爲例，有了同理心的概念以及對生物心理社會模式的認識，加上運用同理心的五心法、六技巧、五層次、三行動（鄭逸如、何雪綾、陳秀蓉，2017），全人的醫病溝通就已展開，若同時重視自我覺察、照顧情緒、管理壓力，則更能適切區分人我，維持合宜界線，保護自己的身心健康與提升專業效能。

當醫療人員缺乏「全人醫療」的概念與能力，病人即使近在眼前，「全人醫療」仍是遙不可及的遠距離；反之，若能掌握「全人醫療」的概念，培養實踐「全人醫療」的能力，則看似困難遙遠的「全人醫療」，也可能發生在與病人的近身交會中。如果概念的形成深植於教育，能力的養成累積於課業與生活，且在師長前輩的身教中潛移默化，包括其是否言行一致所帶給學生後輩的信服與認同程度，那麼教師本身的正確概念與身體力行及教學，以及學生從在學校時就從課堂與生活認識與體驗涵蓋生物心理社會層面的全人理念模式，會是值得建立制度與具體力推的教育目標，而畢業後的臨床訓練當然也應如此。

(二) 全人醫療的架構與內涵

那麼，有什麼結合理論與實務的學術著作在論述生物心理社會模式上具有高度代表性？毫無疑問地，Engel（1980）發表的The clinical application of the biopsychosocial model一文，是提倡全人醫療、關於生物心理社會模式（biopsychosocial model，以下簡稱BPS模式）的經典之作，這是在醫療高度專科化所引發的專業省思與疾病型態改變所帶來的診療需求之下，對醫療人員的暮鼓晨鐘。Engel指出生物心理社會模式是科學模式，與生物醫學模式並非對立或誰對誰錯，而是將生物醫學模式的架構延伸到過去被它遺漏的領域。然放眼現今，當論及何謂科學，雖科學的定義是「對自然世界以能被檢驗的解釋與預測，建立與組織相關的知識」，並未限制學問的屬性，但一般人仍將心理社會學門聯想到主觀與藝術，因此很難真心誠懇地將其視爲科學並肯定其價值，舉例來說，當講到自然科學與社會科學、SCI與SSCI，若會在其間比高下，這個問題就不言自諭了。相較於難以超越的本位主義，Engel的持平論點消弭爭議並令人信服。

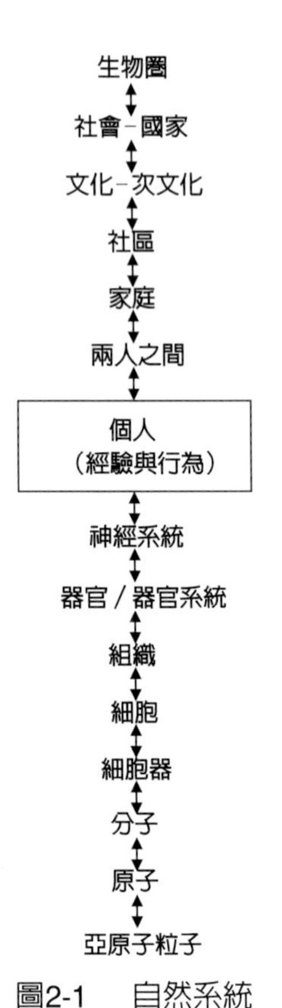

圖2-1　自然系統的階層性

（資料來源：Engel, 1980）

Engel提出的生物心理社會模式是以「個人（包括經驗與行爲）」爲起點，往下延伸到神經系統、器官／器官系統、組織、細胞、細胞器、分子、原子、亞原子粒子，往上延伸到兩人之間、家庭、社區、文化－次文化、社會－國家、生物圈。這層層系統之間的關係，可強調其階層性（hierarchy）或連續性（continuum）。從階層性來看（圖2-1），每個系統都代表一個獨特的層次，是有組織的動態整體，且無論在現象、研究或闡釋上，每個層次都是獨特的。例如細胞與家庭是二個獨特的層次，各有適用的研究方法，但都不適用於另一層次。從連續性來看（圖2-2），每個層次同一時間包含了在它之下的各層系統，也被包含於它之上的各層系統，亦即每個層次同時是整體，也是一部分（at the very same time both a whole and a part）。例如家庭是一個整體，包含個人、神經系統、器官、組織、細胞等，同時也是一部分，被包含於社區、文化－次文化、社會－國家、生物圈。這二種性質的分析有助於醫療人員在面對病人的單一個人時，能具體實踐全人理念的評估與處置。例如，若一開始的介入是生物層面，依Engel的模式圖，除了往下面層次做精準的診斷治療之外，也要記得就病人而言，他有心理經驗與對應的行爲，而非只有接受醫療處置的身體，且往上還有他與他人之間（含醫療人員）、家庭、社區、社會國家等層次。而若一開始的介入是心理社會層面，除了考量他在個人層次的心理經驗與對應的行為，不要忘記這些內涵有生物層面的基礎，並往上延伸到他與他人之間（含醫療人員）、家庭、社區、社會國家等層次，以及往下面涵括神經系統、器官、組織、細胞等層次，這也就是所謂的全人觀點的照護。

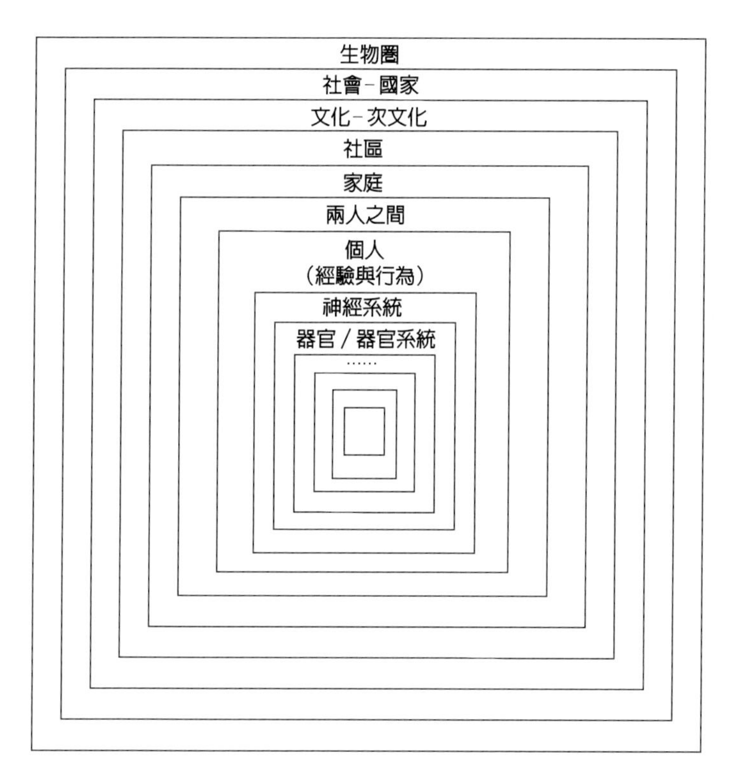

圖2-2　自然系統的連續性（資料來源：Engel, 1980）

此文以一位心肌梗塞病人的症狀經驗與因應，以及就醫與診療過程，做多種事件主題的剖析，細膩且精準地描繪病人與醫療常忽視的心理社會層面，包括病人的經驗、醫療人員的經驗、兩方之間的互動歷程與可能導致的結果。此文之案例解析的事件主題包括冠狀動脈阻塞、雇主介入、嘗試動脈穿刺失敗、心搏停止、去顫成功、去顫失敗、心肌損傷穩定，若將心肌梗塞改爲癌症，也可比照思考可能的一連串主題，進行分析，引導全人照護的評估與執行。

無庸置疑，Engel的生物心理社會模式是一個重要的反思與改革，但它眞的足夠了嗎？特別當病人面對重病、生命受威脅，甚至死亡就在眼前不遠，在這即將失去生命的時刻，對病人而言，探問生命意義何其困惑與沉重，如何能感到踏實穩妥、祥和安寧？對醫療人員而言，又如何自覺與自處，並尋得適切照護的方向？自Engel提出BPS模式後，Mckee & Chappel、King、Sulmasy陸續在1992、2000、2002指出這個問題，並建議解決方向，認爲需要在生物、心理、社會層面上，加入「靈性（spirituality）」層面，亦即「生物心理社會－靈性模式（biopsychosocial-spiritual model）」（以下簡稱BPSS模式），才能完整描繪與理解所謂「全人（whole person）」的意涵與實際存在（Sulmasy, 2002）；到2016年，此觀點仍獲支持（Rego & Nunes, 2016）。此外，對完整健康之定義的呼籲如「有心理健康，才有健康（No health without mental health）」（Prince, Patel, Saxena, Maj, Maselko, Phillips, & Rahman, 2007），以及「有心理健康，才有身體健康：未學到的功課？（No physical health without mental health: lessons unlearned？）」（Kolappa, Henderson, & Kishore, 2013），也做了最明確懇切的呼應。

回顧心理學家對靈性議題的探索，其實遠自心理學剛從哲學分支出來之後不久的年代就開始了，例如James的《宗教經驗之種種》（1902／2001），大量引述不同宗教傳統之皈依者、聖徒和密契經驗者的自傳或傳記資料，以及開放式問卷的回答，藉以探索人類心靈深處的種種樣貌，也談到宗教的其他特徵如美感、犧牲、懺悔等，這些鑽研論述打開了從宗教哲學與心理學一探靈性之門。以需求理論著稱的Maslow，後來自我反思與修改，將需求的最高層級從「自我實現」往上提升到「超越個人或靈性的需要」（Maslow, 1969），主張靈性在人類需求上不只存在，且在最高層次。Maslow也談到高峰經驗的存在認知，在神祕、宗教、哲學的高峰經驗中，宇宙變成統一的整體，而人則像融入大自然般地和外界合而爲一（莊耀嘉，1990）。2016年，《*Journal of Health Psychology*》有一篇文章「緩和醫療中的心理與靈性介面（The interface between psychology and spirituality in palliative care）」，從心理層面的探索來解析靈性，整理靈性的定義，將靈性界定爲自我探索的歷程，個人從中經驗生命的超然意義，展現的形式爲尋求神聖（sacred），如上帝、大自然、家系等，以獲得生命的意義與目的感（Rego & Nunes, 2016）。承上述各種看法，對**靈性的定義**可綜合爲「靈性不等於、也不一定、但可以包含宗教信仰；靈性是個人議題，但也涵蓋與他人、外在世界、以及超越物質肉體之超然宇宙的連結；靈性隨著追尋生命意義的歷程發展與前行。」若比對此定義與醫學領域對靈性的定義，例如European Association for Palliative Care於2009年提出「靈性是人類生命的動態面向，它與人們（包括個人與社群）經驗、表達、與／或尋求意義、目標與超個人層次的方式，以及人們連於此時此刻、自我、他人、大自然、重要與／或神聖者的形式有關。」（Nolan et al., 2011），二者內涵相近，這代表雖從不同方向出發與探索，但最終共同接近事實與眞理。

在強調實徵、理性與科學的醫療實務上，要客觀評估超然本質或密契性質的經驗內涵有理論與實徵上的難度，但了解靈性的需求與提供照護並不因此受限，可做的包括：協助病人減少對轉變（從控制到接受、從生到死）的抗拒，以及其中可能引發的矛盾、衝突、不相容；減少執著於外在世界、物質、肉身、個人；跳脫以片斷與孤獨來看待人生，將其銜接整合爲永恆與合一；運用長時間或較大量地減少刺激（冥想、放鬆、呼吸調節、祈禱或念佛、環境布置），誘發內心的寧靜與知足；引導相信失序背後有更高的秩序，以再度尋得新的秩序與安定。

根據有關人類需求的心理學理論與臨床照護經驗，BPSS模式確實可能是全人照護的答案。當疾病破壞了肉體的舒適與功能、生命迫近終點、挑起對個人與宇宙之超然關係的好奇與疑惑，此時或許透過加上靈性所包含超越肉體生命與個人自我的部分，並與他人及宇宙大自然連結起集體與永恆的關係，學習敬畏與謙卑，在愛中寬恕與無私，在開放中看到希望，將創造出能承受與超越病痛經驗的力量，親歷與接納生命從存活走進死亡，體認不受時空限制的生命意義，並致篤定坦然之境。

(三) 醫療政策對全人醫療的回應與逐步落實

在提供心理照顧的政策與實務上，國外大約自1998年開始明確重視癌症病人的心理壓力及其對癌症與治療的影響，並推動心理壓力快速篩檢（Roth, Kornblith, Batel-Copel, Peabody, Scher, & Holland, 1998）；2003年國際整合性癌症網絡（National Comprehensive Cancer Network, NCCN）建立情緒困擾照護臨床實務指引（Clinical Practice Guideline of Distress Management），持續研修對癌症病人的心理照護。而關於病程進展至末期的醫療照護，1990年世界衛生組織（World Health Organization, WHO）定義「緩和醫療照護是對患有對治癒性治療沒有反應之疾病的病人所提供的積極性整體照顧，最主要是疼痛及其他症狀的控制，心理、社會及靈性問題的處理，目標在達到病人及其家屬的最佳生活品質。緩和醫療照護的許多方面也適合在病程早期與抗癌治療同時進行」，其中清楚重視心理、社會及靈性問題，並將全人照護的精神與實務延伸到病程早期。2012年，WHO更在原有的緩和醫療照護六大原則之外，新增三項：（1）以團隊取向重視病人與家屬的需求，包含如果需要，可進行哀悼諮商；（2）增加生活品質以期可正向影響病程；（3）評估若需要更好地評估與處理痛苦的臨床併發症，可將緩和照護應用在更早的病程中，結合延長生命的療法，如化學治療、放射治療（陳秀蓉、鄭逸如，2012）。

在臺灣，自2013年起「癌症診療品質提升計畫」將腫瘤心理服務列為癌症病人醫療照護的選辦項目；2014年修改為應辦項目，但認證基準僅為加分性質（基準5.3）；2017年，試評的新版癌症診療品質認證已將腫瘤心理服務列為正式項目（基準3.2）。綜觀之，無論從癌症病人的需求、全人照護的理想、專業服務的提升、或國際趨勢的共識來看，心理照護都是癌症診療應涵蓋的一環，必須在這個面向上繼續深入與推廣，同時從BPSS模式促進全人照護，使癌症診療品質能全面性地持續提升。

二　「癌症病人的壓力與調適模式」——病人面對癌症，但這一切不只是癌症

根據研究，約有20%到45%的癌症病人為壓力或心理疾患所苦（Carroll, Kathol, Noyes, Wald, & Clamon, 1993；Derogatis, Morrow, Fetting, Penman, Piasetsky, Schmale, & Carnicke, 1983；Zabora, Brintzenhofeszoc, Curbow, Hooker, & Piantadosi, 2001），這代表心理議題是癌症照護的重要部分。但必須提醒的是，在探討這些臨床問題時，應避免只注意壓力症狀與心理疾患診斷，因為這是結果，並非原因，而應從病人遭遇的壓力源、

壓力狀態與因應歷程、創傷與復原／成長等三個面向來看病人的整體經驗，並評估這些面向對病人生物心理社會靈性層面的影響，據此擬定心理照顧計畫，幫助病人儘可能獲得較佳的安適。圖2-3「癌症病人的壓力與調適模式圖──相關面向與歷程」整合呈現這些面向之間的關係與影響路徑，若依時序來看，歷程的起點是癌症（第一類與第二類壓力源）及其衍生的壓力源（第三類壓力源）以及一般生活變動（第四類壓力源），且都指向下一個方格（持續與變動的壓力狀態與因應歷程，以及創傷與復原／成長），心理照顧範疇一包含對這個方格所含內容的照顧，而心理照顧範疇二則擴及包含四類壓力源在內，最後，這些壓力源、反應與因應、心理照顧，共同影響病人生物心理社會靈性的安適。若依臨床服務來看，也可從圖的右側開始，最右邊的方格是病人生物心理社會靈性的安適，這是病人的困擾與需求，也是醫療團隊的工作與使命，接下來追本溯源，拉到圖的最左側，探索病人的困擾與需求從何而來，尋找改善的切入點與路徑，最後，朝向改善病人生物心理社會靈性的安適。

臨床實務上，醫療人員可運用此圖作爲心理衡鑑的架構，貼近病人的整體心理歷程與問題發展過程，建立對問題的假設，進行檢視與驗證，提高個案概念化的效率與品質，並緊密銜接心理照顧的方向，具體引導切中問題的做法。特別對時間與次數受限的一次照會而言，這是值得參考的實務策略，也有利於後續有機會持續照護時，能據此延續與推動更完整深入的協助。附錄三爲方便塡寫的「癌症病人的壓力與調適模式圖」，可直接複製使用，也可將癌症改爲其他疾病，即可應用在其他疾病的醫療照護上。

以下說明病人面對的壓力源、持續與變動的壓力狀態及因應歷程、創傷與復原／成長，心理照顧則在「三、六力一管壓力模式」做簡要解說，略談壓力管理以及透過維護或滿足心理需求以促進復原／成長。

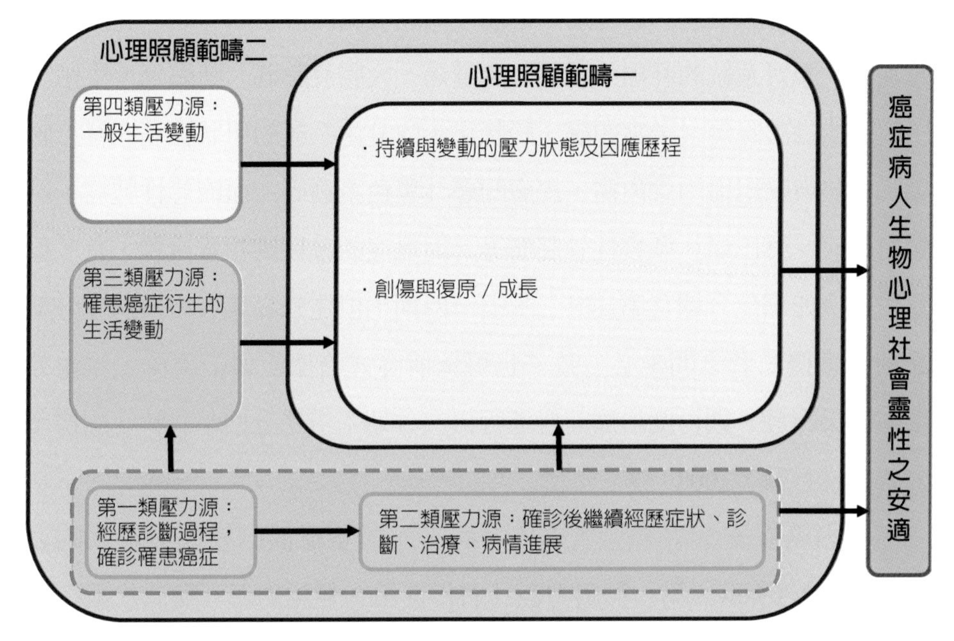

圖2-3　癌症病人的壓力與調適模式——相關面向與歷程

(一) 壓力源

第一類壓力源「經歷診斷過程，確診罹患癌症」：病人在出現疑似癌症的症狀、或無症狀但被檢查出似乎有異狀、以及經歷等待檢查結果與被告知確診的過程中，其壓力與調適的歷程就開始了。癌症早期常無症狀，且即使有疑似癌症的症狀，也不見得是癌症，這是癌症的特性，可能容易引發對健康狀況較爲焦慮或有癌症家族史的人增高不確定感，或是當面對診斷結果爲癌症時，較難以接受罹患癌症的事實。

「罹患癌症」可依癌症的類別與分期細分，這代表病人所患癌症的性質與所處的疾病階段，並連帶影響心理壓力的內涵與程度。從類別來看，癌症可分爲固態惡性腫瘤與血液惡性腫瘤。固態惡性腫瘤，例如腦部的腦瘤，頭頸部的鼻咽癌、口腔癌、舌癌、喉癌，胸腔部位的肺癌，乳房部位的乳癌，腸胃系統的肝癌、胃癌、食道癌、大腸直腸癌、胰臟癌，生殖泌尿系統的攝護腺癌、子宮頸癌、膀胱癌，內分泌系統的甲狀腺癌、腎上腺癌，骨骼與軟組織的骨肉瘤，皮膚的惡性黑色素瘤等；血液惡性腫瘤，例如白血病、淋巴癌、多發性骨髓瘤等。而癌症的分期則相當複雜，有多種分法，例如癌症分期有第一、二、三、四期，但還有臨床分期與病理分期之別，且這二者之間未必一致；也可依前導式治療前與治療後，再做分期；如果復發，則再度治療前會進行再次分期；這些分期都有特定的標示方式（林育麟，2008）。

罹患癌症屬於重大生活事件，病人面對多層面的變動與帶來的要求。如圖2-3所示，第一類壓力源往右指向第二類壓力源「確診後繼續經歷症狀、診斷、治療、病情進展」，且第一類與第二類壓力源都指向衍生的第三類壓力源「罹患癌症衍生的生活變動」。

第二類壓力源「確診後繼續經歷症狀、診斷、治療、病情進展」：不同類別的癌症有其較特定的症狀，例如肺癌為慢性咳嗽、痰中帶血、哮喘、呼吸困難，肝癌為腹部腫塊、腹部脹痛、皮膚變黃，乳癌為乳房腫塊、乳頭凹陷、乳頭異常出血或其他不正常分泌物、乳房皮膚紅腫潰爛或橘皮樣變化，口腔癌為口腔內有兩週以上長久不癒的潰瘍或逐漸變大的硬塊、有時伴隨出血或疼痛等；全身性或各類癌別可能出現的症狀則有倦怠、食慾不振、體重減輕等。在生病過程中，病人的症狀可能持平、改善，也可能新增、惡化。病人面對醫師進行診斷與告知病情，討論病況，擬定治療計畫，進行治療，評估療效與病情進展；接受醫療團隊分工合作執行檢查與治療計畫。癌症的治療主要包括手術切除、放射線治療、化學治療、標靶治療；治療除了治癒疾病或改善病情，也可能產生副作用，帶來症狀。綜合疾病變化與治療效果，病人的病情隨著時間進展，可能治癒、維持穩定、或改善，也可能復發、變嚴重、無法治癒、進入生命末期。舉凡發生的症狀、執行的檢查與治療、展現的疾病發展，都是加諸在病人身上的壓力源。

上述二類壓力源通常很自然成為病人與醫療團隊關注的焦點，但生病帶來的狀況不會只在身體與診療上面，而常同時產生角色、人際、日常活動等變動，這是以下要說明的第三類壓力源「罹患癌症衍生的生活變動」，此外，與癌症無關的生活事件也會發生在病人身上，這是第四類壓力源「一般生活變動」。

第三類壓力源「罹患癌症衍生的生活變動」：癌症病人除了面對與癌症及其診療直接相關的壓力源之外，還有從罹患癌症衍生的變動，這些變動不只經常伴隨癌症而來，其衝擊有時甚至高於癌症本身。例如，個人角色與任務：病人為了就醫，工作或學業必須請假，於是難免進度落後、經驗脫節、關係變淡，無法和同事或同學一樣地履行角色任務；當影響更大一些，則不只是一段時間的缺席，而是角色的長久改變，自我認同也產生動搖與必須重建。再者，收入與經濟：病人可能原本有工作，但因生病而收入減少或暫無收入，甚至被迫離職或自願辭職而失去收入，產生維持生計與支付醫療費用的困難。再如，親密或家庭關係：病人因病無法在身體上與親密伴侶如同以往地親近接觸，或者因加重或移轉的身心負荷，使雙方關係緊張、矛盾，或是發生衝突。

第四類壓力源「一般生活變動」：這類壓力源是與癌症無關的生活變動，但不會因生病而豁免，且其發生與過程仍可能影響病人對癌症的調適。例如在生病過程中發生天災，如土石流沖毀家園、地震損壞住家，或遭遇人禍，如家中遭竊或親人發生車禍；或有兩面效應的好事，如配偶職務升遷但更爲忙碌、子女考上大學但隨之離家住在外地；或期待的結果未能如願實現，如論及婚嫁的孩子與交往對象分手而婚事告吹等。當病人面對這些生活變動，若是負向事件，可能感到震驚、恐懼、悲傷、遺憾；若是正向事件，可能感到安慰、安心、愉快，也可能憂喜參半，矛盾掙扎。當病人需要費心思考，與家人一同處理，但卻受限於癌症帶來的身心衰損或行動限制時，病人可能力不從心、效能不彰，繼而降低對這些生活變動的參與或因應，並產生自責、愧疚等情緒。然而，在評估病人的壓力時，這類壓力源因非與疾病直接或間接相關，較不會被列爲例行檢視項目，當病人或家屬提及，也可能較未被正視與納入整體評估中，但有時，這類壓力源卻是病人相當在意的事件且影響其安適。醫療人員需謹記在心，雖然病人身心靈的問題源自多種壓力源，但當它們匯聚在個人身上時，就是一個整體，會交融與共變，在心理照護上具有重要意義，並指引照護計畫。

(二) 持續與變動的壓力狀態及因應歷程，以及創傷與復原／成長

壓力狀態是壓力源與因應歷程的持續動態結果，主要呈現在身體精神、情緒、行爲上。認知層面雖也可能是壓力狀態的表現，但因認知是壓力歷程的前端因素，扮演原因的角色，爲能清晰切割，權衡之下，認知層面不列爲壓力狀態的主要項目。身體精神的壓力狀態可依器官系統做檢核分類，包括：（1）頭、眼、耳鼻喉；（2）肩頸；（3）心臟血管系統；（4）呼吸系統；（5）胃腸系統；（6）生殖泌尿系統；（7）神經系統；（8）四肢；（9）皮膚；（10）一般性（含疲倦、失眠、嗜睡、全身無力等）；（11）其他。這部分的壓力狀態由於不易完全與癌症症狀及診療副作用區分，因此較爲受限並需謹愼判斷，但也要避免矯枉過正，忽視或

低估與壓力有關的身體精神狀態。使用這個檢核分類，不僅有益於快速了解病人從身體精神狀態反映壓力的情形，也有助於預估從這個部分做心理照護的適切性，以及要選用哪一種處理技術，例如調節呼吸適用於呼吸症狀、放鬆肌肉適用於肩頸緊繃、認知治療與調整作息及行動節奏適用於失眠等。情緒的壓力狀態包括六類主要的情緒困擾：（1）焦躁；（2）害怕；（3）憂鬱；（4）生氣；（5）羞窘；（6）驚訝；（7）其他。在癌症病人身上，多重、複雜、矛盾的情緒是常見的，加重病人的痛苦與心理照顧的難度。若能完整評估病人的情緒種類與內涵，以及不同情緒之間的連結與互相牽動，將更能精準檢視情緒背後的壓力源與壓力歷程的衡鑑是否足以解釋所看到的情緒結果，並有效擬定與執行心理照顧。行爲的壓力狀態包括：（1）情緒性的行爲，例如因情緒而罵人、不理人、支配或使喚他人；（2）不能做該做的事，例如不願意配合醫療、不自理能做的自我照顧；（3）不足、過猶不及、或不當的飲食行爲，例如基本必需的進食過少、或過度偏好甚至過量食用某些食物，如保健食品、偏方，也可能是太過強調特定種類食物，如蛋白質或米飯；（4）使用物質，例如抽菸（尼古丁）、喝酒（酒精）、吃檳榔（檳榔鹼、檳榔素）；（5）睡眠行爲，例如想睡但不上床、醒來卻不下床、睡前思緒活躍、從事干擾睡眠的活動；（6）過度飲用刺激性或提神飲料，例如咖啡、茶、機能性飲料；（7）漫不經心，例如走路分神、做事情邊想別的事；（8）自傷或自殺企圖；（9）其他。了解與分類病人的行爲症狀，有助於推測其需求與因應，建議避免只單純將其視爲症狀，而要進一步思考行爲的含意與功用，例如當病人過度食用補品或使用偏方，這不只是行爲表現，還可能意味著他嚇壞了、不知所措，是情急之下的反應，其功用不是解決問題，而是舒緩驚嚇、害怕與焦慮。當面對病人的行爲症狀，旁人常會勸告或責怪病人，或設法加以阻止與預防，或接手病人應做的事，然而，行爲是結果，直接處理或許有時有一些效果，但大多時候不易有成效，甚至可能產生反效果，因此仍需衡鑑出行爲的前置因素與發展歷程，以針對眞正的問題做介入。

因應歷程是涵蓋生病、治癒，以及若復發或進展到面臨生命末期的整個過程，並且持續與變動，影響因素包括：（1）初級評估（primary appraisal）——對事件的評估；（2）次級評估（secondary appraisal）——對資源的評估；（3）初級評估與次級評估之間的落差；（4）因應模式、因應行爲、行動步驟。其中，第（1）至（3）項都屬於認知評估。

當壓力事件是生病，可選用健康心理學理念模式中的疾患表徵（illness representation）來進行認知評估（包含初級評估與次級評估，以及二者之間的落差），若疾病是癌症，可名爲**癌症表徵（cancer representation）**。癌症表徵指的是對癌症的症狀、診斷、病因、治療、結果、時限（time line）等六個向度的認知，此表徵架構有益於貼近癌症病人對癌症的認知，促進初級評估與次級評估更聚焦於癌症，並使壓力歷程的分析能更清晰切割、清楚整合。臨床應用上無論使用晤談或問卷（例如The Illness Perception Questionnaire或The Revised Illness Perception Questionnaire），都應謹記只了解狀態對解決問題是不夠的，需同時了解病人過去與現在的意向及行爲，才能評估到病人的癌症表徵爲何會是目前的狀況，以及他傾向如何調整此認知，後續對癌症的適應可能如何。

認知評估是根據客觀資料所做的主觀評估，不僅涉及客觀資料的明確、正確、完整與可得的程度，以及資料的內容與提供時間是否適切於病人所需，也牽涉病人主觀評估的心理歷程與相關因素，因此，在心理照護中，應避免只關注病人主觀評估的結果與後續因應，而要同時做到：（1）往前追溯並持續更新了解病人所獲得的客觀資料爲何，以及他們對客觀資料的訊息處理歷程（information processing），包括對資料的預設、注意（包括選擇性注意）、收集、截取、記憶、理解、解釋、組織、形成意義、運用、驗證、修正等；（2）了解病人的感官功能（例如視力、聽力）、經驗感受（例如病痛經驗、治療經驗、症狀敏感度）、精神體力、情緒、智力與腦部功能、認知思考風格、對不確定性的容忍度、對訊息傾向採用監控或削減策略、心理需求等因素，如何影響病人對訊息的接收、解讀與使用。此外，亦需留意初級評估與次級評估之間的互相影響，評估病人是否因主觀的高估或低估而阻礙其適應。例如當高估問題的難度，則容易連帶低估擁有的資源，反之，若低估擁有的資源，則容易高估問題的難度，於是要求（demands）與資源（resources）之間的落差被拉大，病人感受到的壓力也因此加重，且高於實際情形。

癌症病人從健康與生病的自身經驗、對周遭他人的所見所聞、閱讀或聽聞的資訊中，累積建立了對癌症的認知表徵，這是一種常識模式（common sense model）。病人雖非醫療專業人員，但這模式的建立與運作並非亂無章法，而是他們根據對癌症的認知表徵——亦即他自己的一套理論與假設——收集資料、解讀資料、進行驗證、做修正。對病人而言，這模式是有效與具有功用的，是他們做決定的依據，引導他們因應癌症。有些病人的認知表徵較接近事實、較具彈性、較可改變，其有效性與適應性也較佳，但有些病人則較不符事實、較爲僵化、固著，難以改變，對疾病適應明顯不利。醫療人員特別在面對後者時，若能跳脫單向給予指導的方式，加強了解病人的訊息處理歷程與影響因素，並針對所發現的狀況做介入，效果會更好。

若病人本身是醫療專業人員，其認知表徵的評估與介入有較特別的考量，需留意其專業知識與經驗可能帶來的益處與限制，益處例如有知識基礎、較能聽懂醫療人員的說明、較能適切判斷與配合醫療，限制則如自認是專家而質疑醫療人員的說明與建議。醫療人員也可能因爲所照顧的病人有醫療專業，而在診斷與處置上變得保守或顧慮，較合宜的做法是尊重與善用病人自身的醫療專業，避免成爲阻礙，且不忘其病人的角色與需求，並自我提醒即使是醫療專業人員，當本身生病、感受到強烈威脅時，其常識模式或非理性思考有時會凌駕於醫療專業之上，出現不合乎專業、令人費解的言行。若病人是很有經驗的照顧者，他們從照顧他人的經驗中累積的知識與能力，以及與照顧過的病人之間的情感，可能影響他們面對自身罹患癌症的經驗與因應，同樣需要留意其益處與阻礙。

因應是指透過不斷地改變認知和行爲，以處理特定的外在與／或內在要求，且這特定的外在與／或內在要求被評估爲有負擔，或超過個體的資源（Lazarus & Folkman, 1984）。若將因應的焦點與取向做組合，可列出四類**因應模式**，分別爲以問題爲焦點的投入、以情緒爲焦點的投入、以問題爲焦點的逃離、以情緒爲焦點的逃離（Tobin, 1989）。以問題爲焦點指的是處理問題本身或造成問題的環境；以情緒爲焦點指的是調節從問題引發的情緒反應；投入指的是以現實情境爲目標付出努力；逃離指的是從現實情境中逃避或退縮（陳秀蓉、何雪綾、林淑圓、鄭逸如，2007）。舉例來說，尋找參考書籍、詢問其他人意見、請教專業人員，是尋求訊息，屬於「以問題爲焦點的投入」；承認進入生命末期，能感受悲傷與恐懼，願意表達與訴說，是接受並與之共存，屬於「以情緒爲焦點的投入」；認爲若當年不要離家工作，多照顧家人，家人就不會生病，自己也不會失去所愛的人，是願望式的思考，屬於「以問題爲焦點的逃離」；避免和親友接觸，不想談也不想聽到別人問生病的事，是人際退縮，屬於「以情緒爲焦點的逃離」。

評估因應時，可將因應模式視爲病人的慣用策略，而**因應行爲**則是加上當時各種因素下採取的實際行動，包括同時間面對多個壓力源、難以承擔的某種高度風險、違反其原有的優先考量等，這些都可能讓一個人做出不像他的舉動，例如果斷面對問題的人變得怨天尤人、侃侃而談的人突然沉默少話、自主性極高的人轉爲事事以家人爲主、情緒穩定的人變得起伏不定，這些跡象都提醒我們注意這些改變的原因、對病人的意義與影響，並協助他們覺察與調整。無論是針對問題或情緒做投入與解決，可了解其**行動步驟**，以評估因應的品質與效能，步驟包括：（1）界定問題與目標；（2）評估相關因素；（3）確認問題與目標；（4）腦力激盪，找尋可能的解決方法；（5）評估優缺點及可行性，做決定；（6）執行；（7）評估效果，回饋與修正，完成嘗試（Stephen &Timothy, 2011）。很多時候，人們不只在一開始跳過一些步驟，沒有正確有效地做解決，甚至在成效不如預期或根本無效時，也沒有好好檢視問題出在哪裡，面對原因，適切調整。

癌症病人的**創傷**，主要是經驗到實際上已發生、以及未發生但構成威脅的嚴重身體傷害或死亡，包括來自疾病或診療過程，衝擊的是個人的五項基本需求：安全（safety）、信任（trust）、控制（control）、尊重（esteem）、親密（intimacy）。當病人感到這些需求的滿足無法獲得保障、甚至被否認或排除，便會經驗到高度的痛苦（Rosenbloom & Williams, 1999）。創傷的**復原／成長**即針對這五項基本需求所受到的衝擊與毀損，透過各種心理能力與外在資源，恢復或提升其失去的區辨力與完整性，得以再度對人與環境感到安全、能信任自己與他人、建立控制感、尊重自己也尊重別人、能與他人親近與親密。

三 「六力一管壓力模式」── 分析與管理壓力，以及在創傷中復原與成長

當癌症發生在不同的發展階段，例如嬰幼兒、兒童、青少年、成年、中年、老年，病人在身體、心理、社會、靈性的狀態不同，所受到的影響與具備的因應能力也不同，其家屬面對的壓力與所需的調適也有所差別，在臨床實務上必須注意。

若要有組織地分析壓力，可運用**「六力一管壓力模式（Six-One stress model, SO model）」**，「六力」爲腦力（cognition）、心力（emotion）、精力（vitality）、行動力（problem solving）、資源力（resources）、環境力（environment），「一管」爲管理能力（managment）。**「六力一管」**簡述如下：（1）腦力：認知思考。（2）心力：情緒感受。（3）精力：精神體力。（4）行動力：問題解決。（5）資源力：內在與外在資源。（6）環境力：壓力源、物質環境、正向事件；（7）管理能力：對壓力相關因素進行監控與管理。「六力一管壓力模式」的詳細介紹請參考附錄四「壓力與健康」（鄭逸如，2016）。

進行心理衡鑑／個案概念化時，可參考「六力一管壓力模式──相關面向與關係路徑」（圖2-4）的分析圖來組織各項資料，包括運用此圖的各個方格或圓形，以及它們之間的線條與箭頭方向。實際應用可參考使用附錄五「六力一管壓力模式圖──評估圖示（塡空版）」，必要時，也可依據所採用的理論架構做適切的調整。

進行心理介入／壓力管理時，各種心理治療取向都是可能的選擇，包括認知行爲治療、人本心理治療、存在心理治療、意義治療、敘事治療、精神分析等，但必須對應於心理衡鑑／個案概念化，以維持衡鑑與治療之

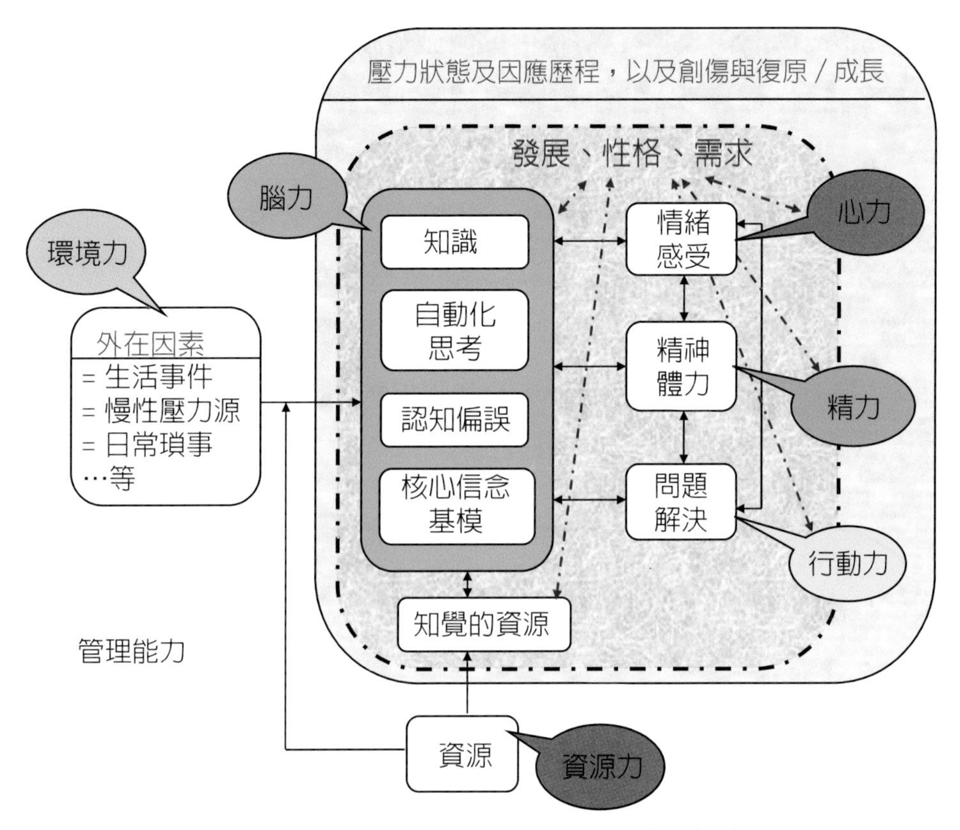

圖2-4　六力一管壓力模式——相關面向與關係路徑

間的邏輯與連貫性，並運用特定的治療技巧，對應「六力一管」的行動與目標：（1）鍛練腦力：擁有與修正知識，能把問題想清楚，信念明確又有彈性，能探索與創造意義。（2）柔韌心力：對情緒能察覺、接納、表達、紓解、解決。（3）強壯精力：能維持身體健康，增進身心活力，包括疾病的治療與調適、身體的覺察與照顧、作息的結構穩定、活力的最佳使用。（4）精準行動力：能認清問題、訂定目標與計畫、採取行動、確認效果、做修正、促進達到目標。（5）擴充資源力：能增加資源，改善量與質，以及從個人內在突破使用資源的阻礙。（6）強化環境力：能預測與預防壓力源，建立有益健康的環境或變動，創造正向事件。（7）提升管理能力：能辨認發生的變動，評估優缺點，增強或調度所需的心理能力，自評管理情形，調整管理策略以提高效能。

執行心理介入／壓力管理時，可運用「六力一管壓力模式——介入圖示（介入策略與作用路徑）」（圖2-5）來擬定策略與做法，將之寫在各個圓形中，並藉由它們之間的線條與箭頭來預測與檢視介入效果，這對提升臨床實務效能有很大的幫助。實際應用可參考使用附錄六「六力一管壓力模式圖——介入圖示（塡空版）」。

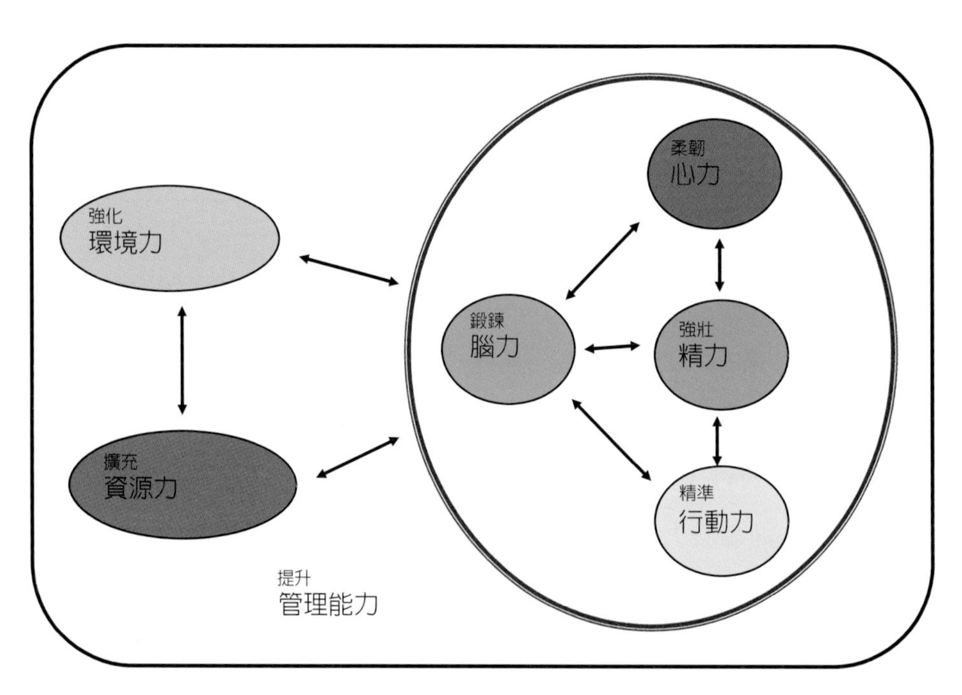

圖2-5　六力一管壓力模式——介入圖示（介入策略與作用路徑）

本書第三至十章的去辨識綜合模擬案例都是以圖2-3至2-5爲理念架構，並運用附錄三、五、六之模式圖（塡空版）進行分析，讀者可從這些解析更具體了解「六力一管壓力模式」的理念架構與實務應用。

在創傷中復原與成長方面，如何在生病、病情惡化、面對死亡時，盡其所能維護或滿足五項基本需求，以下是一些心理照護策略的例子（Rosenbloom & Williams, 1999）：

1. **安全**：確認對安全的信念或要求是否合乎現實；評估實際上的安全程度並比對證據（除了原來的舊證據，也要留意新證據）；進行保護計畫及做法（包括從外與從內、近期與遠程）。

2. **信任**：確認信任的內涵與是否合乎現實；檢視對信任的信念與比對證據；恢復或增強信任（包括對人與對己、對想法感受與行動）。

3. **控制**：了解控制感的重要性；在漸失控制能力中找到控制感（包括對人與對己、對身體與空間、對資源與權力）。

4. **尊重**：檢視與修正信念，以維持或增進珍愛自己與他人的價值；確信生而為人就足以夠資格被尊重；促進關心、尊敬、欣賞、讚美、感謝。

5. **親密**：以各種可能形式儘量維持與他人的聯繫，並接納他人；與自己的內心聯繫，接納自己；檢視對親密的信念，避免高估風險與帶來疏離。

最後提出一個提醒，無論是壓力或創傷，也無論是評估或介入，概念陳述與模式圖都是化約的呈現，以利精簡有效，但這些字詞與分類並非絕對或界線分明，很多時候，它們之間有所重疊或交錯，也互相影響，這是人類經驗與醫療專業的眞實面貌。

第三章

初診斷的「否認」，是否認？從理解出發

張琦郁

「我不相信我得了癌症」，不一定是不願意承認，

而可能是這個經驗已超越了過去經驗所能理解的。

張琦郁

一 引言

俗話說：「人生無常」，但其實我們時常假定生活會這樣如常地運轉著。劉先生也不例外，他已經75歲了，過去人生的70年都如常地生活著，因此也很自然地預想接下來的日子也會如同過往一般，如常地過。雖然知道生老病死，但似乎對於老、病、死實際會如何發生，實在也無從想像。一次咳嗽吐出來的痰中有血絲，也只是覺得不太對勁，怎麼也沒想到竟是癌症這麼可怕的疾病。

二 重點議題：否認VS.新經驗的學習和調適

否認是一個常見的壓力因應機制，多見於健康和生病的個體。否認在癌症的預防、篩檢、早期篩檢後的持續檢查，以及延緩求醫和治療等都扮

演一定程度的角色。否認在一開始的階段可能有正向的效果，如：它可能可以減緩初診斷的焦慮，但也有一些負面效果，可能阻礙接受治療，也阻礙壓力調適的歷程（Kreitler, 1999）。

初診斷癌症病人經常被評價處於「否認」的階段（Kübler-Ross, 1969），可能因爲剛知道一個可怕的消息很震驚，一時間困難接受，所擁有的資源不足以因應，而採取逃避策略，否認這個事實的存在。不過，若我們詳細理解個體的內在歷程，否認或許不只是因爲診斷太震撼、驚嚇而困難接受，更可能也與病人主觀感受到的身體狀況有關，並且對於罹患癌症這個新經驗，還在學習和認識的過程。由疾病表徵理論來看，病人將主動建構生病經驗，生病後也才逐步認識和了解癌症是什麼，這是一個新經驗的學習，也在新經驗的學習中適當調適。病人可能在主觀感受上，覺得身體功能大致正常，但客觀生理檢查卻是罹患了癌症，這與過往病人所建構對於癌症疾病的認識和印象是不相符的，病人可能產生認知失調，困難理解爲什麼身體功能大致正常，還可以活動自如，但卻與想像中臥床無能的癌症形象不相符，而難以相信自己的身體眞的生病了。這可能也會影響病人後續的醫療決策，例如：病人在沒有明顯不舒服的症狀下，卻要接受治療，承受化療後的副作用等，好像違反過去因爲不舒服才看病、治病、吃藥的邏輯規則。好像沒事捱針、自找罪受的感覺，初期的癌症患者可能有此特性，而使治療可能被延後。理解病人的內在歷程，不只是以評價病人處於否認階段來看，似乎更能幫助病人學習接受罹癌這個新經驗，而協助病人做出更周全的醫療決策。

過往我們可能會很快地評價否認就是不好的、不利於調適的，而用一種比較簡化、分類的方式看待，可能忽略了要去理解否認的內在歷程。本章所要介紹的劉先生即是一個範例，希望能協助讀者了解和思考，如何更深層地理解否認。

【心理學知識小專欄1】

同化和調適

許多早期癌症的症狀輕微、不明顯，甚至是沒有症狀的，像是早期的乳癌、鼻咽癌等，然而癌症在一般人的刻板印象裡是絕症、是會威脅生命的，因此對於癌症的形象或許是光頭、坐輪椅、躺在床上很虛弱的樣子，一個人完整安好的形象，似乎很難連結到癌症，這樣安好的形象似乎不存在我們對癌症所建構的基模中。

發展心理學家皮亞傑提到基模（Schema）的概念，他認為個體在了解認識周遭的世界時，會透過經驗逐漸形成和累積出對於事物的基模概念，例如：圓的且會彈的東西是球、咳嗽和流鼻水代表感冒了等，人們會經由這些基模概念去理解生活中的事物。因此若在生活中看到其他圓的、會彈的東西，個體便會啓動同化（assimilation）作用，認為那應該也是球，然而可能在某次感冒的經驗中經歷到肌肉痠痛，則可能啓動調適（accommodation）作用，增加肌肉痠痛這個模組到感冒的基模中。認知的同化和調適歷程不間斷地在我們的生活中運作著，使我們不斷地在生活經驗中學習，以具備足夠認知資料庫適應環境。

癌症這個概念，首先可能會啓動生病的基模，生病的基模在大多數人的理解中，可能是看醫生吃藥就會好，然而癌症似乎不是運用對生病基模的同化作用就能達到適應，可能需要啓動調適作用，重新理解癌症這個疾病的特性，才能達到更理想的適應。

關鍵詞：同化（assimilation）、調適（accommodation）

【心理學知識小專欄2】

疾患表徵的常識模式

過去病人在醫療中像是被動的接受者，但在心理學近幾十年來的研究中，發現病人不只是被動的接受者，也是主動的參與者。病人為一主動的個體在建構生病的這個經驗，其中一個被廣為接受和運用的理論即為Howard Leventhal的「常識模式（common-sense model, CSM）」（Diefenbach & Leventhal, 1996; Leventhal et al., 2003）。疾患表徵的常識模式提到，個體為一個主體，在面對疾患或健康威脅時，會依照自身經驗來詮釋，形成疾患認知表徵，這些表徵內容會引導個體在後續問題解決歷程中所採取的因應行動與結果評估（白欣宜，2013）。因此，欲協助建立或調整個體的疾患調適，了解此人對此疾患的認知表徵就是相當重要的。疾患認知表徵包含症狀、診斷、病因、治療、結果、時限等六個向度。

因此在與病人互動時，評估了解病人對於症狀、診斷、病因、治療、結果、時限的認知是很重要的，可藉此了解病人如何建構自己的生病經驗。這些經驗的建構會隨著生病時程的推進，新經驗的不斷堆疊，有許多同化和調適的歷程，逐漸透過經驗，理解到自己的罹癌經驗，建構出個體本身對於癌症的新理解和完整樣貌。

關鍵詞：疾患表徵（illness representation）

三 虛擬案例

劉先生，75歲，高中學歷，過去與太太共同經營店面30多年，大約

65歲退休，退休後就跟太太到處旅行，有三個女兒和兩個兒子，子女都成年離家，剩劉先生與太太同住。

幾個禮拜前，劉先生因爲咳嗽吐出來的痰中有血絲，一開始不以爲意，但後來愈來愈厲害，所以到醫院檢查，發現罹患肺癌，初診斷。

四 臨床流程項目與實務檢核

照會單內容

臨床問題與照會目的：病人初診斷肺癌，尚未開始後續治療，醫療團隊的治療計畫是希望病人能接受化療，家屬覺得病人有憂鬱情緒。家屬希望照會臨床心理師。

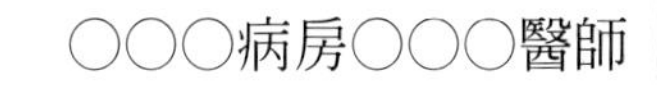

○○○病房○○○醫師

(一) 看照會的啓動與完成

對應綱要：

臨床流程項目	個案概念化				
	D	E	F	IN	E
1. 看照會前有口頭聯繫。	V				
2. 能具體界定照會問題。	V				
8. 有完成看照會。	V	V	V	V	V
9. 完成照會後有口頭回覆。				V	V

2. 能具體界定照會問題

臨床心理師接到照會後主動聯繫病房醫療團隊。醫療團隊表示，病人平時與太太同住，與太太關係不錯，不過子女都離家，與子女的互動較淡。初診斷時，起先家屬不想讓病人知道，覺得幹嘛讓病人不開心，不要傷害病人，要保護他，後來病人也就慢慢知道了，知道後病人比較沒有病識感，對於治療的態度反反覆覆，跟護理師說願意裝人工血管，但後來又說不要，女兒和兒子對於治療都各自有想法，這次因為是太太覺得病人非常需要跟臨床心理師談談，因此請醫療團隊照會。

臨床心理師與醫療團隊聯繫，確認病人知道臨床心理師會前去探訪，並請醫療團隊讓病人知道臨床心理師預計探訪的時間。

8. 有完成看照會

劉先生在太太的陪伴下，完成照會評估。

9. 完成照會後有口頭回覆

臨床心理師於執行完照會評估後，立即與醫療團隊溝通並說明評估結果，將評估劉先生之狀況組織整理成書面報告，儲存於電子病歷中。

【臨床心理師小專欄1】

具體界定照會問題

醫療團隊口頭告知或是撰寫在照會單上之照會目的通常較簡略，如：病人疾病進展、情緒低落、請給予心理／情緒支持等。然而，臨床心理師進一步的釐清，有助更精準地執行臨床工作，有以下三點建議提供參考：

1. **釐清照會發起者**：照會的發起或許不一定是開立照會的醫師，釐清主要發起人，亦有助於了解發起照會的緣由。
2. **了解照會開立的緣由脈絡，以及各人員的可能需求**：照會通常不是常規的醫療處置，有其開立的緣由和脈絡，臨床心理師於執行照會前了解此開立之源由和脈絡，透過這個釐清和了解，心理衡鑑工作已啓動，而能更清楚地知道病人的可能需求、家屬的可能需求，以及醫療團隊的可能需求等，這能協助我們更有效率的執行臨床工作。
3. **界定可工作的衡鑑目的**：了解開立脈絡的臨床能力和技巧是一個部分，當然也有可能雖具備這樣的臨床能力，但了解澄清後仍不清楚照會的緣由，或得到模糊答案的情況。無論是否能得到明確的照會說明，臨床心理師運用臨床經驗和專業知識，根據病歷和醫療團隊等可收集到的資訊，初步形成一個可工作的衡鑑目的或方向是非常重要的。

   實際例子：照會單上的訊息是，「病人情緒憂鬱，請給予心理支持」。臨床心理師聯繫醫療團隊後了解到，主治醫師向病人說明病情（不能再化療）後，常看到病人在哭，因此請臨床心理師前去提供心理支持。如此，轉化為可工作的衡鑑目的可能是：評估病人的情緒，以及對於不能再化療的想法。

【臨床心理師小專欄2】

協助病人準備接受臨床心理師的訪視

1. 臨床心理師通常不是常規出現在primary care的醫療團隊中，臨床心理師的訪視有點特別，如果醫療團隊沒有說明請臨床心理師來訪的緣由，可能會讓病人有其他多疑的擔心或猜想（是醫師覺得我有精神病／憂鬱症嗎？我快死了嗎？）

2. 臨床心理師可促進醫療團隊向病人說明：醫療團隊照會臨床心理師，臨床心理師可向醫療團隊確認病人是否知道臨床心理師將會探訪。如果知道，也可請醫療團隊再告知病人臨床心理師預計探視的時間；如果不知道，則請醫療團隊協助告知和準備病人接受臨床心理師的探訪。醫療團隊照會臨床心理師不宜是個秘密，醫療團隊也不宜請臨床心理師以志工或剛好路過等不合於事實的理由接觸病人，長遠來看可能會影響關係建立，也會影響工作效能。此種情況，通常病人是有困難的，而醫療團隊也很希望能協助病人，因此臨床心理師可思考的是，如何在這樣的情況下協助。一般的情況下，臨床心理師可協助醫療團隊為病人做準備，例如：「我們除了照顧您的身體狀況外，也很關心您的心情，最近我們觀察到您的心情不太好，生病時多少會覺得壓力比較大，因此我們請臨床心理師來與您談談／聊聊」。

3. 病人意願：醫療團隊說明後，若病人沒有明確拒絕，通常是可接受醫療團隊的安排。如果病人明確表達拒絕，當然可鼓勵病人嘗試看看，但病人若還是明確表達拒絕，或許也可先不勉強病人，轉而較開放地提供病人資源，協助病人了解，覺得可與臨床心理師談時，隨時可讓醫療團隊知道。另一方面也可繼續協助病人準備。

(二) 執行身心壓力衡鑑與身心壓力治療

對應綱要：

臨床流程項目	個案概念化				
	D	E	F	IN	E
3. 確認與再界定照會問題，及衡鑑出相關因素與發展過程。	V	V			
4. 能把衡鑑結果整理得具體、有組織，並可推論出心理治療或照護的計畫。	V	V	V		
5. 在當次照會實際執行介入，或擬出後續可執行的介入（包括由臨床心理師或醫療團隊人員執行）。				V	

3. 確認與再界定照會問題，及衡鑑出相關因素與發展過程

詳述過程如下：

臨床心理師依約定時間進入病房，病人剛從門外走回病房，表示剛剛去散步，之後病人坐在病床上，臨床心理師坐在旁邊的椅子上與病人會談。病人的身材較胖，有啤酒肚，佩戴眼鏡，太太坐在陪病床上陪伴和聆聽會談。會談中，病人與臨床心理師有眼神接觸，能表達自己的想法和感受，會談過程情緒平穩。

******

【會談對話】

臨床心理師（心1）：劉先生您好，剛跟太太去散步喔～我是臨床心理師，我姓張，這次會來看您主要是因爲○醫師請我過來……

劉先生（病1）：我知道，你們想要更了解我。

心2：這次住院是進來檢查嘛。

病2：是啊，好好一個人爲什麼會變這樣，很奇怪（台語）。

心3：怎麼說？

病3：就很奇怪啊，怎麼會忽然間變這樣，人都好好的，可以走來走去，也沒有什麼不舒服。

心4：所以現在身體沒有什麼不舒服。

病4：對啊……那個肺部整個都有陰影的X光片，我自己也有看到，我知道那是眞的，醫生沒有騙我，不過還是很奇怪ㄋㄟ，莫名其妙。

妻子（妻1）：以前人得到癌症就沒藥醫，但現在時代不同了，不會這樣，有些人還是可以治好。

病5：最好是這樣。我當然是希望可以多活幾年，不過我自己知道，抽菸30幾年了，酒和賭是已經戒了，不過還是很奇怪，怎麼會忽然這樣。我是不會擔心啦，反正都已經70幾歲了，再活也沒幾年，碰到了就面對現實。現在有多方面去問人，是要做治療還是不做，目前得到的結論應該是肯定要做，這個沒辦法一定要接受，「酒駕就是酒駕，有喝酒就是事實」。

心5：你的意思是什麼？

病6：我就有癌細胞啊，得癌症是事實。

妻2：不要管別人給你的建議，啊你自己到底是怎麼想，想還是不想治療？

病7：我心情很亂啦……（停了一下）應該還是會接受治療啦，我有問醫生，說現在是第三期，醫師是建議趕快做治療，啊我太太、大哥、親戚都鼓勵我做治療，我是想說既然碰到了，就只有面對現實。

心6：你好像覺得很奇怪，身體這樣好好的，怎麼都不像是得癌症的人，癌症的病人應該是很虛弱躺在床上的那種，怎麼看、怎麼想都不覺得自己像，雖然有看到X光片，知道那是眞的，但是感覺好像還是離自己很遠，很難想像那個X光片是眞的長在自己的身體裡面，因爲現在感覺到的就是好好的，能走能吃能睡的，跟之前都沒有什麼不一樣。

病8：對對對對對……，就是這樣。

心7：太太好像很擔心之後要不要治療的事情，啊你好像覺得有點無奈，好像沒得選擇，不得不做，不過心裡好像有點矛盾和猶豫，你是怎麼想？

病9：我是怕會痛。前幾天我完全不能接受，現在比較能接受現實。

妻3：有治療就有希望，沒治療就沒希望。不過還是得看你，我們都尊重你的決定，畢竟痛是你在痛，所以你要自己決定。

心8：你好像知道應該要治療，但好像還是有點猶豫，你是有一些還想做的事情嗎？像是旅行啊？

妻4：之前兒子女兒已經有帶他去花蓮玩過了，不過那時已經知道生病了，所以去的時候心情也不太好。

******

臨床心理師的對話解析與晤談策略1

（病1）

病人能說出「我知道，你們想要更了解我。」由此了解到病人對於與臨床心理師的會談做了很好的準備，有合理的期待。不過如何才能協助病人達到這樣好的準備，可能與很多原因有關，包括醫療團隊的說明、病人與醫療團隊的關係、病人的個性、過去的先備知識和經驗等。在實際的臨床工作中，我們可以就我們能調整的部分儘量努力，協助病人達到比較理想的會談前準備。

（病2）、（病3）、（病4）

病人都提到了「奇怪」這個情緒感覺。所以在（心6）的回應中，臨床心理師便同理回應了「奇怪」這個感覺，同時串連前面所了解到的訊息，反映表達對病人爲什麼覺得奇怪的理解。這是一個不容易的工作，不過是一個重要的關鍵歷程，臨床心理師儘可能的正確理解，而且是「喔，我好像懂了你的奇怪是怎麼回事了」，並且把這個理解和懂再說一次給病人聽，與病人核對，這就是我們常說的同理心，也是表現了臨床心理師就像一面鏡子一樣反映了病人的樣貌。這麼說完後，似乎病人原本瑣碎的感覺，才被組裝和拼湊得更完整一些，病人自己也更清楚了自己爲什麼會有奇怪的情緒，整頓整理情緒，也是調適情緒的一部分，情緒調適亦有助於後續的醫療決策。（心6）似乎帶起會談中情緒的轉折，也是臨床心理師與病人產生交會的時刻。

（妻1）

看照會時，常不只有與病人的會談，同時還有其他家屬一同參與，除了了解家屬各自的想法外，似乎還要評估和推測病人和家屬間的互動，先凝聚病人與家屬在同一個共識上討論，可能是有利於會談的。

（妻2）、（妻3）

太太很希望尊重病人的想法，似乎能體諒到治療後的一些身體不適，病人需自己承擔，因此不敢替病人做決定，但又很希望病人能接受治療。要病人自行決定好像又有些把病人推開的感覺，或許病人自己也很徬徨無助，心裡很亂，也很需要家人的支持。太太聽到病人罹癌，心情很複雜，可能有害怕失去、覺得威脅等的焦慮情緒，可能也有些心急，或許不知不覺轉化自己的焦慮爲要病人趕快決定的壓力，以減緩自己的焦慮。無能爲力、不能協助病人分擔的無奈，也可能轉化爲一種切割，讓病人覺得孤單，若完全要病人獨自決定和承擔也可能阻礙病人的情緒調適和醫療決策。

4. 能把衡鑑結果整理得具體、有組織，並可推論出心理治療或照護的計畫

病人對自己的病況有一定程度的了解，知道自己罹患肺癌第三期，也有看過X光片，知道罹患肺癌的事實，但是在情緒上還是很不能接受，覺得困惑、奇怪、莫名其妙。一方面覺得自己現在身體狀況還好好的，怎麼醫生會說自己罹患了肺癌這麼嚴重的疾病，覺得主觀感覺與客觀事實對不上；另一方面覺得怎麼會突然間變這樣，想不通。

此外，病人對於是否要治療，也較猶豫，目前是比較傾向接受治療，但還是有些遲疑，還不太能接受明天或後天就開始的那種感覺，並且對於治療也有些不合理的預期，如：會痛等。可能由於病人的教育程度和

過去的經驗，對於癌症是什麼的知識訊息較缺乏合理的認識和了解，或是誤把疾病進展到晚期的疼痛與化療混淆了。

病人表示對於生病不會擔心，反正自己已經70多歲，再活也沒幾年，覺得碰到了就面對現實，似乎有不錯的情緒調適，但由上述病人對於癌症較缺乏合理的認識和了解，有一些矛盾不一致之處，因此病人的情緒調適可能仍需要持續觀察和評估。

家屬，像是太太，希望病人能爲是否治療一事自己做決定，家人都會尊重病人的決定，因爲痛是病人在痛。這似乎也反映了家屬的焦慮和不安，不知道如何面對、處理和協助病人，也不知道如何在這樣的狀況下陪伴病人、與病人相處。

衡鑑結果的初步整理如圖3-1。

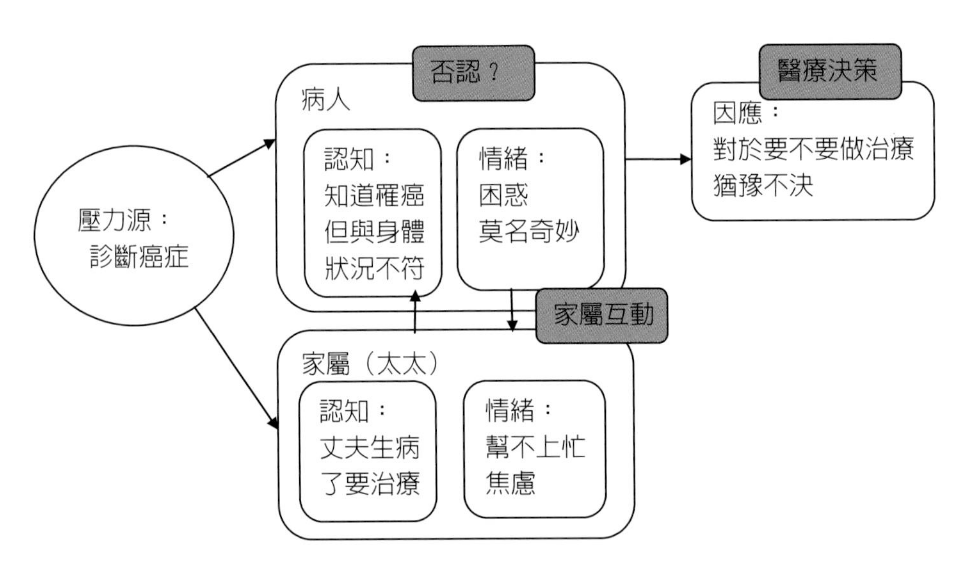

圖3-1　衡鑑結果的初步整理圖示

透過會談了解到病人有三方面的議題，否認、醫療決策和家屬互動。不過本章節的主軸仍先放在呈現否認這個部分，這也是延伸出其他問題之始。

【臨床心理師小專欄3】

認知特性

此案例劉先生擔心後續治療會有疼痛的副作用，其實某種程度這是癌症病人常有的認知——癌症會痛。癌症在一般人的認知基模中，包含了一個很重要的成分是「痛苦」。其實這某種程度也隱含反映了劉先生對痛苦的擔心和害怕，甚至對這部分的擔心和害怕更勝於可能的生命結束。然而，痛苦往往並非全然地由化療而來，甚至更多乃是來自於癌症疾病本身，不過時序上，常是在病人開始接受化療後，痛苦就跟著來，病人便會誤以為痛苦是化療所造成，而忽略了即使不化療，痛苦也是會隨疾病進展而出現。人們以為我們能選擇不要痛苦，以為不要化療就不會有痛苦，但最後可能發現無論有沒有化療，痛苦是無從選擇的。這個殘酷的事實很難讓人接受，這是可以理解的，人的天性趨樂避苦，然而，當有種疾病的苦是避不了的時候，也是很難讓人接受的。此時，來自情感的力量，如：家人的愛、人與人的連結和共同扶持，或許可讓人覺得好過一些，好像還有點力氣能去承受這些苦，然而苦的本質，可能從來也沒有離開過。

【臨床心理師小專欄4】

確認與再界定照會問題

具體界定照會問題是一個動態的過程，可能會因為收集到訊息，不斷立即於當下調整，具體界定「照會問題」，可能也會慢慢轉化為，具體界定「臨床問題」，照會問題可能不完全與臨床心理師所衡鑑出來的臨床問題相同，然而臨床問題與照會問題之間可能也存在一些關聯，用心理學的知識和概念去說明這個關聯，也就是一個概念化的歷程。

本案例病人之壓力調適相關面向與歷程整理如圖3-2，六力一管壓力評估整理如圖3-3。

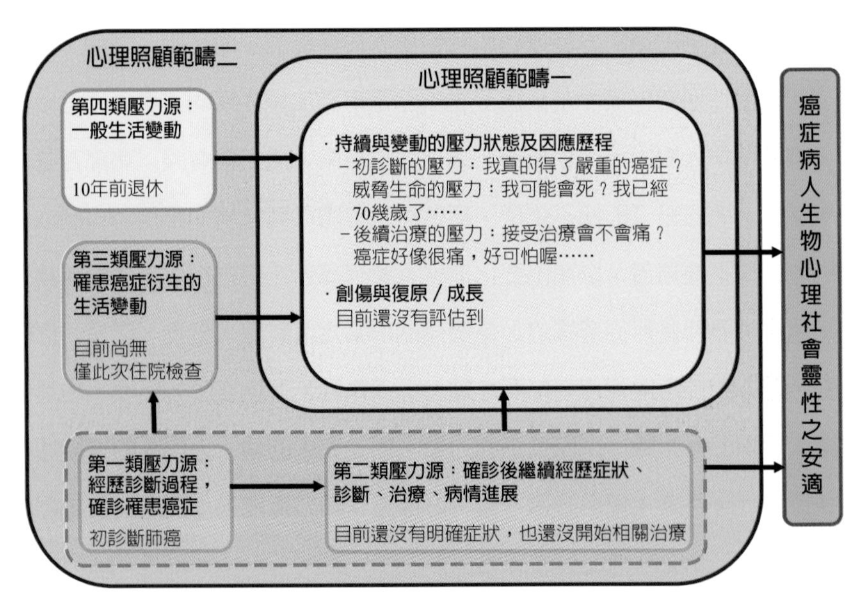

圖3-2　癌症病人的壓力與調適——相關面向與歷程

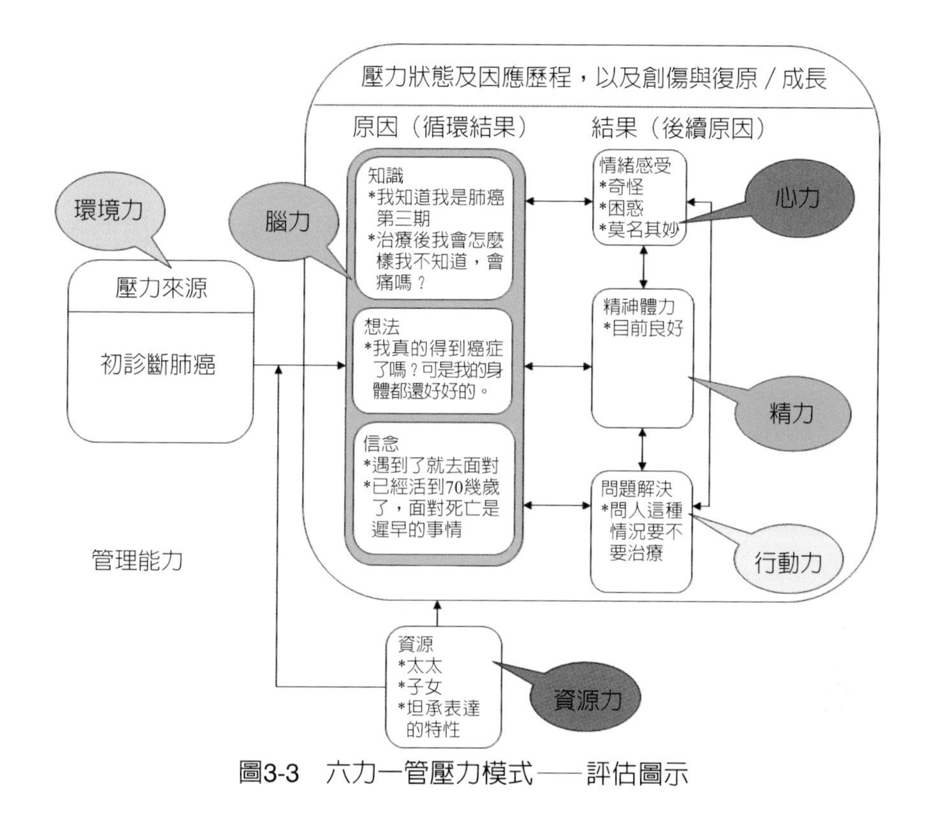

圖3-3　六力一管壓力模式——評估圖示

5. 在當次照會實際執行介入，或擬出後續可執行的介入（包括由臨床心理師或醫療團隊人員執行）

（1）**同理病人的想法和感受**：評估了解病人的想法和感受，並具體標認，再將對病人的了解說出來，反映回饋給病人，表達出對病人的理解。病人覺得奇怪，主觀感覺與客觀事實對不上，這也影響後續醫療決策的猶豫和矛盾。

（2）**協助家屬了解病人的想法和感受**：臨床心理師將對病人的理解說出來的同時，不僅協助病人整理自己的情緒，讓病人覺得自己的想法和感覺被了解和接納，同時也協助家屬了解病人困難接受病況和困難進行醫療決策的原因，並且因爲了解而能有更多的包容和等待，同時可能因爲這份了解而促進家人間的情感連結。

（3）**協助家屬能了解共同決策的重要性和必要性**：太太希望病人能自己決定是否接受治療，無論病人如何決定，家人都會尊重，因爲痛是病人在痛。臨床心理師先同理病人可能很難自己完全做決定，還是很需要家人的意見和支持，也同理家屬的焦慮、不安和不知所措，希望尊重病人。反映這是一個困難的決定，需要全家共同面對，並非各自承受，因此建議全家共同討論、共同決定、共同承擔。

本案例病人之六力一管壓力介入整理如圖3-4。

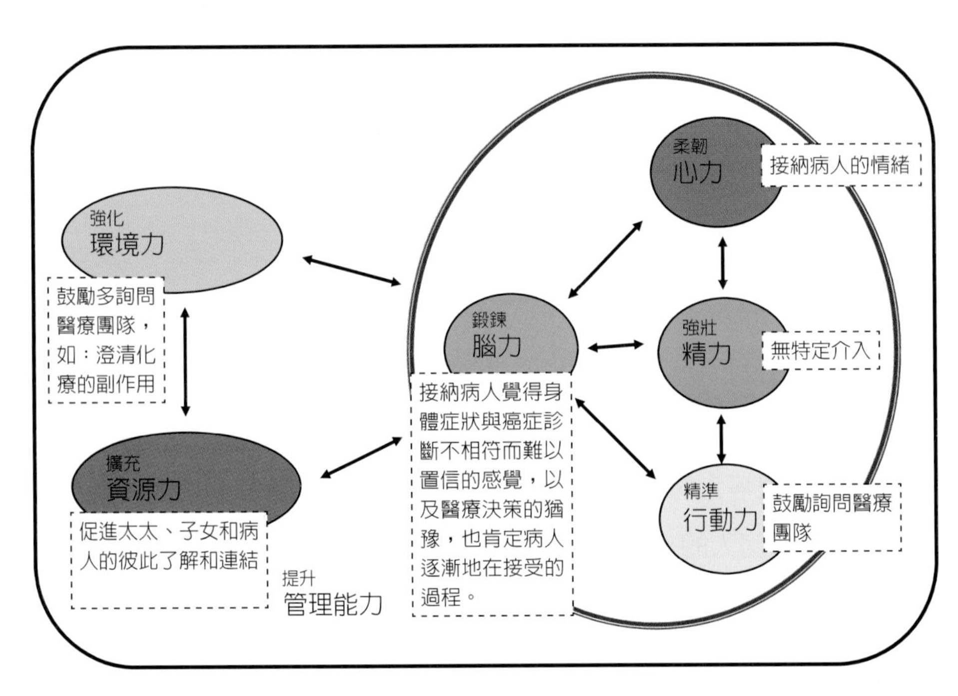

圖3-4　六力一管壓力模式——介入圖示

(三) 看照會的成效評估

對應綱要：

臨床流程項目	個案概念化				
	D	E	F	IN	E
6. 對患者及／或家屬而言，有增進他們對問題及其原因的了解、知道需做的調整、預計能實際做出調整。					V
7. 對醫療團隊而言，照會問題有得到解答，且有助於改善臨床照顧的困難。					V
10. 必要或有機會時，有後續的介入與評估介入效果。				V	V

6. 對患者及／或家屬而言，有增進他們對問題及其原因的了解、知道需做的調整、預計能實際做出調整

臨床心理師了解病人的想法和感覺後，歸納出病人可能因為主觀經驗和客觀事實的落差，一時之間難以相信罹患癌症的事實，臨床心理師也將此了解反映回饋給病人，促進病人自我的了解和覺察，同時也讓家屬理解。協助家屬了解病人在進行醫療決策上的困難，鼓勵家屬共同討論和決定。

7. 對醫療團隊而言，照會問題有得到解答，且有助於改善臨床照顧的困難

臨床心理師於執行照會後有立即回饋醫療團隊，協助醫療團隊了解：（1）病人的想法和感受。協助醫療團隊了解病人並不是完全沒有病識感，而是因為主觀感覺與客觀事實對不上，讓病人很難有比較明確的看

法，也影響對治療的態度，一下子說要裝port A一下子又說不要，其實這也與病人很難相信自己眞的罹患癌症有關（主觀上覺得身體狀況良好），透過了解可能可有更多的耐心和包容。（2）病人對於癌症和治療的知識訊息較缺乏，需要逐步經歷後才會慢慢了解，必要時醫療團隊也可協助病人增加相關的知識訊息，如：治療後會如何等。（3）請病人和家屬共同討論和共同決定後續的治療，給予適當的時間討論。

10. 必要或有機會時，有後續的介入與評估介入效果

臨床心理師鼓勵病人及其家屬，對於是否後續治療的醫療決策，共同討論和決定，如有需要可請醫療團隊協助說明，若有需要臨床心理師協助的地方，可再照會。根據病歷記載，病人於探視一個月後開始接受化學和放射線治療。

五 結語

劉先生偶然因爲痰中有血絲求診，即被診斷肺癌。或許劉先生吸菸多年，多少聽說吸菸與癌症息息相關，但當實際的狀況發生在自己身上，並且主觀覺得自己身體機能都是正常時，劉先生忠於自己的主觀經驗，但也不否認客觀上醫師檢查診斷的結果，坦承表達對於疾病有難以置信的感覺。這或許會被我們視爲「否認」，不過詳細的了解劉先生的內在歷程，我們更能深刻地理解和貼近那難以置信的感覺，否認不再是一個評價，更能化爲一種完整的理解，有時完整的了解能有效協助劉先生釐清和調適認知與情緒間的落差，銜接後續的安排。

六 個人感觸

臨床工作的現場瞬息萬變，裝備自己，等待合適的時機，就能乘風而下，那與病人或家屬交會的瞬間，不僅滋養了對方也滋養了自己。了解似乎是很抽象無形的，但了解與被了解往往能帶來很大的力量，也串起人與人之間情感的連結。我努力在我的臨床工作中，專注地希望能把了解這個工作做好。而此時此篇也在協助閱讀的您去細膩地了解那些可能被看做否認的病人們的內在歷程。

第四章

初診斷的反思——夫妻關係的衝擊與憧憬

楊于婷

疾病初診斷宛如波濤洶湧的海浪，我們在駭浪中抓住船舷，

昔日片段記憶被急促且使勁地帶起、經驗到存亡之際，

也盼能再次抓住或填補某些遺憾。

身旁的你（妳）會伴我度過駭浪嗎？

緊緊抓握我的手，能讓我更有力量。

楊于婷

一 引言

王小姐咳嗽一段時間，踏進診間那刻，被告知這些症狀不僅僅是單純感冒，可能是惡性腫瘤；陳先生則是一位運動愛好者，原以爲痠痛感只是運動拉傷，不以爲意，進一步檢查後，被告知罹患骨肉瘤。

疾病的告知，有時候來得又急又快，掀起一陣風暴。病人與家屬可能經歷一場浩劫，多麼努力希望只是一場夢、情況沒有這麼糟、奮力的掙扎。一瞬間的衝擊，千頭萬緒。需要去調適的不僅是那一刻的改變，可能是橫向、縱向的震盪，包含著自我角色的改變、生活型態的調整、體能狀態的衰弱、家庭或經濟面臨的困頓，以及面對未來不確定性的不安感。這

些變動意涵著疾病的調適，不只包含罹患疾病本身，更包含著過去－現在－未來的時間式，涉及原有或長期的生活經驗，以及疾病所帶來的相關改變。

本章節的林女士在罹癌接受手術後，理智上知道要接受、放下，眼淚卻仍不斷地滑落，這樣的感受讓林女士感到不安與懷疑：我知道我罹患癌症，這樣還不夠嗎？臨床心理師試著在與林女士會談之中，了解與探索背後可能的脈絡，並有機會隨著先生的加入會談與處理，先生再次牽起林女士的手共同走向未來的道路，增加彼此面對初診斷衝擊的安定感。

二 重點議題：初診斷罹癌者之調適歷程

初診斷罹病，特別是慢性疾病，對許多病人而言，衝擊著內在的自我外，也可能撼動自我－家庭－社會的連結。包含：身體承受著疼痛、虛弱無力、治療副作用的不適；也可能影響病人本身的自我意象或自我基模、改變病人在家庭或職場的角色功能。由健康、如常的角色意象，轉變爲病人的角色意象，對於許多病人而言，可能面臨著外在角色衝突（inter-role conflict）以及內在角色衝突（intra-role conflict）（Kubsch, & Wichowski, 1992）；這些衝突與拉扯的背後，也可能映照出病人內在經驗的失落、威脅、挑戰等心理狀態。

Kübler-Ross（1969）提到面對死亡或瀕死者，可能會出現否認、憤怒、討價還價、沮喪、接受等情緒調適歷程。個體調適方向，或許不一定依循上述疾病階段，而可能是螺旋、反覆、或僅會經歷其中幾個階段，具有其多樣性與個別性。

對於許多初診斷的病人而言，初期可能需要將很大量的注意力以及能量，灌注在疾病的檢查與治療的調適上。隨著治療進展，病人可能會由外在經驗逐漸轉向內在經驗的重整，更深的撼動著上述許多內在與外在角色的衝突。故於協助病人因應初診斷的衝擊，除了協助其就醫與接受相關治療外，也需要適時給予病人時間去消化與醞釀其情緒、持續給予其同理與陪伴，提供病人相對應的訊息與協助（Jakobsson, Horvath, & Ahlberg, 2005）。在邁向接受之路程，因為每個病人的自我－家庭－社會連結不同，擔憂、顧慮與失落的想法或經驗亦有所迥異。如何協助初診斷病人穩定其自我內在與外在的角色，提升在因應與調適過程所需內在與外在資源的穩定性，進而有機會去探尋罹患癌症對病人的衝擊與意義，或許能夠協助病人與家屬間能有更好的安適感與適應。

在本章中的林女士為乳癌初期病人，已做完乳房手術切除，復原狀況良好。林女士、她的家屬以及醫療團隊也為此感到慶幸，持續鼓勵林女士可以安心、放下擔憂，邁向常軌的道路。就客觀病理觀點，或許林女士所罹患癌症期別所帶來的威脅性相對較低；林女士也認為自己比其他病人來得幸福很多，更應快速邁向知足、接受與放下之路。但當獨處時，林女士卻仍持續掉淚、感到悲傷。接下來讓我們透過共同貼近林女士的經驗，一同了解面對癌症初診斷可能帶來的動盪。

三　案例

林女士，69歲，教育程度為高職畢業，已婚育有三子兩女。林女士從事美髮業，婚後同時悉心打理家中大小事務，教養子女、全力支持先生衝刺事業，物質生活無虞。子女成年後、紛紛到國外發展家庭與事業；林女士也與先生協商、共同退休並一同投入教會活動，感覺到付出、對他人關懷的喜悅。

四年前，林女士在社區乳房攝影檢查發現有鈣化，幾次追蹤狀況都很穩定。半年前，林女士再次安排乳房攝影，原本以爲結果如同往常，卻收到檢查結果可能有異，建議轉診到大型醫院進一步檢查。林女士被確診爲乳癌，隨即安排手術，慶幸未有淋巴轉移，手術相當成功，後續僅需六個月追蹤一次。醫療團隊鼓勵林女士可以恢復如常生活步調，無需太過擔心。

林女士知道自己狀況不嚴重、發現得早，屬於癌症初期，也很幸運不用做化療、可以繼續做同工，家庭生活還是很幸福。然而，當獨處時，林女士眼淚還是會一直滑落……。

四 臨床流程項目與實務檢核

照會單內容

臨床問題：病人診斷爲乳癌，已接受全乳切除手術約3個月。病人知道自己病況不嚴重，但不知道爲什麼在家時，持續無法控制情緒、容易哭泣且日益嚴重。與病人談話的過程中，病人相當容易掉淚，對於過去感興趣的美髮、教會活動多提不起勁。

照會目的：轉介臨床心理師評估病人情緒與提供協助。

腫瘤個案管理師○○○

(一) 看照會的啓動與完成

對應綱要：

臨床流程項目	個案概念化				
	D	E	F	IN	E
1. 看照會前有口頭聯繫。	V				
2. 能具體界定照會問題。	V				
8. 有完成看照會。	V	V	V	V	V
9. 完成照會後有口頭回覆。					V

2. 能具體界定照會問題：林女士由腫瘤個案管理師轉介

腫瘤個案管理師觀察林女士有自己的宗教信仰（基督教），也持續表示知道自己狀況不嚴重，生活幸福，但在情緒上仍無法調適，希望能協助釐清可能原因。在此訊息脈絡下，臨床心理師擬定照會問題爲：澄清林女士目前情緒狀態的發展脈絡，並提供相關處遇與協助。

8. 有完成看照會

林女士在先生陪同下，完成照會評估。

9. 完成照會後有口頭回覆

臨床心理師將林女士狀況組織整理成書面報告。腫瘤個案管理師於多專科團隊會議回饋臨床心理師林女士後續調適狀況。

(二) 執行身心壓力衡鑑與身心壓力治療

對應綱要：

臨床流程項目	個案概念化				
	D	E	F	IN	E
3. 確認與再界定照會問題，及衡鑑出相關因素與發展過程。	V	V			
4. 能把衡鑑結果整理得具體、有組織，並可推論出心理治療或照護的計畫。	V	V	V		
5. 在當次照會實際執行介入，或擬出後續可執行的介入（包括由臨床心理師或醫療團隊人員執行）。				V	

3. 確認與再界定照會問題，及衡鑑出相關因素與發展過程

林女士先步入診間、先生緊跟在後，未發一語。臨床心理師詢問後，林女士輕點頭表達同意先生一同會談，兩人同坐於雙人沙發。

【臨床心理師小專欄1】

誰共同參與會談？

臨床心理師訪視時，許多病人家屬的第一個反應會詢問：我要不要先離開，讓他／她（病人）單獨談？顧慮病人是否會因為有家屬在旁，病人會較不願意表達內在感受，有些家屬則可能會靜靜地離開會談情境。亦有些家屬則期待能共同會談，盼能了解病人內在的想法、共同傾聽病人平日可能困難說出的話語，與病人共同決策。

此時，確實很考驗臨床心理師的臨場判斷，有時候也可能會擔憂自己的

決定是否可能會影響治療關係的建立。對於這樣的情境，抉擇由誰共同參與會議，或許沒有一個定論的答案說何者是最佳，且於開始會談之後，持續的觀察與適當修正假設，亦多仍有調整的空間。而就初面臨此開場情境、決策誰共同參與會談時，或許由下列幾點做為可能的思考方向：

1. 澄清與詢問病人／家屬的想法，希望（或不希望）共同會談可能的擔憂與掛慮，協助彼此交流與取得共識；
2. 觀察病人／家屬所展現出的語言與非語言回應；如：病人是否在家屬陪伴的互動歷程中，較少有機會表達自己的感受與需求？表達是否顯得較含糊或避諱？或當病人表達出某些議題（如：死亡）時，家屬的態度與回應？
3. 另一方面，也需由轉介目的與需求來做思考。如：醫療團隊可能觀察家屬對病情告知態度較保留，照會臨床心理師評估與了解病人對疾病末期的認知與準備。此時，是否會需要先與家屬有些了解與準備再開始會談？或先釐清病人／家屬對臨床心理師探視的理解？皆為可評估之方向。
4. （除上述外，各位讀者也可以依據臨床經驗與感觸，記錄與整理於下：）

臨床心理師自我介紹，說明對病人術後情緒與生活狀況的了解，林女士開始難過掉淚，接續表示：

******

【會談對話】

林女士（病1）：我知道自己可以跟以前一樣生活，現在家庭也都很幸福，以前擔心小孩叛逆，現在小孩也很聽話、很孝順，現在的生活真的很好。

臨床心理師（心1）：嗯嗯……

病2：（林女士急著接續說）知道生病後，我也很坦然面對手術，我覺得我還挺勇敢的，都沒有哭。

心2：好像反而對於自己現在常常想掉淚，覺得不是很能了解。

病3：對，不知道爲什麼想到過去就會一直難過（眼眶泛淚）。可是想想我現在很好，可以跟先生一起當同工，有時間做一些美髮。我信仰基督教，弟兄姐妹們也都鼓勵我把一切苦痛交給神，只要信、不要怕，其實我現在生活眞的很滿足。

心3：好像過去有一些事情，讓妳即使到現在很努力生活，想到還是很難過。

病4：那是想到過去的事情（持續泛淚）。可是都過去好久了，這20幾年來生活都過得很好。即使得到乳癌，也發現得早，現在狀況也穩定了。

心4：這段時間妳好像經歷許多事、很努力去面對，可是每次一浮現過去的生活，我看到妳就會眼眶泛淚、不自主難過起來，這些記憶對妳來說好像是非常深刻的。講講看，那時候妳浮現的畫面都是什麼時候的事情？

臨床心理師對話解析與晤談策略1

在與林女士互動過程，由（病1）、（病2）、（病3）觀察病人似乎潛藏有一些情緒感受，讓她想要掉淚、哭泣。林女士會談初期在面對這樣的情緒時，可能持續運用一些理智的想法、告訴自己不要去想這些難過的事情，盼能控制情緒的干擾或影響。這樣的表現與因應，似乎也與林女士轉介原因相像，亦可能使理性理解與情感經驗間產生落差。是什麼樣的經驗讓林女士每當想起、談論都感到如此難受，可能爲此次會談的重要議題。臨床心理師也試著點出這樣的狀態，讓林女士有機會更貼近自身經驗，連結理性與情緒感受。

******

【會談對話】

病5：（林女士掉淚一段時間）我們剛結婚時，我努力兼顧美髮與家庭，力挺先生衝刺事業，生活物質很充足、什麼都不缺。可是我好壓抑、很不快樂。即使知道先生爲了掙更多錢，要到處各國拜訪客户，也難免逢場作戲，但還是好擔憂、好不開心。

心5：嗯。（臨床心理師點頭聆聽）（先生把手放在病人膝蓋上）

病6：可是從以前到現在，我都不敢說，我怕說了會吵架、兩個人距離只會更遠，只能一直壓抑著，很不開心。一直到子女都成家立業，索性也放下自己喜歡的美髮業，讓先生和我一起退休，也邀請先生和我一起上教會、跟我一起做同工，他也很快地就答應了。我們兩個一起這樣做了十幾年，眞的好幸福、好開心。

心6：可是好像早年那段回憶對妳很重要、一直讓妳好在意，想到那個時候好多自己的需求與感覺一直被壓抑……

病7（**開始哭泣**）：那個時候眞的好壓抑、好難過，可是只能一直容忍。小時候爸媽離婚前、覺得爸爸對媽媽很兇、很不好，好心疼媽媽的處境。結婚之後，我一直告訴自己要努力照顧好家庭……可是過得好辛苦。一直到信仰神之後，才感受到愛。

臨床心理師對話解析與晤談策略2

由（病5）、（病6）的回應之中，臨床心理師評估到病人對婚姻關係的期盼與需求，期待能獲得一份忠誠與忠貞的愛，很希望先生能給予完整的心與情。另一部分，內在也有一股聲音，持續告訴自己要當一個好太太，不能告訴先生這些感覺，包含對婚姻的失落與不安。

這樣的感覺可能在林女士得到乳癌、特別是失去乳房後，更爲鮮明。臨床心理師試著回應這些感覺，也留意先生同在會談中的動力……。

******

【會談對話】

（病人一邊訴說、一邊激動的掉淚；先生拍著林女士的背，第一次開口講話）

夫1：她從小就捨不得媽媽，對自己要求嚴格，擔心別人會看不起。所以從小在學校就是好學生，什麼事都要求自己做到最好。結婚之後，也一直都把家庭照顧得很好。

病8：我從小就好擔心別人的眼光，小時候就一直跟自己說要努力把所有事情做到最好，扮演好學生、好女兒，結婚以後就跟自己說要當好太太、好媽媽（持續哭泣）。

心7：眞的一直以來都好努力扮演每一個人生的角色，即使到了現在還是很努力。我感受到現在的妳，好像在生病後讓妳覺得更不安。

病9：我眞的好努力在做，很擔心自己眞的做得不夠好……可是我很擔心來不及了……。

心8：嗯～好像有期待自己可以做得更好，會希望是什麼樣的呢？

（病人沉默想了許久後……由先生先回應）

臨床心理師對話解析與晤談策略3

臨床心理師在（心7）的回應，試著反映林女士的擔憂，也包含可能潛在的訊息。包含：可能是一種被診斷後對存活時間的威脅感？或是長期以來對關係或自我意象的不安，在乳房手術後感到更爲強烈？或其他可能更深層議題。在（心8）中臨床心理師的探問，病人在一時半刻可能較無法表述（或無法在先生面前表述）內在的期待。臨床心理師考量此次爲一次性照會，並評估可能處理的深度、病人對會談的準備性，且爲夫妻共同會談，故後續會談目標以協助病人理解情緒脈落，開啓病人與先生的溝通機會，穩定病人內／外在狀態與資源爲主軸。

******

【會談對話】

夫2：她容易掛念很多事情，那時候眞的也沒有發生什麼事情，親朋好友和教會的弟兄姐妹也希望她能放下重擔，交給神，好好繼續的生活。

心9：一直以來太太很努力在生活，對自己有很多的要求跟期待，因爲生病突然停下來。重新去想過一次自己過去的人生，特別在手術後可能許多生活的改變，以及想到後續可能面臨的生活……，對太太來說可能眞的好不安，特別可能也擔心先生的想法（林女士持續點頭掉淚）。

【心理學知識小專欄1】

初診斷乳癌病人的調適

不同癌別的初診斷，帶出的疾病認知、情緒或隱含的意象可能隨之有所不同。以頭頸癌病人為例，除初診斷後可能面臨的是外觀（特別是臉部）的改變，也可能影響人際以及社交的互動；若以胰臟癌而言，可能帶出的是疾病進展快速、極度的疼痛不適等。

本例中的林女士為初診斷乳癌病人，可能面臨在自我意象以及婚姻角色上的衝擊與壓力。Manne和Ostroff（2011）針對乳癌初期病人配偶治療相關文獻中，說明到乳癌病人相對而言可能經歷一日復一日的壓力感，特別包含在手術之後面臨在家庭與婚姻角色的改變、家庭責任或生活安排的影響、自我意象的變化等；而在配偶治療之中，協助病人與其配偶共同調適認知、情緒、社會適應，維持與促進婚姻關係中的親密感為一重要目標，適時亦須提供病人／配偶面對乳癌治療可能帶來相關改變之衛教與協助。

在本案例中的林女士，此次的罹病可能再一次衝擊她對真實自我的評價與不安，特別是在親密關係中的自我狀態。在此脈絡下，林女士需要調適的不僅是疾病診斷與治療，也涉及許多面對關係中自我狀態的衝擊。如何協助乳癌病人走過這些內在失落、不安與挫折的經驗，邁向後續的生命時刻，可能為乳癌病人的重要議題。

關鍵詞：初診斷（newly diagnosed）、乳癌（breast cancer）

4. 能把衡鑑結果整理得具體、有組織，並可推論出心理治療或照護的計畫

（1）林女士在認知層面能夠了解自己的疾病狀態屬於乳癌初期，疾病的威脅相對較小，後續只需要持續追蹤。

（2）由會談脈絡推測病人成長脈絡及特質，可能待人處事謹慎、儘可能扮演好生命中的每一個角色，對自我有較高的標準與期待，努力投入以追求、達成自我／他人目標爲方向。此次照會推測病人的掉淚情緒，可能與長期以來對自我的看法以及面對婚姻關係的期待與需求有關，特別是對自己診斷乳癌以及切除後的自我意象，也可能讓病人在親密關係中感到更爲不安與擔憂。面對這樣的經驗，病人持續透過理智化及宗教信念上的自我對話來因應這樣的情緒與不安，然而病人未疏通與覺察的情緒，可能與疾病促發病人對內在／外在角色之威脅（如：術後對太太或女性角色在夫妻關係中的擔憂）、失落與不安有關。這些內在經驗持續未被理解與反覆糾結時，可能使其情緒較困難被理解或紓緩。

本案例病人之壓力調適相關面向與歷程整理如圖4-1，六力一管壓力評估整理如圖4-2。

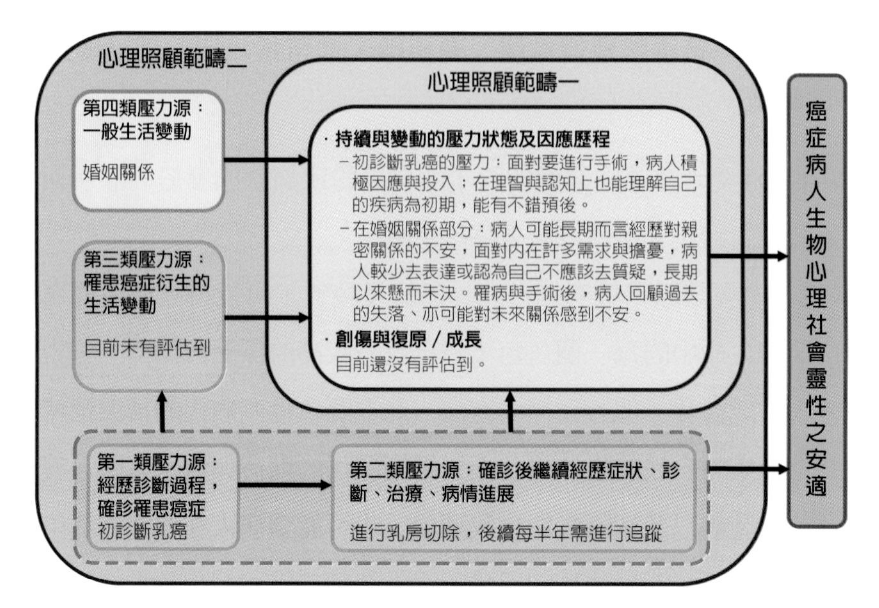

圖4-1　癌症病人的壓力與調適——相關面向與歷程

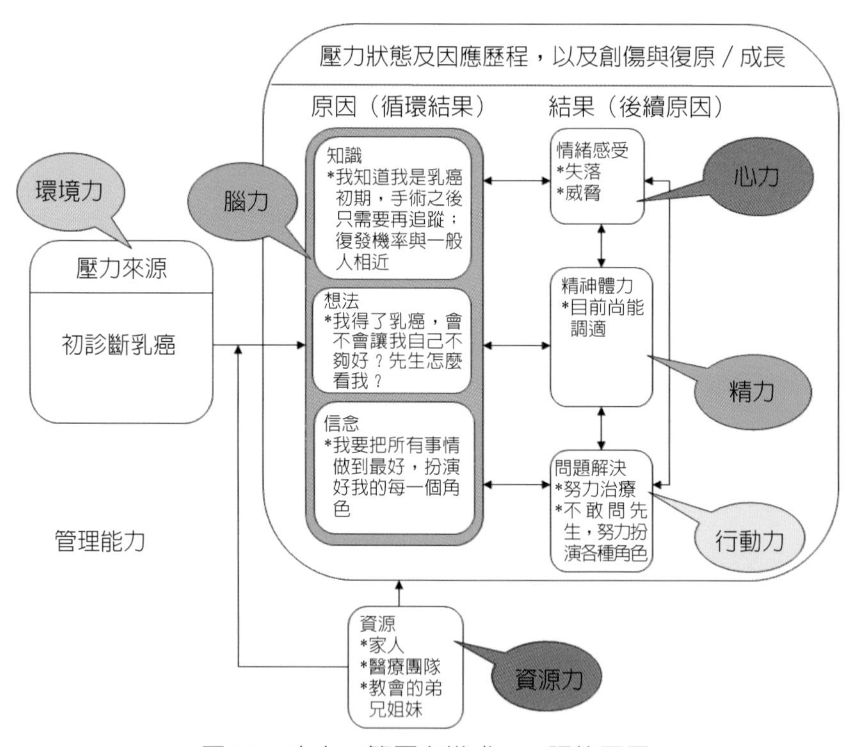

圖4-2　六力一管壓力模式——評估圖示

5. 在當次照會實際執行介入，或擬出後續可執行的介入（包括由臨床心理師或醫療團隊人員執行）

*****

【會談對話】（為便於閱讀，重複心9）

心9：一直以來太太很努力在生活，對自己有很多的要求跟期待。因爲生病突然停下來。重新去想過一次自己過去的人生，特別在手術後可能許多生活的改變，以及想到後續可能面臨的生活……，對太太來說可能眞的好不安，特別可能也擔心先生的想法（林女士持續點頭掉淚）。

病10：我眞的好害怕我自己做的還不夠好……。

夫3：妳眞的已經做得很好了，妳做同工工作得這麼努力，教會每一次活動大家也都說你處理得很好……。

病11：可是每次你都說我哪裡可以再調整，就是覺得我不夠好呀……

夫4：一直以來我都覺得妳很好了，可是知道妳一直期待好還要更好，妳每次都要我可以給妳建議，所以才給妳建議。

（病人沉默）

心10：聽到先生這樣回應，妳有什麼感覺？

病12：（沉默一段時間，主動握起先生的手）。今天想盡辦法請他幫我辦事，去處理週末活動安排，但是他就一直跟，我想這可能有神的美好心意在裡頭。這30幾年來，第一次讓他知道這些感覺……第一次聽到他的想法……。

心11：眞的很不容易，講出放在心中這麼久的事……講出來，或許才有機會彼此更了解或澄清一些想法。妳的辛苦與努力，先生也都有看在眼裡……也知道妳總是努力做到最好。或許很多事情好期待更好、更完整，也或許它不是做得不好，而是我們好需要想一想我們內在的需要，也跟先生一起比對、溝通與討論……。

（病人靜靜的點頭，先生輕拍病人的大腿，兩人對望）

*****

離開診間前，病人先生表示好久沒有這樣和林女士講話，好期待回去能還有機會這樣溝通。林女士沒有回應，繼續靜靜、情緒放鬆的握著先生的手。離開診間時，兩人牽著手離開。

臨床心理師於後續討論中：

1. 針對病人經驗到的失落、不安、難受等複雜情緒，提供同理與情緒支持；回饋病人可能獨處容易掉淚、失去興趣的脈落，反映其可能與對自我與關係的內在期待與需求之失落、威脅不安關連。

2. 透過先生的回饋，有機會回應病人對自我的內在標準與擔憂，開啓病人與先生的溝通；也協助先生了解病人診斷乳癌以及進行乳房切除手術後可能對自我意象與關係帶來的不安，促進雙方的了解，以期能穩定病人的內在與外在資源。

臨床心理師的對話解析與晤談策略4

如同本章「臨床心理師小專欄1：誰共同參與會談？」討論的，病人與家屬是否共同會談，可能開展出的會談也有著不同的方向，能著力的方向亦可能有所不同。這一次照會，林女士與先生一起會談，而有機會開啓與促進夫妻間的溝通，由先生回應林女士長期對關係的擔憂。也由先生的正向回饋，開啓後續夫妻溝通的可能性。而對林女士而言，一些更私密、不敢傾訴的內在需求、自我意象等議題，可能在先生同在的脈絡下可能較不易被觸及；若待後續彼此有更好準備與需求時，或能有機會共同開展與處理這些更深層的議題。

【臨床心理師小專欄2】

增加認知思考的彈性

認知治療為常見且熟悉的心理治療學派之一，強調協助病人去覺察、辨明自我的想法，評估與環境的適配性，調節較具適應性的想法。

林女士可能源於成長經驗，長期以來對於自己在生活中的各種角色皆有著相當的期許。也靠著這樣的期許或認知信念，走過許多人生階段。然而，時而也可能因為信念間的交錯進展，減少思考彈性的可能性。舉例而言，「我一定要做得很好」的信念搭配「我不能向先生表達我的需求，這是不應該的」的相互作用下，可能也讓林女士沒有機會去檢核、比對自己這樣的想法。而當先生給予可以再精進的回饋時，可能使林女士從中應證自己不夠好，使她感覺更為挫折、沮喪或困頓。

而在會談過程，透過會談相對較安全的氣氛，加上先生主動的表達與回饋，讓林女士有機會去檢視自我內在的想法、有機會以不同角度、標準來評估自我狀態，進而增加認知思考的彈性。

本案例病人之六力一管壓力介入整理如圖4-3。

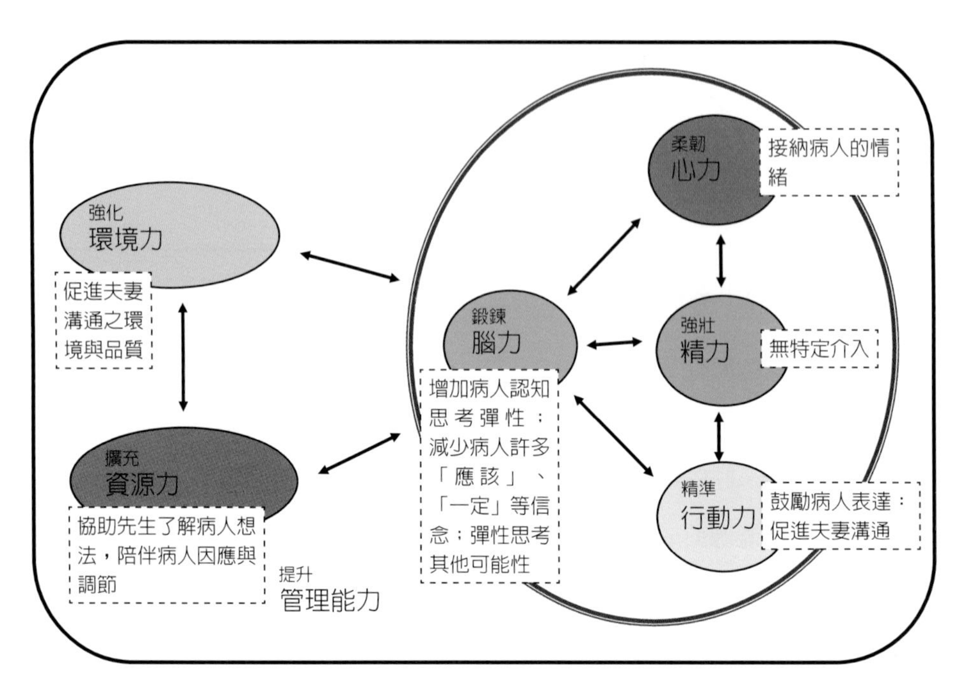

圖4-3　六力一管壓力模式——介入圖示

(三) 看照會的成效評估

對應綱要：

臨床流程項目	個案概念化				
	D	E	F	IN	E
6. 對病人及／或家屬而言，有增進他們對問題及其原因的了解、知道需做的調整、預計能實際做出調整。					V
7. 對醫療團隊而言，照會問題有得到解答，且有助於改善臨床照顧的困難。					V
10. 必要或有機會時，有後續的介入與評估介入效果。				V	V

6. 對病人及／或家屬而言，有增進他們對問題及其原因的了解、知道需做的調整、預計能實際做出調整

林女士與先生在會談後表達感謝，表示了解自己這段時間想到過去就掉淚的原因，持續掉淚背後可能反映的失落、不安等情緒感受，以及過去成長背景、特質可能之關聯。此次照會後，林女士能在關係中感到較安定，也表示會持續探尋對自我的目標，適時調整或對自我更爲接納。而在這一次會談中，更有機會開啓林女士與先生間的溝通，先生在離開前也主動表達很期待回去能再與林女士對談。

7. 對醫療團隊而言，照會問題有得到解答，且有助於改善臨床照顧的困難

臨床心理師將評估結果回饋腫瘤個案管理師，回饋病人對自己疾病認知的理解以及掉淚背後可能之意涵。個案管理師表達理解。

10. 必要或有機會時，有後續的介入與評估介入效果

個案管理師在專科團隊會議中，回饋臨床心理師：病人在會談後兩週返回門診時，表達感謝臨床心理師的協助，返家後感覺能回到以前生活的步調，改善許多，掉淚減少，也逐漸能再接觸美髮、教會活動。

五 結語

癌症的初診斷，對許多病人而言可能如同一場預試，更有意識、清晰、明顯地感受或開啓某一些長期以來的狀態，帶出對自我與生命的反思：我如何帶著人生至今的自我走向後續的道路，我如何看待與回應人生

至今的自我與人生經驗。除了回顧過去－現在的自我（這個自我包含在家庭中的自我，或在婚姻中的自我），更需面對未來未知的挑戰。

在這一次的照會中，因爲先生對林女士的擔憂與掛心，緊緊跟隨林女士進入診間的機緣下，有機會共同走入林女士長期以來對自我與婚姻關係的期待與需求世界，更能有機會由先生口中回應林女士長期以來覺得自己不應該，或未能詢問的懷疑、不安與失落。在這樣的互動與介入後，有機會鬆綁林女士長期以來與先生的關係，開啓未來溝通、相互理解的可能性，並能有機會去回顧與整理對自我、關係的看法，重新整合與調整許多更深層的議題。

如同本章開頭所描述，「身旁的你（妳）會伴我度過駭浪嗎？緊緊抓握我的手，能讓我更有力量」。會談過程，先生自然的肢體碰觸，到病人主動牽起先生的手，彼此握起雙手離開。這樣的連結，或許對林女士而言已是相當珍貴的力量，穩定林女士在診斷乳癌與切除乳房後所經驗到的不安，協助其面對後續的生活與生命。

而這樣的調適歷程，可能隨著疾病、治療的進展與波動，又會一次又一次地反覆經歷、再調適與整合；需要彼此持續地表達、溝通與調節，走過每一個時刻。

六 個人感觸

在與林女士互動的過程，共同經歷一連串的內在歷程，共同走入與反思：癌症觸碰或開啓林女士的議題是什麼，讓她如此失落與不安？每一個回應的當下都需要臨床的判斷，所開啓的議題也可能隨之有所不同。病人可能會在互動當下，隨著臨床心理師與先生的回應能舒緩部分對自我的不安與擔心，感覺回到昔日的狀態。長期而言，是否有更深層的感受值得去探討，答案或許是肯定的。而在每一次的照會機會中，我們也都盡力去把握。在這過程中，或許觸碰病人與先生的某些內在狀態，這些點點滴滴也將持續在他們心中發酵、醞釀、成長。

臨床工作之中，這樣的發酵、醞釀與成長可能不僅出現在病人及家屬之中，也可能發生在臨床心理師的自我內在。臨床工作之中，經常觸動我的往往是「情」，無論是我與病人／家屬互動的當下，或是病人與家屬間的互動，經常帶出彼此的掛念、不捨，然而也常常是病人與家屬生活（生存）的力量。這些經驗也點滴回到我的日常，更努力學習如何去愛、如何珍惜與尊重生命的每一刻，與我們周遭重要他人（其實更重要的還有對自我）的相知相惜。

第五章

情緒狀態與身心症狀之評估

黃揚文

細細咀嚼情緒，情緒將成爲理解人生的最佳配樂。

黃揚文

一 引言

相較於一般病人來說，癌症病人更容易有焦慮與憂鬱等情緒困擾，在初診斷、復發或轉移、進入安寧緩和等時期，都特別需要心理情緒照顧。然而，在情緒方面的需要經常會被忽略，以致於影響病人的生活品質與人際互動。

情緒並沒有一般人想像的少見，甚至遠遠超過我們所能預期的瀰漫在我們生活當中。就如同迪士尼動畫片「腦筋急轉彎」，五種基本情緒：樂樂、憂憂、怒怒、厭厭、還有驚驚，都不時在腦部活躍著。然而，我們自己不容易敏感於情緒的存在，也不太擅長於貼近他人的情緒。在與他人互動、對話的過程中，我們經常聚焦於了解事件的細節，忙著解決錯綜複雜的問題，而忽略了當中隱含的情緒往往才是關鍵。

情緒不容易覺察，也不容易被貼近，除了沒有特別注意之外，也因爲在同一個事件中混合了多種情緒，或是同一個事件可能會引發許多不同的情緒，而增加了掌握的困難度。本章中的陳太太在經歷了對面床病人往生之後，產生了許多情緒、並努力壓抑，但情緒仍然透過喘、入睡困難等身體化的症狀來表現。臨床心理師在會談過程中，試著藉由同理來澄清，並協助緩和內在的情緒。

二 重點議題：傾聽同理生理症狀背後的情緒

「同理心很重要」，在心理衛生持續推廣下，已經成為社會大眾朗朗上口的一句話，更別說在醫事人員的養成過程中一直不斷地被重複且強調。在臨床活動中，同理心可以積極地緩和病人與家屬的情緒，也可以消極地避免衝突、促進醫病共識。

Carl Rogers（1959）將同理心用文字描述為：「正確地接受他人的內心狀態，體察附屬於此內心狀態的情緒成分及意義，彷彿我們就是這個人。同時，也沒有忘記我們實際上不完全等同於對方」。看似簡單的描述，但包含了至少兩個人心靈的交會，也提醒了我們不可能「真正」理解另一個人，我們只能儘可能地接近。

Ryan等人（2005）回顧文獻後指出，癌症病人可能會正常化自己的情緒反應，或覺得處理情緒困擾不是醫療照顧扮演的角色，而降低報告情緒困擾的可能性。此外，有些病人也透過身體化症狀來表現情緒。上述的內在歷程都增加了同理癌症病人的困難度。

有許多人嘗試著羅列許多策略，期待透過技巧的呈現來達成「儘可能地接近」。例如，Ryan等人（2005）整理出有助於辨認病人情緒線索的策略：以病人為中心的諮商風格（patient-centered counseling style）、主動式傾聽（active listening）、使用開放式問句與情緒詞（using open questions and emotional words），以及適當的回應病人情緒線索（appropriately to patients' emotional cues）。也有學者認爲同理是一種可遇而不可求的狀態（Bolognini, 2017），保持開放的態度，等待心靈交會瞬間的發生。

在本章中，嘗試透過臨床心理師與病人會談對話的整理，呈現同理的歷程。並藉由臨床心理師的後設分析，釐清會談策略的運用與會談架構模式的使用，協助發覺潛藏在病人身體症狀背後的情緒內涵，並進一步提供協助。

三 案例

病人陳太太，50歲，已婚，與先生育有一子（17歲，高三）、一女（21歲，大四），目前與先生、兒子同住。病人先生自營公司，雖然病人自述爲家庭主婦，事實上在自家的公司幫忙大小事。四年多前病人診斷爲淋巴癌，目前腫瘤有多處轉移，持續接受化學治療與放射線治療，本次因呼吸困難、喘入院治療。

四 臨床流程項目與實務檢核

照會單內容

臨床問題：病人本次因呼吸困難、喘入院治療。近來抱怨症狀加劇，然而理學檢查、影像學的結果與病人主觀症狀報告有較大的落差。在檢查、治療1週後，病人表示症狀沒有緩解。

照會目的：轉介臨床心理師評估有無心理成因的可能性。

○○○病房○○○醫師

(一) 看照會的啓動與完成

對應綱要：

臨床流程項目	個案概念化				
	D	E	F	IN	E
1. 看照會前有口頭聯繫。	V				
2. 能具體界定照會問題。	V				
8. 有完成看照會。	V	V	V	V	V
9. 完成照會後有口頭回覆。				V	V

1. 看照會前有口頭聯繫

臨床心理師與照會的醫師透過聯繫了解狀況。醫師表示，住院約3週後，病人抱怨呼吸困難的狀況變嚴重，特別是在晚上的時候，都無法入睡。由於過去病人曾經肺積水的緣故而有呼吸困難的症狀，在給予利尿劑、抽胸水等治療後，有明顯的緩解。雖然病人檢查仍有少量的積水，由於病人活動量不大，加上同時也給予藥物治療，經驗上不至於會有嚴重的不舒服，但病人仍持續抱怨不舒服。

此外，醫師提到病人對抗腫瘤的意志堅定，雖然曾告知病人目前病情已進展至癌症末期，但病人對死亡爲近期內無法避免的現況尚無法接受，並主動詢問主治醫師還有什麼化療藥物可以使用、要求要繼續治療。

2. 能具體界定照會問題

綜合照會單描述和與醫師口頭聯繫的結果，病人有呼吸困難、無法入睡的不適症狀。雖然症狀有其生理基礎，臨床處置後評估症狀與生理現況不一致，不排除病人的抱怨爲情緒表現的可能性。加上病人對於疾病現況的接受度低，故醫師安排照會臨床心理師，協助評估與病人目前症狀有關的心理情緒困擾，並提供相關處遇。

(二) 執行身心壓力衡鑑與身心壓力治療

對應綱要：

臨床流程項目	個案概念化				
	D	E	F	IN	E
3. 確認與再界定照會問題，及衡鑑出相關因素與發展過程。	V	V			
4. 能把衡鑑結果整理得具體、有組織，並可推論出心理治療或照護的計畫。	V	V	V		
5. 在當次照會實際執行介入，或擬出後續可執行的介入（包括由臨床心理師或醫療團隊人員執行）。				V	

3. 確認與再界定照會問題，及衡鑑出相關因素與發展過程

喘是一種主觀的感覺，雖然可能有其生理的基礎，但容易受到焦慮情緒的影響；此外，入睡困難也經常是焦慮情緒的表現形式。故臨床心理師將本次衡鑑目標設定爲評估病人的情緒狀態，尤其是焦慮情緒的部分，釐清病人是否有其他焦慮相關的身心症狀，並依照評估結果提供適當處置。

【心理學知識小專欄1】

焦慮

焦慮是一種煩躁、坐立不安的情緒感受，經常伴隨著壓迫感與畏懼。每

個人或多或少都曾經感到過焦慮，通常與壓力和危險的狀況有關。例如：可能會因為罹患心臟病、中風或者癌症而產生焦慮不安的症狀。

焦慮是當身體遭受到壓力時，準備對抗或逃跑的一種預備狀態。然而，面對疾病（或其他無形、象徵性的威脅）時，身體無從對抗或逃避具威脅的壓力狀況，在沒有疏通的情況下可能會造成生理器官功能的失調，例如：心悸、呼吸不順、氣喘、頭暈、頭痛、疲倦、口乾舌燥、四肢冰冷、手發抖、失眠、胸悶等。

癌症病人的焦慮可能會造成病人食慾不振、噁心、嘔吐、疲累感（Forester, Kornfeld, Fleiss, & Thompson, 1993）等與癌症本身或相關治療有關的身體症狀，也可能是造成失眠、昏昏欲睡的原因（Teunissen, De Graeff, Voest, 2007）。這些症狀在適當的心理處遇後都能有效的緩解（Stark & House, 2000）。

焦慮也會影響注意力與記憶力，特別聚焦在與威脅有關的刺激上（Mogg, Bradley, & Williams, 1995）。因此，可能也會影響癌症病人報告身體不適症狀的數量或嚴重程度、生活品質等。

關鍵詞：焦慮（anxiety）、身心症狀（psychosomatic symptom）

*****

【會談對話】

臨床心理師（心1）：那這樣怎麼休息？

陳太太（病1）：沒辦法休息呀，都躺著翻、翻、翻，坐起來一下，再躺回去繼續翻。通常要到凌晨5-6點才勉勉強強有睡意，勉強可以趴著睡到大約7點左右，精神才比較好一點。

心2：這樣眞的好辛苦喔，生病已經很不舒服了，還沒辦法睡覺。那你晚上睡不著的時候都在做什麼？

病2：哪裡有做什麼，就躺在床上翻來翻去，不然就坐起來。

心3：有些人睡不著的時候會看看電視呀，聽音樂來打發時間，不然晚上的時間好難熬喔。

病3：病房裡還有其他人，不好意思吵到別人。我們做人還是要有禮貌，不能造成別人的困擾。而且我已經很喘了，其實也沒有什麼心情看電視或聽音樂。

心4：那晚上很安靜的時候，一個人，會不會想些什麼？

病4：也沒有想什麼。

心5：所以晚上八、九個小時都因爲很喘，喘到沒有辦法睡覺，只能在床上翻來翻去，或換到椅子上坐，勉強瞇一下。沒有特別做什麼，也沒有特別想什麼，就這樣一直到天亮。那麼天亮以後呢？

病5：就到差不多5-6點的時候，因爲實在太累了，會趴著瞇一下下，也很快就起來了。就再也沒辦法睡了。

心6：哇，這樣好辛苦唷，整天都沒辦法休息。那除了等到早上5-6點可以稍微瞇一下之外，有什麼辦法可以讓自己舒服一點？

【臨床心理師小專欄1】

癌症病人之焦慮情緒的評估

焦慮情緒的評估通常包含三個層面：主觀焦慮感受、想法內容，及身體症狀。考量在一開始接觸時，與病人關係尚未建立，通常會從實際、可觀察的身體症狀切入。然而，因為癌症生理症狀與焦慮情緒困擾的身體症狀經常會產生混淆，除了確認有焦慮相關的身體症狀外，仍需要進一步釐清主觀感受、困擾的程度、背後的想法、因應行為等等。透過訊息的整理，一方面釐清身體症狀與焦慮的關聯性，一方面也預備後續的處遇方向。

在本章的例子中，病人的主訴是喘。臨床心理師藉由同理病人受症狀所苦的感受（心1），了解到病人除了喘以外還有入睡與維持睡眠的困難。此時，臨床心理師（心2）順著睡眠的議題進一步了解，主要考量是相對於喘來說，睡眠的議題比較容易去接觸到主觀感受與想法內容的部分，例如心2、心4嘗試探尋的部分。雖然並非病人明確的表示，但可以從病1、病2中看到病人睡不著時有些重複刻板的動作，在病3也能感受到病人焦躁的情緒，都可能是支持病人存在焦慮的假設。

在引導病人提到入睡困難的狀況後，可能也可以繼續了解有無其他焦慮相關的身體症狀，例如「這樣真的好辛苦喔，那早上的時候會不會很沒胃口？」、「會不會莫名其妙心跳變快的狀況？」等等。若判斷病人的身體症狀是否為焦慮情緒的表現有困難，則有需要順著入睡困難繼續澄清有無其他身體症狀。

*****

【會談對話】

心7：那你覺得這一兩個禮拜怎麼會這麼喘？

病6：你看我的腳，都還是腫的，用力壓要很久才會彈起來。不知道爲什麼，這次利尿劑的效果沒有很好，吃了好久腳都還是腫的。上禮拜醫師也有幫我抽胸水，抽了以後好像有好一點，但是幾天之後又喘起來，好像跟胸水沒有關係。

心8：那你覺得還有什麼可能性，這一兩個禮拜會這麼喘？

病7：可能跟空氣很悶有關。我晚上很怕熱，你知道，病房晚上的空調通常會轉比較小，加上同房病友怕冷，也不能夠要求其他人配合。

心9：空氣悶的確可能會讓人覺得喘、不好睡。我注意到你披著小外套，現在會太涼嗎？

病8：是晚上的時候會比較燥熱，現在不會。因爲現在冷氣都開比較剛好，會比較舒服，披外套是擔心吹到風不好。

心10：嗯嗯，晚上會比較燥熱，這可能也是一個會喘、不好睡的原因。

病9：嗯嗯。

心11：我們剛剛在想這一兩個禮拜爲什麼這麼喘，想了幾個可能的原因，像是利尿劑的效果不太好、空氣很悶，或是晚上比較燥熱。雖然都有可能性，但好像有哪裡少了什麼的感覺。不知道還有沒有想到別的可能性？

病人沉默了一會兒，支支嗚嗚地提到對面的病人。

心12：對面床的病人？是怎麼了嗎？

病10：就……對面的病人過世了。

心13：喔？什麼時候的事情？

病11：就大概一兩個禮拜之前。（眼眶泛紅）

心14：雖然已經過了一段時間，但想到這件事情還是會讓你很有感覺。要不要說說看當時發生了什麼事？

病12：其實也沒有發生什麼事，就護理師在給完藥後，換到對面去，就發現他已經……。因爲簾子拉起來，我是沒有看到什麼，但有聽到人匆匆忙忙進出的聲音，大概知道發生什麼事。隔天早上，就看到對面的床升起來（被清潔過了的意思）。

心15：走得好突然。所有的事情好像都跟平常差不多，沒想到就走了。

病13：我知道人總有一天會走，尤其我們生這種病，之前住院的時候也曾經遇過隔壁床的往生。但是你知道，生病應該是有一段過程的，慢慢虛弱下去這樣。但是早上還在說話的人，晚上突然就走了……。（邊說邊掉淚）

心16：眞的是很讓你震驚的一件事，一個人突然就這麼往生了，好像沒有任何徵兆一樣。看到對面床的病友這樣，會不會也讓你聯想到自己也有可能會突然就走掉？

病14：要是我走了，小孩怎麼辦？老大已經快要大學畢業了，沒關係，他應該可以自己面對處理所有的事情；但小的正要考大學……。（泣不成聲）

【臨床心理師小專欄2】

辨認情緒線索的會談技巧

在本章一開始提到Ryan等人整理有助於辨認病人情緒線索的策略，我們可以利用這段對話有進一步的認識。

1. 以病人為中心的諮商風格：在這段對話中，臨床心理師在（心7）、（心8）及（心11）關注在病人本身對於主訴症狀（喘）的理解上，邀請病人一起探索可能的原因，鼓勵病人參與在整個過程中。加上會談過程中的眼神接觸、身體姿勢等非語言線索，共同營造以病人為中心的諮商風格，進而提升病人揭露內在訊息的意願。
2. 主動式傾聽：非語言訊息的覺察是主動式傾聽的重點。在這段對話中，臨床心理師注意到病人語言線索（病6）與非語言訊息的落差（怕熱、但披著小外套），其間必然存在一些訊息是沒有被用語言傳遞出來的。臨床心理師在（心9）指出這些落差，試著了解從病人角度所經驗到的現象，以便掌握當中可能的情緒線索。

3. 使用開放式問句與情緒詞：適當的使用開放式問句有助於引導病人更多的自我揭露。例如，臨床心理師在（心7）使用了開放式問句，病人除了回答問題之外，也接著談到自己的想法（「好像跟胸水沒有關係」）。

4. 適當的回應病人情緒線索：在（心7）到（心11）這段對話中，臨床心理師與病人似乎在一個相對理性的層次中探索病人對於症狀的歸因，沒有直接碰觸到情緒的部分。這裡可以參考下面一段的對話，像是（病11）至（心14）、（病13）到（病14）兩段。在（病13），病人邊說邊掉淚，臨床心理師在（心16）試著去回應病人的情緒，使用重述的方式表達同理，並且點出病人隱而未顯的焦慮。因為情緒被碰觸到，病人的憂慮、不安一股腦地湧出。在這段對話中，也看到病人開始面對過去不能接受的死亡，改變也在當中逐漸展開。

4. 能把衡鑑結果整理得具體、有組織，並可推論出心理治療或照護的計畫

會談至此，由於症狀惡化與同房病友往生有時間上的一致性，加上該事件對於病人造成情緒上的衝擊，評估病人近1～2週呼吸困難、無法入睡等症狀惡化的原因爲：對面床病人往生的事件對病人造成情緒衝擊，病人處於急性調適的狀態。這樣的情緒衝擊可能來自於病人難以接受自己即將面臨死亡有關，在目睹後使得病人更加的害怕，與恐懼、焦慮有關的身體化症狀就更嚴重。此外，病人缺乏適當的情緒宣洩管道與支持系統，

以至於病人持續累積情緒張力。在晚上（環境刺激少，沒有其他焦點可轉移注意力）時，病人更容易受到相關情緒的影響。病人可能努力壓抑該事件的影響，或嘗試逃避，故歸因於本身原有的身體症狀，且以焦慮的身心反應，呼吸困難來表現。本案例病人之壓力調適相關面向與歷程整理如圖5-1，六力一管壓力評估整理如圖5-2。

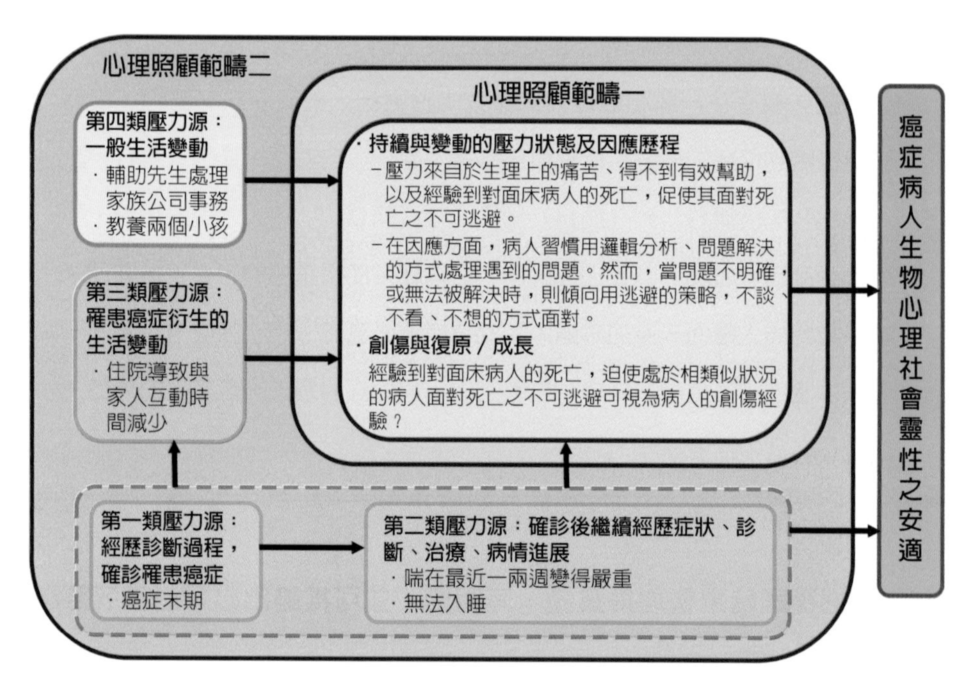

圖5-1　癌症病人的壓力與調適——相關面向與歷程

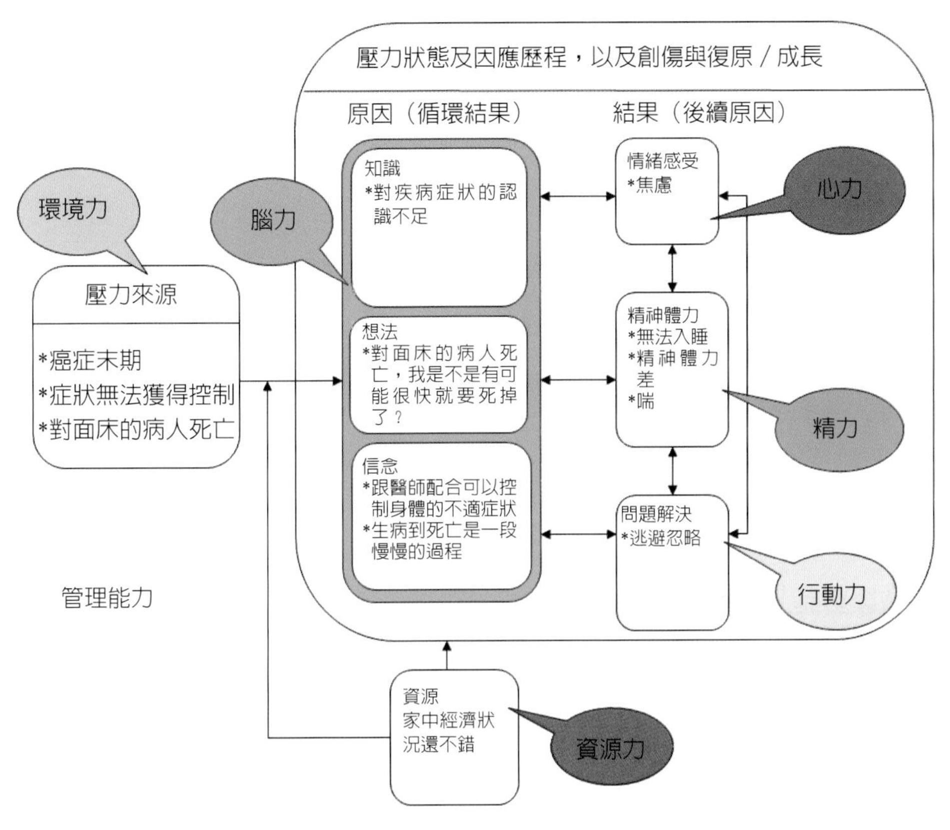

圖5-2　六力一管壓力模式——評估圖示

5. 在當次照會實際執行介入，或擬出後續可執行的介入（包括由臨床心理師或醫療團隊人員執行）

臨床心理師的對話解析與晤談策略1

考量本次爲一次性的照會，臨床心理師在會談結束之前，透過摘要整理，協助病人具體化會談中所釐清的內在歷程，增加病人對於自身困擾的覺察。此外，臨床心理師也引導病人藉由會談內容，設定可以嘗試改變的目標，進一步規劃可執行的行爲計畫，讓會談所帶來的助益可以延續下去，也爲未來可能的會談做預備。

在心17、心18的部分，臨床心理師引導、並肯定病人自己產生改善的做法、爲自己做些事情，爲的是要增加病人對於症狀控制的自我效能感，進而促進疾病調適。

而在心22、心23，臨床心理師藉由示範、鼓勵病人練習，來降低行爲計畫的困難，減少病人可能會遇到的挫折。

*****

【會談對話】

心17：從我們剛剛在談的內容回頭來看，你晚上會很喘、沒辦法睡覺，除了可能跟肺部積水、利尿劑效果不好、空氣很悶、躁熱這些生理因素有關之外，對面床的病人突然往生的事情，可能也讓你嚇到了，一下不知道該怎麼反應，整個人亂糟糟的。

病15：嗯嗯。

心18：肺部積水和藥物的部分，讓醫師來繼續加油；空氣很悶和躁熱的部分，或許我們自己可以做些什麼。

病16：我會自己搧搧風。

心19：很好，如果有幫助的話，拿一個小小的電風扇好像也不錯！

病17：我們家裡有，我等一下打電話叫我先生帶過來。

心20：另外，在嚇到了的部分，就像你剛才跟我說一說之後，就覺得舒服一點一樣，在面對這種突如其來、意料之外的事情，我們都需要找人來說一說，尤其是跟身邊親近的人。先生什麼時候會來呢？

病18：他其實每天都會來送便當。每次住院，他都會堅持每餐都要自己家裡煮、然後送過來。

心21：哇，先生好貼心。那他來的時候會有機會跟他聊一聊嗎？你願意嗎？

病19：他應該聽不懂吧。

心22：你可以跟他說說今天有臨床心理師來看你的這件事，可以跟他分享我們今天談下來的結論，也可以跟他談談你對小孩、對家庭的不捨和牽掛。

病20：嗯嗯。

心23：如果你現在就要跟他談，你會跟他說到哪些你放心不下的事情？

病21：應該會先跟他說到公司的事情吧，家裡的事情我有感覺他有在做了，但是就是做不好。

心24：跟他說說家裡的事情應該要怎麼做好像也不錯。

本案例病人之六力一管壓力介入整理如圖5-3。

臨床心理師的對話解析與晤談策略2

在實際執行介入的時候，很重要的是得按著病人的步調來前進。在本案例中，病人的死亡恐懼爲其身心症狀的導因機制，然而，病人對於面對死亡的準備度仍有待加強，仍有困難直接談論死亡的議題。雖然對面床病人的往生相當平靜，可以做爲「死亡可能不是痛苦的」的證據，但因爲病人對於死亡的恐懼緩和下來前，直接挑戰病人的認知可能會遇到較強烈的抗拒。因此，臨床心理師在本次會談的介入較著重在行爲上面的調整。

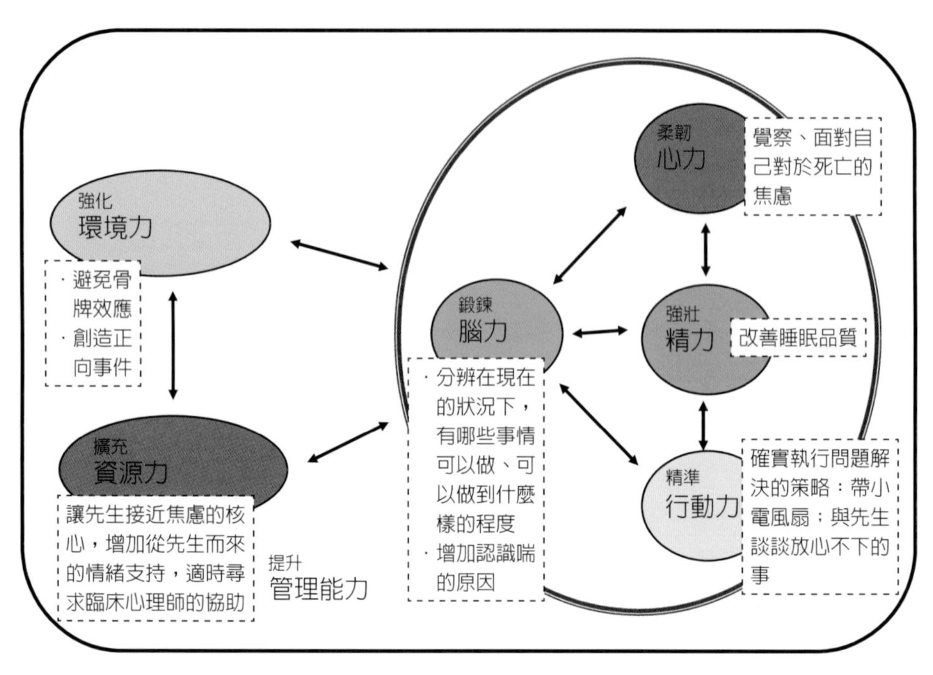

圖5-3　六力一管壓力模式——介入圖示

(三) 看照會的成效評估

對應綱要：

臨床流程項目	個案概念化				
	D	E	F	IN	E
6. 對病人及/或家屬而言，有增進他們對問題及其原因的了解、知道需做的調整、預計能實際做出調整。					V
7. 對醫療團隊而言，照會問題有得到解答，且有助於改善臨床照顧的困難。					V
10. 必要或有機會時，有後續的介入與評估介入效果。				V	V

6. 對病人及／或家屬而言，有增進他們對問題及其原因的了解、知道需做的調整、預計能實際做出調整

在照會過程中，協助病人整理與呼吸困難、無法入睡等不適症狀的可能原因，引導病人具體指出可以進行的嘗試（如：搧搧風、帶電風扇，與先生聊一聊），並在會談中規劃具體的作法，減少執行上的難度。

7. 對醫療團隊而言，照會問題有得到解答，且有助於改善臨床照顧的困難

照會結束後，向醫師報告評估的結果：病人無法入睡的症狀在病人主觀經驗上與呼吸困難相關，因症狀惡化與同房病友往生有時間上的一致性，不適症狀的促發和維持因子與病人焦慮情緒有關。在與醫師討論後，決定暫時增加抗焦慮藥物協助穩定情緒，改善持續抱怨不舒服的現況。

10. 必要或有機會時，後續的持續介入與評估介入效果

在隔天中午，臨床心理師再次探視病人，病床上架了一支夾式的電風扇。病人表示前一天晚上睡得不錯，有獲得充分的休息，並對臨床心理師表示感謝。臨床心理師關心病人與先生談話的情形，病人表示有跟先生說到臨床心理師來看，但是還沒有跟先生談到對孩子與家庭的牽掛和不捨。

若有機會能與病人先生進行會談，臨床心理師除了可以協助病人先生了解病人的焦慮之外，促進病人夫妻之間溝通、增進夫妻之間的情感連結等議題可以是會談的重點。也可以鼓勵病人先生利用例行探視的機會，鼓勵病人轉換環境到走廊逛逛或到休息室看電視，透過轉移注意力來協助病人情緒穩定並提升適應狀態。

此外，從情緒的脈絡來看，病人的焦慮來源與死亡有關。臨床心理師也可以在會談中嘗試接近病人生命意義的想法與宗教信仰，以釐清並提升病人對於靈性的覺察。

【心理學知識小專欄2】

宗教、靈性與創傷後成長

最近二十年左右，心理學界吹起一股正向心理學的風氣。除了研究創傷後壓力症候群之外，也開始研究創傷後成長。雖然癌症與一般的創傷在許多方面的特性都有所不同，但癌症與常見的創傷在心理歷程上有許多相近之處，因此獲得許多研究者的關注。

然而，在面對重大壓力事件之後獲得成長，並不是一個新的概念，早在許多宗教經典或哲學思想中都能看見。例如，在聖經羅馬書5章3-5節「就是在患難中也是歡歡喜喜的；因為知道患難生忍耐，忍耐生老練，老練生盼望；盼望不至於羞恥。」

宗教與靈性能夠使個體在經驗重大壓力事件之後，提供再評估（reappraisal）威脅情境的參考架構，使得威脅程度下降，並期待在受苦之後能夠獲得正向的結果。相反的，即便個體沒有宗教信仰，也有可能在經歷重大壓力事件之後，重新檢視生命中的優先次序，進一步體悟到有一個更高、更大的存在，而對生命產生正向的影響。

關鍵詞：宗教（religion）、靈性（spirituality）、創傷後成長（posttraumatic growth）

五 結語

有人說：哭泣是種釋放，淚水能夠洗刷心靈。每一種情緒存在都有其特殊的功能：他可能提醒我們身處危險、界限可能被侵犯，或是孤立無援；也可以讓我們對變化中的環境做出適當的反應。

在本章所提出的案例中，病人因同房病友過世所引發的焦慮，用一種本能的方式在提醒病人「生命有限，把握時間做自己看爲重要的事情」。很隱諱，很不容易察覺，但卻很眞實的存在。臨床心理師在照會過程中，協助病人不斷往內探詢，看到在身體症狀背後的情緒意涵，並鼓勵病人在情緒的提醒下，回應自己內在的需求。然而，或許是因爲焦慮已經在藥物控制下緩解，或是病人本身有其他的考量，臨床心理師並沒有獲得機會協助病人更進一步面對死亡焦慮，一同走過「道謝、道愛、道歉、道別」的四道人生。

六 個人感觸

聖經傳道書中有一段話：「到有喪事的家去勝過到有宴會的家；因爲活著的人應該常常提醒自己，死亡在等著每一個人。」死亡，意味著健康幸福生活的終極失落，提醒著我們每一個人的時間都有限制。在面對死亡時，所有人都得謙卑下來，坦承自己的渺小與無助，認眞地把僅有的力氣與資源放在最重要的地方。每每在陪伴病人走過這最後一哩路時，都會回過頭提醒我生命當中還有哪些重要的人事物；當闔上眼後可能不再有機會張開看到明天的太陽時，有什麼事情是不得不做的？有什麼事情是做了之後會後悔的？

對案例中的陳太太，在面對死亡時最放心不下的是她的家人，尤其是她的小兒子。對她來說，她還沒教會他處理可能遇到的狀況，這是她還沒盡的責任。我不知道陳太太有沒有機會在她過世之前完成她認爲她自己該盡的責任，但卻提醒我在孩子身上的責任、把握與孩子的相處時間，思考要教孩子的人生智慧。除了每天盡力的不加班、努力地撐著疲憊的身體與孩子相處以外，我也抽空靜下心來思想：「如果等一下我就要死了，我要跟孩子說什麼？」。我想跟我的孩子說：「天色未必常藍，花香不會常漫，人生絕不是常樂無苦，然而這世界依然美好。請心懷感激地面對與所有人、事、物的每一個相遇；如果不能心懷感激，請記得，我還是一樣愛你」。

謝謝本章的案例陳太太給我這個機會，讓我能陪她共度人生中的這幾十分鐘，讓我有機會思考與家人相處的議題。我將帶著陳太太用生命所教導我的，繼續走人生路。也許有一天我和陳太太都已經不在了，但在我們兩人短暫相會中所激起的漣漪，會在這世界上繼續傳播下去。

第六章

復發……了斷眞能讓人心安嗎？

曾嫦嫦

了斷可以減輕家人的痛苦嗎？

面對癌症壓力，處理痛苦情緒的方式，是能夠回到正常生活的關鍵。

曾嫦嫦

一 引言

某鼻咽癌復發病人，於住院某日早上拿刀刺自己脖子……，探視時他戴著氧氣面罩，看起來虛弱，僅能小聲、氣音方式表達，病床旁有哥哥陪伴。詢問與澄清病人前一日自殺原因，病人除表示「身體很不舒服」外，無法多談。哥哥則認爲病人自殺除了身體痛苦外，也可能與他感覺自己病況惡化，順手拿起被放置於廁所洗手台上的水果刀有關，並表示病人平常寡言、木訥，此次入院時已主動簽署不施行心肺復甦術（Do Not Resuscitate, DNR）。

從上述病人的身體虛弱、主動簽署DNR等，這些看得到的「心裡有數」，經常是復發癌症病人與家屬難以承受的痛。治療過程承受了這麼多的痛苦，終敵不過病魔，還是復發，再治療值得嗎？自傷、自殺是解脫痛苦的唯一途徑嗎？是要繼續做治療還是放棄治療的折騰？這些難解的十字路口，要何去何從？

臨床心理中心的心腫照會案例2016年有5.48%（臨床心理中心，2016）的癌症病人出現自傷／自殺意念／自殺行動，這些病人非常需要醫療團隊的關心、探討原因和提供協助。本章將以罹患惡性纖維瘤的陳先生爲例，探討再次復發，自殺未遂的問題，說明臨床心理師如何評估陳先生復發後的身心狀態，以及如何增進陳先生適當使用內外在資源，即便在創傷的痛苦下，仍能找到活下去的意義，降低自傷／自殺風險，維護陳先生生物心理社會靈性的安適；同時盡力排除各種阻礙因素，讓醫療照護能持續進行，達成全人醫療的目標。

【心理學知識小專欄1】

喪慟和重鬱的情緒可以區分嗎？

個體的喪慟（bereavement）（如哀悼、經濟崩盤、天災、嚴重疾病或障礙）反應可能包含強烈的悲傷感受、不斷反芻失落事件、失眠、沒有胃口、體重下降，情緒憂鬱，雖然這樣的症狀可能被了解和被視為正常的失落反應，但當個體呈現情緒低落的反應時，除了思考對重大失落的正常反應外，仍需要謹慎思考是否有其他心理病理，如重鬱症（major depression）的可能性（Diagnostic and Statistical Manual of Mental Disorders, 2013）。

以下是區分癌症病人健康失落之喪慟和重鬱症者之憂鬱情緒的關鍵點：

1. 癌症病人的主要情緒是失落和空掉的感受；重鬱者是持續的憂鬱情緒和無法期待快樂或愉悅。
2. 癌症病人的煩躁不安強度會隨著時間而逐漸下降和波動式的發生，這些情緒會隨著想法和提醒物（reminder）起伏；重鬱者的憂鬱情緒是持續的，並非連結特定的想法或關注的事物。

3. 癌症病人的痛楚可能伴隨著正向的情緒和幽默；重鬱者是全面性不快樂和悲慘的特質。
4. 癌症病人想法的內容多為對失去健康的懊悔；重鬱者則是對自我批判和悲觀的反芻。
5. 癌症病人仍保有自尊；重鬱者常感到沒有價值和自我嫌惡。
6. 癌症病人的自我貶低想法典型包括遺憾、愧對他人（如早知……，就不會……；沒有聽……的話），若想到死亡，通常聚焦在自身和他人的連結；重鬱者的想法聚焦在結束個體的生命，因為感到沒有價值，不值得的生活，或不能因應憂鬱的痛苦。

關鍵詞：喪慟（bereavement）、重鬱症（major depression）

二　重點議題：癌症病人的自殺風險與保護因子

自1982年起，癌症一直是國人十大死因的第一位。近年來，癌症發生率不斷升高，對國人生命健康威脅日益增加。癌症病人的自殺風險明顯高於一般人，而癌症病人自殺身亡相對於一般人口自殺身亡的標準化死亡比（Standardized Mortality Ratio, SMR）更高達1至11倍（Robson, A., Scrutton, F., Wilkinson, L., & MacLeod, F., 2010）。

擔心癌症的復發是正常的，尤其是在治療後的第一年，甚至過了很多年，這種恐懼的感覺仍會經常回來，隨著時間的轉移，許多癌症病人復發的恐懼會減少，但有些事件還是會讓病人擔心自己的健康，如：追蹤回診癌指數改變、生日、家庭成員生病、當再度發現與第一次癌症很像的症狀、癌症病友往生等（李政洋、陳虹汶、李玉嬋、唐婉如、方俊凱，2011）。

復發是癌症病人自殺的風險因子之一，復發引起的情緒反應因人而異，它取決於許多因素，包括癌症的類型，所接受的治療與治療時間長短等，但最常見的是挫折、恐懼和憤怒情緒。如果病人一旦確診復發，病人無法掌控焦慮、害怕、挫折、憂鬱的情緒，吃不好，睡不好，身心煎熬，又不會運用資源協助，就有可能增加自殺的風險。

【心理學知識小專欄2】

自殺風險評估和保護因子

憂鬱症是癌症病人自殺的風險因子（Lin, H.C., Wu, C.H., & Lee, H.C., 2009），且癌症病人的許多症狀或是治療的副作用，如疲累、睡眠障礙、食慾低落等類似憂鬱症，除了參考【心理學知識小專欄1】區分癌症病人和重鬱者情緒的關鍵點外，臨床上也常使用心情溫度計做為癌症病人自殺風險評估的參考，評估病人最近一週感到困擾和苦惱的程度。

李政洋等（2011）回顧文獻，初診斷後第一年是癌症病人有較高自殺風險的時間，癌症診斷為復發或治療無效的第一年亦是高自殺風險的時間。研究指出約有60～80%的自殺癌症病人多發生於初診斷返家後的三個月內。可能引發自殺意念或自殺行為的因子包括病人仍在調適個人罹癌的衝擊，或是缺少醫療人員的支持，或是經驗到罹癌後再度回到工作崗位，以及家庭生活功能的困難與心理痛苦等。

Linehan（1983）研究生存理由與自殺行為之間的關係，針對18到65歲的成年人進行問卷調查，收集各種阻止他們採取自殺行為的理由，透過因素分析歸納出六個面向，分別為：1.生存及因應的信念；2.對家庭的責任；3.對小孩的牽掛；4.對自殺的恐懼；5.對社會眼光的在意；及6.對道德的禁忌等等。

關鍵詞：自殺風險（suicide risk）、保護因子（protective factor）

三 案例

陳先生，68歲，一年多前罹患惡性纖維瘤，子女3人，都已婚，平日夫妻兩人生活，週休太太要做飯菜給子孫全家大小吃。陳先生手術後，接受放射治療一個半月，9個月後復發，再次手術。沒想到疾病進展迅速，第二次手術後半年又復發。陳先生沮喪之餘，在得知復發的當月底趁太太外出購物，拿水果刀割手腕。太太返家，呼叫119送急診轉入病房……。

四 臨床流程項目與檢核

照會單內容

臨床問題：病人罹患惡性纖維瘤，近期再次復發，上個月有割斷手腕動脈的自傷行為，目前傷口恢復中，並已接受例行性化療。

照會目的：評估與處理病人的自殺風險。

○○○病房○○○專科護理師／○○○醫師

(一) 看照會的啓動與完成

對應綱要：

臨床流程項目	個案概念化				
	D	E	F	IN	E
1. 看照會前有口頭聯繫。	V				
2. 能具體界定照會問題。	V				
8. 有完成看照會。	V	V	V	V	V
9. 完成照會後有口頭回覆。				V	V

1. 看照會前有口頭聯繫

臨床心理師收到照會單後，與專科護理師電話聯繫，初步了解病人的狀況與團隊需求，確認病人入院已一個多禮拜，體力精神已有所恢復，應可接受晤談。預約病人晤談時間，確認該時段病人無需接受其他檢查，也有家屬陪伴。請醫療團隊事先告知此晤談，並徵詢同意。

2. 能具體界定照會問題

臨床心理師與醫療團隊當面溝通病人入院原因、團隊對病人及其家屬住院以來的觀察和照會需求，確認團隊希望協助：（1）評估病人的自殺意念、（2）自殺風險的預防和（3）病人繼續接受化療。

8. 有完成看照會

臨床心理師逐步了解病人自殺事發經過，以及病人和太太對此事件的想法，評估再發的可能性。有完成看照會。

9. 完成照會後有口頭回覆

完成照會後，電話聯繫專科護理師，口頭回報會談摘要，並將照會內容整理成書面報告，上傳全院電子病歷系統。

(二) 執行身心壓力衡鑑與身心壓力治療

對應綱要：

臨床流程項目	個案概念化				
	D	E	F	IN	E
3. 確認與再界定照會問題，及衡鑑出相關因素與發展過程。	V	V			
4. 能把衡鑑結果整理得具體、有組織，並可推論出心理治療或照護的計畫。	V	V	V		
5. 在當次照會實際執行介入，或擬出後續可執行的介入（包括由臨床心理師或醫療團隊人員執行）。				V	

3. 確認與再界定照會問題，及衡鑑出相關因素與發展過程

病人戴口罩、臥床，顯得虛弱，太太陪伴在側。臨床心理師由專科護理師引薦後，觀察病人靜靜地躺著未起身，也未對會談做任何表示，太太也沒有要帶臨床心理師離開病床會談的動作。

臨床心理師的對話解析與晤談策略1

臨床心理師從接到照會單即請專科護理師徵詢同意會談，到專科護理師引薦，以及太太沒有要求單獨會談的意思，推測病人和太太已有會談的心理準備，也可能兩人已經談論過此話題。臨床心理師決定先詢問

太太事情發生原委，來開啓此一自殺未遂話題，同時觀察、評估病人對此話題的反應。

太太報告事發當天早上，她去購物，10點多回到家，發現病人沒來應門，太太拿鑰匙打開門，看到病人躺在沙發，血流很多，趕快打119，再看他有沒有呼吸。119的人來，搖病人還有意識，趕快送急診。

詢問太太事發前是否有任何徵兆？太太回想後，表示病人這幾天有抱怨太太「你爲什麼一直進我房間吵我」，太太猜測病人似乎找不到機會。

臨床心理師的對話解析與晤談策略2

臨床心理師由太太轉述事發經過，知道病人的自殺行動是有預謀的，且此預謀已有數天。臨床心理師也觀察到病人一旁靜靜地聽，沒有因爲太太的陳述，而有明顯的情緒起伏。由以上評估，病人應是已具備可以談論此話題的情緒穩定度和準備度了，決定直接跟病人談自殺行動的想法和背後可能的需求。

*****

【會談對話】

臨床心理師（心1）：陳先生是怎麼想到自殺的？

陳先生（病1）：疼痛6個月了，看了最近這次MRI報告，知道復發，才有這個念頭。

心2：什麼時候開始計畫的？

病2：事發前幾天，就有了斷的念頭，了斷對我們家人都好。

心3：怎麼說「都好」？

病3：不必麻煩子女，了斷就好，減輕家人痛苦……我像著魔中邪一樣，為什麼走這條路也不清楚……有時想，有時又不想，拉鋸戰……。

臨床心理師的對話解析與晤談策略3

病人知道癌症復發，才有自殺的念頭，明顯呈現出挫折的情緒反應。「不必麻煩子女，了斷就好，減輕家人痛苦」，似乎意味著愧對家人為他的付出，自責是家人的負擔，想藉了斷減輕家人的痛苦。「為什麼走這條路也不清楚……有時想，有時又不想，拉鋸戰……」，病人內心掙扎的時間和太太回想病人事發前幾天的焦躁抱怨是一致的，呈現出病人嘗試自殺前的獨自天人交戰，沒有適時表達內心的挫折和痛苦，推測病人習慣自己解決問題，具有不會運用外在資源紓解壓力的特質。臨床心理師想從太太的觀察協助釐清病人的這個特質。

*****

【會談對話】

心4：太太對陳先生自殺這件事怎麼想？

妻子（妻1）：我也不知道，他一向是非常怕痛、愛惜生命的人，怎麼會做出這種事？

心5：陳先生，是否請您說說事發的狀況？

病4：當時勇敢一刀下去，痛啊……一直看它……把血擠出來，想快點了結，迷糊睡下去……。

心6：事後您對這件事有怎樣的想法？

病5：到急診聽到太太說「你這樣了結，我不忍心，也不願意你這樣做……我對大家怎麼交代？」，想想這樣做也不對。

心7：陳先生，您覺得這個自殺事件帶給您的意義是什麼？

病6：原來我錯了，地藏經說痛苦不能逃避要承受。對我好、對我壞無所謂，對這個世間看開點；做那個事（自殺）很後悔，更愛我太太；對所有事情看得更開。

心8：您睡得好嗎？

病7：我睡覺沒有一天不做夢，夢現在、夢未來，夢是好的，我尿完再夢下去；夢是壞的，讓自己趕快醒來，告訴自己夢是假的。

心9：怎樣的夢是壞的？

病8：夢到開車壓死人啦，去殺人埋在哪裡啦，走到哪裡很怕等等，生病以後的夢常是亂七八糟的。

心10：生病後很複雜的感受，不知道怎麼說，就從夢裡跑出來？

病9：（點頭）

臨床心理師的對話解析與晤談策略4

病人缺乏向他人表達想法和情緒的習慣，內在壓力以做夢的形式表現出來，雖有宣洩，但停留在自我的想法和情緒的反芻裡，缺乏外在客觀的事實和回饋。臨床心理師同理並鼓勵他建立口語表達情緒的習慣，讓想法得以修正，情緒得到紓解。因為病人不習慣表達情緒，臨床心理師決定採取一般性評估疾病、生活適應和內外在資源的策略。

【臨床心理師小專欄1】

病人問題的初步概念化：內外在資源匱乏

參考【心理學知識小專欄2】，癌症復發的第一年是高自殺風險時間，而憂鬱症又是癌症病人自殺的風險因子，那麼病人有憂鬱症嗎？

太太說他一向是非常怕痛、愛惜生命的人。從病史資料得知病人沒有自殺病史；雖子女3人已婚，但平日夫妻兩人生活，週休太太要做飯菜給子孫全家大小吃；在病房也沒看到子女陪伴，仍是夫妻兩人做伴，推測夫妻兩人習慣承受癌症照顧和生活上的辛勞，缺乏子女共同承擔照顧的外在資源。從病人述及自殺的原因是「不必麻煩子女，了斷就好，減輕家人痛苦」，推測病人癌症復發感到挫折，自覺是家人的負擔，想藉了斷減輕家人的痛苦，病人所說的「家人」推測應是指稱太太。整合晤談和病史資料，病人沒有明顯持續性、全面性的心情低落、悲傷掉淚、沒有感到沒有價值、沒有自殺病史等，初步排除病人是重鬱症的可能性。

根據本書第二章「因應歷程」，評估因應時，可將因應模式視為病人的慣用策略，而因應行為則是加上當時各種因素下採取的實際行動，包括同時間面對的多個壓力源、難以承擔的某種高度風險、違反其優先考量等，這些都可能讓一個人做出不像他的舉動。病人此次自殺未遂，風險雖已發生，但病人也已接受化療，是什麼因素讓病人願意繼續接受化療？病人就醫態度的轉變，來自病人能事發後反思「想想這樣做（自殺）也不對」，而這個想法的改變，推測可能是聽到太太說「我不忍心，也不願意你這樣做」對他的理解、包容和疼惜，化解了他內心自以為是「家人（太太）的負擔」的痛苦。太太的「我對大家怎麼交代？」這句話，也提醒了病人跳開自以為「自我了斷，減輕家人（太太）痛苦」的思維，轉而關心和思考自殺事件可能對太太的負向影響，體會「原來我在她心裡是這麼重要，這樣做反而造成她更大的負擔，我不該這樣做」，而願意實際做出改變，承認「這樣做（自殺）也不對」，並繼續接受化療。

根據本書第二章「因應歷程」，只了解狀態對解決問題是不夠的，需同時了解病人過去與現在的意向及行為，才能評估到病人的癌症表徵為何會是目前的狀況，以及他傾向如何調整此認知，後續對癌症的適應可能如何。此事件的發生若是根源於病人因疾病復發感到挫折，又面臨治療決策的壓力，內外在資源匱乏的狀況下，自責「我是家人的負擔」，加上「自行解決，不要麻煩別人」的特質，也許還有衝動特質，導致自殺的話，則病人發現自己不是家人負擔且有方法治療後，醫療態度應會轉變。若能了解病人嘗試自殺前後主觀的內在狀況的改變，幫助病人／家人辨識出這個改變／改善的力量是什麼？提醒病人把握每個當下可以幫助自己的力量有哪些？家人可以如何強化病人改善的力量？也才可以增強預防再次發生自殺事件的可能。也就是評估病人在此自殺事件後的正向改變歷程，以及可能影響此歷程的因素，進而強化這些因素。

4. 能把衡鑑結果整理得具體、有組織，並可推論出心理治療或照護的計畫

本案例病人之壓力調適相關面向與歷程整理如圖6-1，六力一管壓力評估整理如圖6-2。

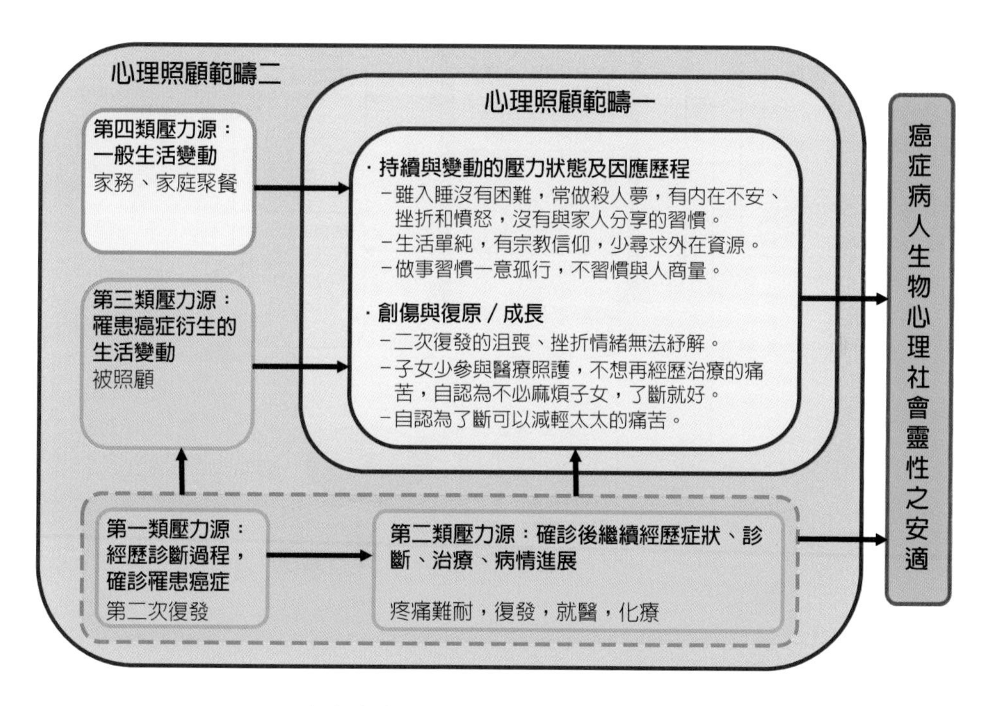

圖6-1　癌症病人的壓力與調適——相關面向與歷程

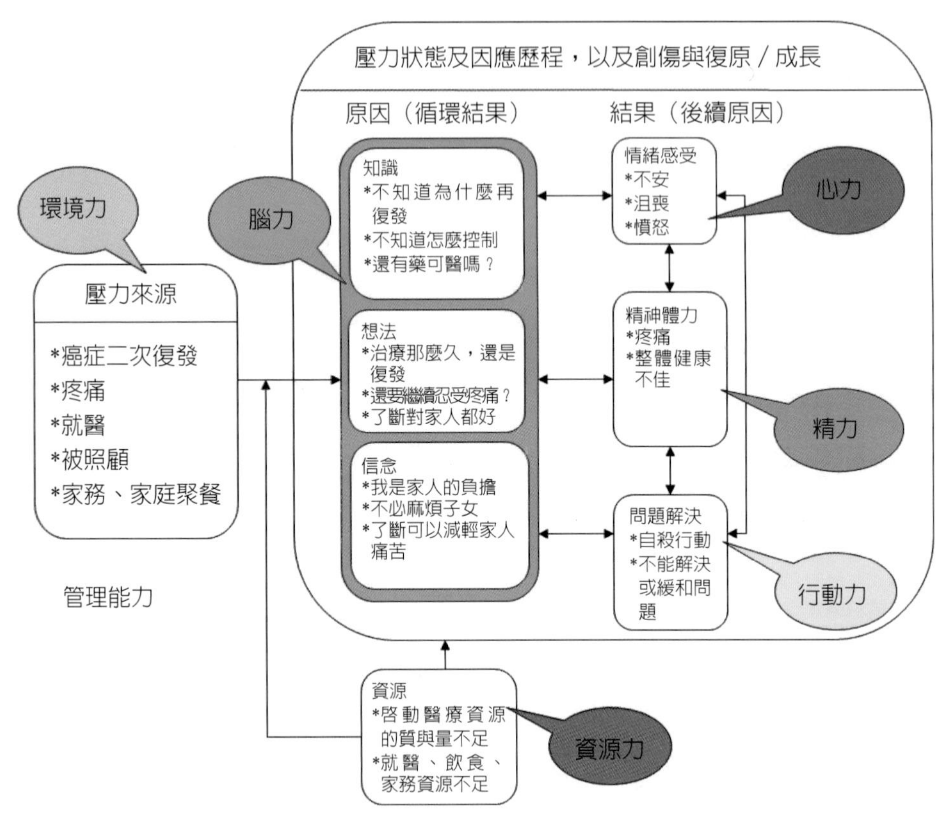

圖6-2　六力一管壓力模式——評估圖示

5. 在當次照會實際執行介入，或擬出後續可執行的介入（包括由臨床心理師或醫療團隊人員執行）

*****

【會談對話】

心11：陳先生，生病後您都怎麼安排每天的生活？

病10：平日就打電動、看電視、睡覺。

心12：陳先生，您對未來治療有什麼想法？

病11：生病「要醫、要衡」，是我自己的命，太太願意配合我、幫忙我。

心13：陳先生，您做事習慣自己決定還是商量後再決定？

病12：從不商量，就去做。

妻2：他脾氣非常固執，又急性，不會聽別人的。

心14：孩子們有參與家庭照顧的事情嗎？

妻3：我太疼孩子，煮給全家大小吃，體力受不了，現在他們從一週變成兩週來一次。

妻4（嘆息）：他生病兩年，進出急診都是我一個人照顧，我知道他自殺也是疼惜我的辛苦（太太替陳先生擦汗）。

心15：您們夫妻相知相惜，孩子從小被照顧，也需要學習照顧父母，並做孫子輩的榜樣，全家人共同參與生活照顧是重要的生活教育。太太對全家人照顧的用心實在了不起，但更要把自己照顧好。

【臨床心理師小專欄2】

六力一管與資源的連結

太太說「他生病兩年，進出急診都是我一個人照顧，我知道他自殺也是疼惜我的辛苦」，道盡病人罹病以來夫妻兩人內外在資源的耗損與不足，如果能減少資源的耗損與補足資源的匱乏，相信更可以防患於未然，並促進生活的品質。

以下是辨識與強化六力一管與資源的連結：

1. 病人透過做夢來紓解病後不安與憤怒的情緒，鼓勵病人嘗試用口語方式把做夢的不安分享給家人（心力、資源力），調整成有益身心的紓解壓力方式。病人雖生活簡單、規律，但是生活圈狹窄，如果能陪太太購物、買菜，除了鍛鍊體力，更能擴展生活圈，讓心情更加開朗（精力、資源力）。病人對未來治療的想法是「要醫、要衝，是我自己的命，太太願意配合我、幫忙我」，病人已重新詮釋生病的意義，從「我是家人的負擔」轉化為「夫妻／全家一起面對」治療的挑戰（腦力、資源力）。

2. 重要決策與家人一起商量（行動力），就醫、家務與家人共同分擔（資源力），避免自殺事件衍生後續的家庭衝突和愧疚感，創造了家庭更多的和樂和感恩（環境力）。藉著鍛鍊腦力辨認發生的事件，增強病人／家人所需的六力，調整管理策略，提高管理效能（管理能力）。

本案例病人之六力一管壓力介入整理如圖6-3。

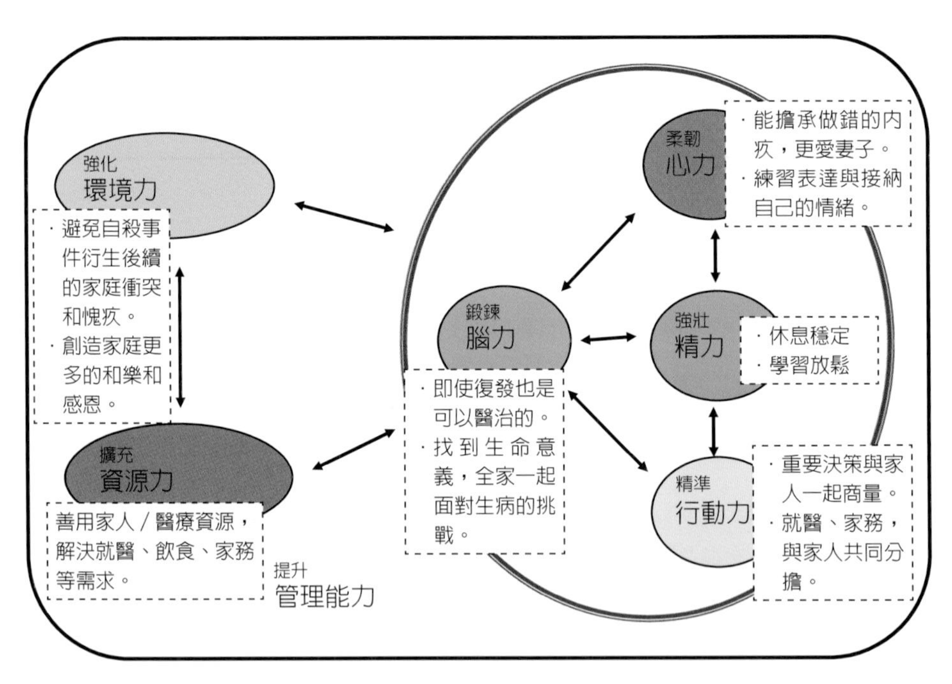

圖6-3　六力一管壓力模式——介入圖示

(三) 看照會的成效評估

對應綱要：

臨床流程項目（依順序）	個案概念化				
	D	E	F	IN	E
6. 對病人及／或家屬而言，有增進他們對問題及其原因的了解、知道需做的調整、預計能實際做出調整。					V
7. 對醫療團隊而言，照會問題有得到解答，且有助於改善臨床照顧的困難。					V
10. 必要或有機會時，有後續的介入與評估介入效果。				V	V

6. 對病人及／或家屬而言，有增進他們對問題及其原因的了解、知道需做的調整、預計能實際做出調整

（1）臨床心理師跟病人和太太說明，病人自殺的原因可能來自內心對疾病復發感到挫折，又面臨醫療決策的壓力，平日沒有向家人抒發情緒壓力的習慣，子女參與醫療照顧也不多，病人自覺是太太的負擔，也自認了斷是減輕太太照顧負荷的方法，就這樣一路想就執意做出自殺行動，幸好沒有造成憾事。臨床心理師反映病人對太太的重要性，太太也在照顧中感到有價值，鼓勵病人善用太太資源，平日就練習把各種想法和情緒壓力講出來，跟太太一起分擔，建立共同解決問題的習慣。

（2）臨床心理師引導病人反思，原以爲自我了斷可以減輕太太的痛苦，經溝通才體認到原來自己對太太是如此重要，了斷反而造成太太更大的負擔，病人願意承認錯誤，從「我是家人的負擔」轉化爲「夫妻／全家一起面對」治療的挑戰，對生命正向的態度（如感激太太）增加。臨床心

理師建議增加孩子分擔醫療照顧、飲食、家務等工作，病人感嘆孩子也已經不小了，同意孩子們共同分擔照顧的責任。建議孩子每家輪流來訪，帶吃的東西來，吃不完帶走，這樣家人才有情感交流的機會和時間。病人聽完，隨即鼓勵太太趁機放手。建議晚間就醫宜通知孩子至少一人陪伴。

（3）鼓勵病人後續的醫療、照護相關決策，宜建立與家人（太太和孩子）商量後再決定的習慣，家人（太太和孩子）也建立主動關心與討論事情的習慣，藉以調整病人衝動行事的行爲風格。

7. 對醫療團隊而言，照會問題有得到解答，且有助於改善臨床照顧的困難

（1）回覆評估病人自殺意念結果：

a. 病人沒有明顯持續性、全面性的心情低落、悲傷掉淚、沒有感到沒有價値、沒有自殺病史等，初步排除病人是重鬱症的可能性。

b. 此次自殺的可能因素如下：癌症復發感到挫折，且缺乏運用外在資源紓解情緒的習慣；復發後又要開始新的治療計畫和決策，過去子女參與醫療照顧少，自覺是太太的負擔，想以自殺減輕太太痛苦；太太說「他脾氣非常固執，又急性，不會聽別人的」，可能習慣一意孤行，因衝動做出自殺行爲。

c. 病人經歷此事件後有所成長，更珍惜與家人的關係，表示對所有事情看得更開，病人也同意重大事情（如病情改變、醫療計畫改變等）要和太太、子女商量；疼痛難耐（如止痛藥、按摩、轉移注意力、放鬆等無法緩解時）也要讓醫療團隊知道，協助減輕。

（2）對於病人未來自殺風險的預防和協助病人繼續接受治療：

前述六力一管與資源的連結，補足病人內外在資源的匱乏，鼓勵病人

建立與家人（太太和孩子）同甘共苦的概念，喜怒哀樂的感受和想法都儘量講出來，與家人共同面對疾病可能帶來的身心煎熬；家人／醫療團隊宜主動多關懷病人，了解病人的需求，從旁協助他接納自己的身心狀態，共同面對疾病挑戰。若病人能從經歷此事件後，學習和建立使用其內外在資源的新習慣，來因應癌症復發的壓力，醫療團隊和家人亦可由強化病人的良好習慣，增加病人和家人的壓力共同分擔和情感交流，相信病人內外在資源適當整合與運用將成爲降低病人自殺風險的保護因子。

五　結語

當陳先生知道再次復發，忍受6個月疼痛的結果，不如預期的挫折，又面臨是否要接受下一波的治療決策，平日也沒有運用資源解決問題的習慣，並以爲心疼太太，不忍看她太累而尋短。而當他尋短不成的行爲完全被太太了解與接納時，他感受到自己不是太太的負擔，而是太太心中的最愛，所有疾病復發的挫折、恐懼、無助和憤怒都化爲烏有，他更愛太太，願意改變信念，設身處地爲太太著想，更有勇氣承擔活下去的苦和感恩生命的意義，也重新思考善用環境（家人／醫療）資源，以增進疾病調適。

呼應Linehan（1983）的研究，陳先生調整了生存及因應的信念（與家人一起面對癌症復發的挑戰）、對家庭的責任（體貼太太是要共同承擔壓力、家人互相照顧）、對社會眼光的在意（了斷生命不是減輕太太痛苦，反造成負面影響）及對道德的禁忌（自殺是犯下佛法重罪）等等，調整後對於生命的正向信念或期待（生病「要醫、要衝」，是我自己的命，太太／家人願意配合我、幫忙我）是自殺的保護因子之一，有助於避免自殺行爲的再發生。

未來醫療照護上遇到像陳先生這樣癌症治療不到一年復發，且一再復發的病人，需要提高警覺，做好自殺防治守門員的角色。注意自殺風險的評估，不是問病人是否想過自殺，而是評估病人對復發的想法（是否自責？感到沒有價值？等）、情緒（可能的焦慮、害怕、生氣和難過等）和行動（如何因應情緒衝擊？如何因應飲食、睡眠的變動？如何解決醫療決策問題？等壓力因應策略）。如果評估發現病人有（1）無法掌控焦慮、害怕、挫折等情緒（心力）；（2）吃不好，睡不好（精力），身心煎熬；（3）又不會運用資源協助（腦力、行動力、資源力、環境力、管理能力），就有可能增加自殺的風險。此時可以啓動（1）促進病人／家人的溝通，引發雙方情感交流；運用六力一管的壓力管理方法協助病人／家人覺察、領悟和經驗其個人的內外在心理能力的調整，重新思考解決生活各層面壓力的策略，提升病人／家人對於生命的正向信念，促進解決問題和管理的效能。（2）建議醫療團隊對病人自殺風險預防的警覺和評估。（3）建議醫療團隊若觀察到病人封閉自己、行動焦躁、無法做醫療決策時，照會精神科醫師，適當使用抗焦慮或抗憂鬱藥物，幫助病人穩定情緒，並與醫療和家庭資源共同面對疾病進程的挑戰。

六 個人感觸

經常聽到病人，如案例陳先生所說「怕麻煩別人」，這個想法將「個體與他人」的關係區隔開來，也將「疾病與健康」的關係區隔開來，「我是病人，你是健康的人」，使得病人感到孤單、無助；根據本書第二章Engel（1980）自然系統的階層性與連續性概念，「個體與他人」和「疾病與健康」的關係並非「是與否」、「0與1」的兩極端現象，而是連續的向度。照顧者與被照顧者常是一體的兩面，互相照顧，彼此共存。如本案例的陳先生從這個事件產生領悟，爲太太設想，共同探索疾病進程，與醫療團隊溝通共識，並共同做出醫療決策後，病人與家屬對未知無法掌握的恐懼將降到最低，醫療人員若能運用六力一管的壓力管理方法，恢復或提升病人失去的區辨力與完整性，得以再度對人與環境感到安全、能信任自己與他人、建立控制感、尊重自己也尊重別人、能與他人親近與親密，病程進展也就充滿了生命共同抉擇的力量。

這種生命共同體－互爲資源的體悟，可以幫助病人和專業人員超脫個體的局限，看到生命關懷力量的不分你我、不分疾病與健康的連續性，生死似乎也變得不那麼截然不同，而能眞實體驗在健康、生命與死亡之前，每一個生命經驗都是如此自然躍動與深刻。

第七章 讓幼兒在冰冷的醫療世界中感受到情感的溫度

李素貞

陪伴不只是身體陪伴，因爲情感的交流，讓陪伴有了意義，

雖然無法分擔孩子受的苦，

但我們能在醫療世界中注入情感的溫度，讓孩子不孤單。

李素貞

一 引言

一個3歲的幼兒，因爲罹患癌症多次住院治療，以前會和醫護人員撒嬌，這次做完周邊血液幹細胞移植，病童似乎退回自己的世界，除了常常抱著母親外，對其他人都不理睬，沒有笑容、不碰玩具、很少說話，也拒絕喜歡的食物。這次是怎樣的經驗，讓病童不再有笑容？母親望著幾乎關在自己世界的孩子，眼眶充滿心疼的淚水。「當瘦弱的身軀緊緊趴在我的肩膀上，我們的頭貼得這麼近，但心卻隔得那麼遠」，這是無助母親的心聲。

當看見病童因爲生病和治療受苦，卻無法分擔他的痛苦，也無法得知他在想什麼？父母最無力的是「我能爲孩子做什麼？」，我們除了同理父母的心情，如果有機會讓父母找到可以進入病童世界的方法，重新開啓病童和外界的連結，重拾對人的信任，對父母而言這就是最好的情緒支持，

因爲父母希望的不只是陪伴病童，而是陪伴中相處的溫度。

二 重點議題：2、3歲幼兒罹患癌症的壓力調適

罹患癌症對個人和家庭都是極大的震撼，成人罹癌通常以我們較熟知的方式表現，例如：震驚、否認、生氣、難過、協商、接受等歷程，成人也可以藉由語言表達對疾病的想法和情緒，然而2、3歲的罹癌幼兒，他們的認知能力和溝通表達有限，常無法調適一連串因疾病衍生的各種壓力源，當幼小身軀出現無助眼神和退化行爲，很容易糾結父母的情緒，因此本章希望藉由案例去了解罹癌幼兒可能的情緒及行爲，並提供醫療人員處置建議。

2、3歲幼兒是發展親密感和安全感的重要階段，此階段的幼兒和母親通常已經在日常生活中建立許多親密的互動方式，每天可以從吃飯、洗澡、穿衣、睡覺、親子遊戲等例行活動，獲得滋養親子情感的養分，以及維持幼兒規律的生活，因爲例行活動是每天進行，是可以預測的，當幼兒知道接下來會發生什麼? 可以做什麼？幼兒因此可以獲得安全感和控制感，在這個安全堡壘下，幼兒逐漸發展自我，要求自主，所以我們可以發現幼兒經常很有主見的選擇要什麼或不要什麼？經常在生活瑣事宣告他的控制感。然而當幼兒被診斷罹癌後，他所熟悉的世界就逐漸瓦解，不可預期的各種變動環伺幼兒，原本可掌控的生活因疾病、住院失去控制，可以掌控的身體因症狀、副作用、檢查也失去控制，由父母獲得的情感滋養也因疾病衍生的生活變動開始改變，逐漸地幼兒的安全堡壘動搖了，幼兒開始出現不適應行爲。

幼兒對生病的理解和反應依發展年齡和個性有很大的差異，2、3歲

幼兒對疾病的了解相當少，剛開始可能只注意到熟悉的生活改變了，例如：離開熟悉的家庭住在陌生的病房裡、接受一連串可怕的儀器檢查、與父母分離，也發現父母不再和他玩熟悉的遊戲、洗澡時不再唱歌等生活例行活動的改變。隨著幼兒的身體症狀或副作用出現，退化行爲可能逐漸浮現，可能變得拒絕大小便訓練、尿床、吸吮拇指、不再獨立、黏著父母、人際退縮，或使用嬰兒語言（baby talk），情緒上也可能變得容易害怕、生氣、拒絕合作，以及睡眠、飲食習慣的改變等。（American Cancer Society [ACS], 2017；DeGennaro, 2012）

面對罹患癌症的幼兒，父母和醫療人員可以使用下列原則去協助幼兒調適這些壓力：（1）儘可能持續家裡熟悉的例行生活，維持規律生活能讓幼兒獲得安全感，例如：建立過去的睡眠、洗澡、吃飯、遊戲的習慣方式。（2）父母給予充足的身體接觸，讓幼兒感覺安全，以建立安全依附，例如：擁抱、身體按摩、親吻、額外餵奶、唱歌等。（3）因爲幼兒依賴父母的聲調和表情去理解事情，因此父母說話儘量要維持平靜的語調，如果父母慌張，幼兒也會跟著緊張。（4）把幼兒最喜歡的填充玩偶、毛毯或特殊的物件放在幼兒旁邊，讓幼兒隨時可以拿取，這些物件可以讓幼兒感覺安全。（5）當幼兒有檢查或治療時，父母要陪在旁邊，並使用轉移注意力或增強物轉移對檢查或治療的害怕，例如：提供喜歡的填充玩具、身體按摩、看故事書，或是使用數數「數到10就做完了」等方法轉移注意力。（6）以幼兒能理解的語言及誠實的態度去解釋生病和治療，例如：幼兒打針怕痛、檢查會害怕，不要說「不會痛、要勇敢」，而是「打針會痛，但媽媽會陪你」。（7）若幼兒有手足，在不影響病情的情況下可提供探視，這樣可以讓幼兒感覺安全和維持社交。（8）生活中常提供選擇的機會，可以彌補幼兒生病後失去的控制感，例如：幼兒可以選擇一起睡覺的玩偶或是選擇看那一本故事書。（9）從遊戲觀察幼兒的適應能力，藉由想像遊戲去扮演治療過程或用醫療道具扮演醫師，可以協助幼兒理解檢查或治療，以及紓解情緒。（ACS, 2017；DeGennaro, 2012；Shaffer & Kipp, 2014/2015）

三 案例

本案例是3歲男童，父母於1年半前離異，目前與母親、5歲哥哥和外婆居住，家境小康，外婆和阿姨都能提供很好的社會支持系統。病童在2歲被診斷爲急性骨髓性白血病（Acute Myeloid Leukemia，AML），採用台灣兒童癌症研究群（Taiwan Pediatric Oncology Group, TPOG）所擬定的AML標準治療方案，但引導緩解期（induction therapy）治療失敗，2歲10個月因爲疾病復發住院，接受周邊血液幹細胞移植（Peripheral Blood Stem Cell Transplantation, PBSCT），住移植病房一個月，病情穩定後轉普通病房，這時醫療人員觀察到病童的行爲和情緒有變化。

四 臨床流程項目與檢核

照會單內容

臨床問題：3歲男童，患有急性骨髓性白血病，已完成周邊血液幹細胞移植，自移植病房轉普通病房後，發現病童害怕吃東西或吃藥，說話減少，也不太理人，已住普通病房約1週，但情況沒有改善。

照會目的：希望進一步評估及給予幫助。

○○○病房○○○醫師

(一) 看照會的啓動與完成

對應綱要：

臨床流程項目	個案概念化				
	D	E	F	IN	E
1. 看照會前有口頭聯繫。	V				
2. 能具體界定照會問題。	V				
8. 有完成看照會。	V	V	V	V	V
9. 完成照會後有口頭回覆。					V

1. 看照會前有口頭聯繫

臨床心理師閱讀病歷及電話聯繫轉介的醫師，澄清照會目的。

2. 能具體界定照會問題

醫師描述病童因周邊血液幹細胞移植住移植病房一個月，當時有使用氣管內管和抽痰，轉普通病房已沒有這些治療，而且母親能夠全日陪伴，但病童的情緒行爲和剛入院時仍然有很大的改變，由活潑變得安靜，對張開嘴巴吃東西或吃藥非常恐懼，已排除口腔發炎或破皮因素。3天前因更換抗排斥藥，病童的嘔吐和腹瀉更明顯，對任何口腔的進食或藥物皆排斥，且不和他人互動、說話也減少、常需要母親抱著，故轉介臨床心理師，希望改善進食和情緒行爲。

初步擬定的照會問題：（1）因生病和治療衍生的相關壓力源所導致的情緒行爲改變；（2）可能因抗排斥藥引發嘔吐和腹瀉，而排斥進食或吃藥。

8. 有完成看照會

母親及病童一起進行照會。

9. 完成照會後有口頭回覆

口頭回覆照會結果，並完成照會報告。

(二) 執行身心壓力衡鑑與身心壓力治療

對應綱要：

臨床流程項目	個案概念化				
	D	E	F	IN	E
3. 確認與再界定照會問題，及衡鑑出相關因素與發展過程。	V	V			
4. 能把衡鑑結果整理得具體、有組織，並可推論出心理治療或照護的計畫。	V	V	V		
5. 在當次照會實際執行介入，或擬出後續可執行的介入（包括由臨床心理師或醫療團隊人員執行）。				V	

3. 確認與再界定照會問題，及衡鑑出相關因素與發展過程

心理衡鑑包括與母親晤談、行爲觀察、與病童互動三部分。

（1）與母親晤談

a. 評估病童情緒行爲的改變

母親描述病童出生後各項發展正常，以前是個活潑愛說話的孩子，能以句子溝通，親子互動、手足互動、遊戲、進食皆正常，可以自己玩玩具和大小便。幾次住院中也能配合吃藥，並與醫護人員互動。這次剛住院

的行爲和情緒都穩定，但是從移植病房轉回普通病房後，發現病童身體虛弱，常嘔吐和腹瀉，也需要包尿布，而且幾乎沒有笑容，不愛說話，有時說話像嬰兒般，或只用1-2個字溝通，也不碰玩具，整天幾乎不參與任何活動，不和醫護人員互動，常常要求母親抱著，但即使抱著也沒有表情和互動，睡眠時則雙手緊握。母親描述病童的改變時，難過地紅了雙眼。

b. 評估排斥進食的因素

病童做完周邊血液幹細胞移植後對任何由口腔進入的食物或藥物都抗拒，但還能少量喝水和吃東西，3天前因改變抗排斥藥，病童的嘔吐和腹瀉加劇，拒絕進食更嚴重，因此母親用杯子和碗強迫喝水和餵食，目前病童看見杯子或碗就噁心，並生氣推開，對接觸口腔的活動（進食、用藥或刷牙）都拒絕。醫師有檢查口腔，已排除口腔破皮因素，病童目前每天只接受用奶瓶喝350cc小安素，用針筒餵少量開水，已不吃過去喜歡的魯肉飯、布丁、洋芋片。醫師已調整抗排斥藥，嘔吐和腹瀉症狀有改善。

（2）與病童建立關係

a. 病童外觀瘦小，膚色深，表情有愁容，看起來虛弱，靠在陪伴床看著電視，手拿著奶瓶喝小安素，母親在一旁表示「他今天自己拿著奶瓶喝」，臨床心理師嘗試稱讚其行爲、描述電視內容、或給予玩具做選擇，病童皆沒有回應，仍繼續看著電視，母親表示「他幾乎整天都是這樣，不太理人，雖然望著電視，但好像也沒有眞的在看電視」。此時臨床心理師嘗試拿病童喜歡的蘋果樹童書說故事，病童望著電視但偶爾轉頭瞄一下童書，當臨床心理師加入佩佩豬玩偶一起聽故事，並特意把童書內容對著佩佩豬和病童說話（例如：把書移近佩佩豬，告訴佩佩豬要翻下一頁），病童的注意力增加並把佩佩豬拉近身旁坐好，不再注意電視，此時母親也主動關掉電視。當故事內容朝著病童和佩佩豬數次後，病童突然看著臨床心理師說「抱」並伸出雙手，母親很訝異病童主動要求父母以外的人抱，病童緊抱著臨床心理師許久，直到腹瀉，母親才抱走換尿布。母親感動的說：「他已經很久不讓別人抱，很久不碰玩具了」。

b. 在互動過程中，病童的語言表達少，顯得疲倦，注意力大約持續10分鐘，就開始要求母親抱抱，有出現2次腹瀉，沒有嘔吐，在與臨床心理師互動後，表情較輕鬆。與2、3歲病童建立關係的技巧，請參考【臨床心理師小專欄1】。

c. 母親有很好的觀察和照顧能力，例如：有主動稱讚病童自己喝小安素，全程安靜觀察病童與臨床心理師的互動，能適時關掉電視，也能觀察到病童生理和情感的需要（例如：腹瀉換尿布，要求母親抱），以及注意病童情緒的變化。

【臨床心理師小專欄1】

與2、3歲病童建立關係的技巧

生病的幼兒，因住院期間的檢查和治療，容易對醫療人員連結負向經驗，較不容易建立關係。下面提供建立關係的技巧：

1. 當病童很虛弱或是對醫療人員排斥，介入的方式要和緩，不要急著要求互動，因為當我們執行照會時，病童通常已經對醫療人員有戒心，我們能做的是減低他的防衛心，讓他接受我們參與他的活動，或是他主動加入我們的活動。
2. 以熟悉或有興趣的活動較能引發動機。可以觀察病童正在進行的活動，加入該活動，跟隨病童的引導，或是給予2種病童有興趣的活動讓他選擇，這些都能讓病童有控制感，及增加動機。

3. 若病童沒有進行活動，或沒有選擇，可以在病童面前玩著他喜歡的玩具／活動，觀察是否能引發病童的興趣。
4. 如果病童仍然沒興趣，也不要急著要求互動，此時我們仍可以繼續溫和的進行活動，但可以增加一些趣味性或變化以誘發動機。
5. 一旦病童願意讓我們加入活動，或是主動參與大人的活動，這時候就進入共同參與的世界，此時再逐漸增加其他目標。

本案例當下的介入：

1. 病童隨意地看著電視，臨床心理師先嘗試說出卡通內容（上述技巧1、2），病童繼續望著電視，因當下的電視節目不容易互動，因此改以童書為媒介，說著病童熟悉的蘋果樹童書（上述技巧3），但病童仍繼續看著電視，雖然電視會影響他的注意，但與病童關係未建立前，可能不宜貿然關電視。（上述技巧1）
2. 臨床心理師繼續說著故事內容，病童偶爾眼睛看向書本，接著臨床心理師邀請佩佩豬玩偶加入，讓佩佩豬坐在故事書與病童中間聽故事，臨床心理師刻意把佩佩豬擬人化，對佩佩豬和病童說故事。（上述技巧4）
3. 臨床心理師觀察到病童把佩佩豬拉近身旁聽故事，似乎把佩佩豬當成同儕，此時病童開始主動加入遊戲，進入共同參與的階段，這種漸進式的介入方式，不要求病童，較能誘發病童自發加入活動。（上述技巧5）

4. 能把衡鑑結果整理得具體、有組織，並可推論出心理治療或照護的計畫

（1）個案概念化：病童經歷第一、第二類因疾病及治療衍生的壓力源，例如：移植手術造成的生理耗損，移植病房的隔離環境，疾病和治療

的身體負荷；以及第三類因罹患癌症衍生的生活變動的壓力源，例如：住院打亂日常例行活動，親子互動改變。這三類壓力源（尤其是移植病房的隔離環境）動搖病童原有的規律和安全的狀態，使病童逐漸對生活的節奏和身體的掌控失去控制感，壓力源也改變了過去所熟悉的親子、人際互動方式，衝擊病童的親密、信任的基本需求，引發病童對父母以外的他人失去信任，病童逐漸以逃避（例如：拒絕食物、社交退縮）及退化行為（例如：黏父母、不再獨立、嬰兒式語言）調適其壓力。

（2）排斥進食的衡鑑結果：在移植病房因使用氣管內管及抽痰有口腔的負向經驗，抗排斥藥容易造成進食後的嘔吐和腹瀉，使得病童抗拒吃東西，也因拒絕吃東西而被強迫餵食，形成惡性循環，目前病童除了可以用奶瓶喝小安素外，已拒絕吃其他食物，而且對進食和喝水用的碗和杯子已產生強烈排斥，也就是看見碗和杯子就噁心的古典制約反應。目前醫師已調整抗排斥用藥，病童嘔吐有減少，生理的不舒服有緩解。餐具與噁心的古典制約反應，請參考【心理學知識小專欄1】。

（3）照護計畫：滿足病童的親密感和安全感需求，增加病童的控制感，以遊戲方式增加情緒的紓解，以及重新建立對食物的信心。

【心理學知識小專欄1】

餐具與噁心的古典制約反應

古典制約學習的基本形式是新的刺激可以引發原屬於舊刺激的反應，個體所學得的是兩個刺激之間的新連結。

古典制約來自Pavlov（1927）的實驗：非制約刺激（Unconditioned Stimulus, UCS）能自動引發非制約反應（Unconditioned Response, UCR），

在他的實驗室，嘴裡的食物（UCS），能自動引起唾液分泌（UCR）。而制約刺激（Conditioned Stimulus, CS）一開始可以是一個中性刺激，例如鈴聲，若先前沒有經過制約就不會引起制約反應（Conditioned Response, CR），當鈴聲（CS）和食物（UCS）一起出現多次後，單獨出現鈴聲（CS）也能流口水（CR）（Gleitman, 1997/2000）。圖1陳列這些關係。

制約前
食物（UCS）→　分泌唾液（UCR） 鈴聲（CS）→　沒有相關反應
制約中
鈴聲（CS）＋食物（UCS）→　分泌唾液（UCR）
制約後
鈴聲（CS）→　分泌唾液（CR）

圖1　古典制約學習的基模

本案例使用抗排斥藥物常有嘔吐和腹瀉，進食更容易誘發嘔吐和腹瀉而不想吃，當以碗／杯子強迫餵食／喝水，病童看見刺激物（碗、杯子）就噁心並生氣推開，碗／杯子和噁心形成新連結，此為古典制約反應，如圖2所示。

制約前
食物／喝水（UCS）→　嘔吐和腹瀉（UCR） 碗／杯子（CS）→　沒有相關反應
制約中
碗／杯子（CS）＋食物／水（UCS）→　嘔吐和腹瀉（UCR）
制約後
碗／杯子（CS）→　噁心（CR）

圖2　碗／杯子與噁心的古典制約學習

治療古典制約反應的方法為：阻斷CS和CR連結，重新建立新刺激和新反應的連結，參考步驟如下。

1. 阻斷舊碗、舊杯子（CS）與強迫進食（CR）連結，也就是不再出現舊碗、舊杯子。
2. 新碗和新杯子連結愉快刺激，再以逐步漸進技巧連結食物。
   （1）新碗／新杯子連結與食物無關的活動，最好是病童喜歡的活動，例如：病童喜歡「丟球」，新碗可以用來裝球，或當成娃娃的洗澡盆等。
   （2）新碗／新杯子連結道具食物玩遊戲，例如：把玩具食物放在新的杯子或碗裡玩遊戲。
   （3）新碗／新杯子連結道具食物給玩偶吃，例如：用新杯子或新碗裝水果道具，再端給玩偶吃。
   （4）新碗／新杯子連結真食物給玩偶吃，例如：用新的杯子或碗裝洋芋片，再端給玩偶吃。
   （5）新碗／新杯子裝喜歡的食物，大人可以先吃看看，藉機觀察病童的反應，當病童沒有排斥，再給病童吃。

關鍵詞：古典制約（classical conditioning）

本案例之壓力調適相關面向與歷程整理如圖7-1，六力一管壓力評估整理如圖7-2。

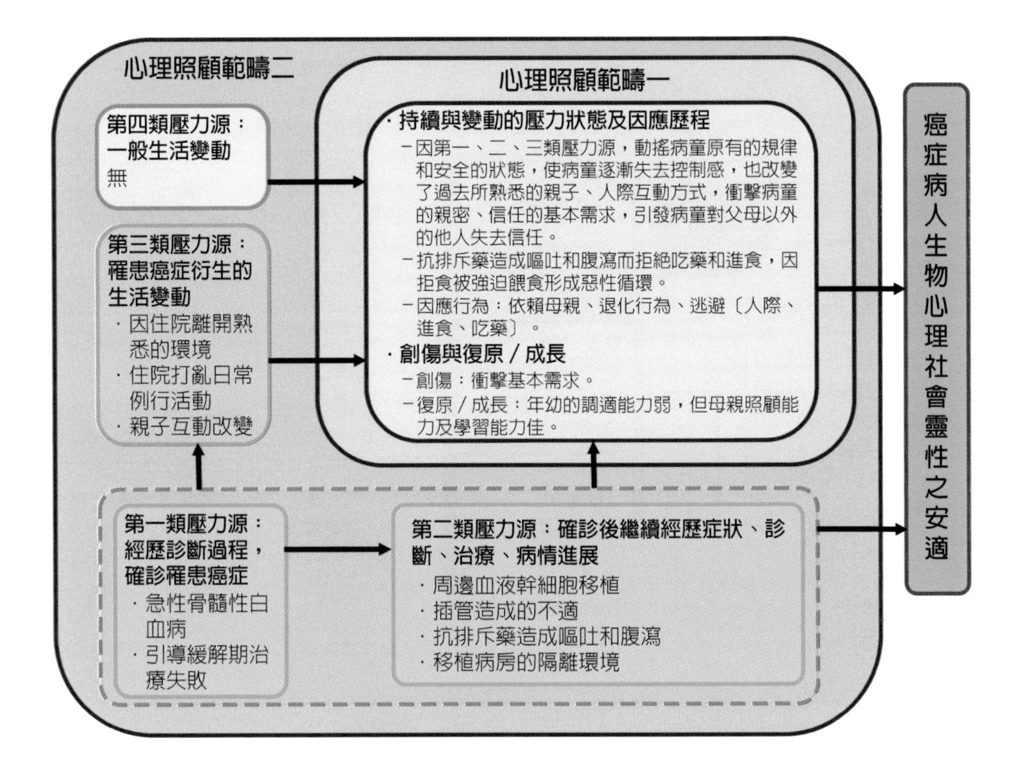

圖7-1　癌症病人的壓力與調適——相關面向與歷程

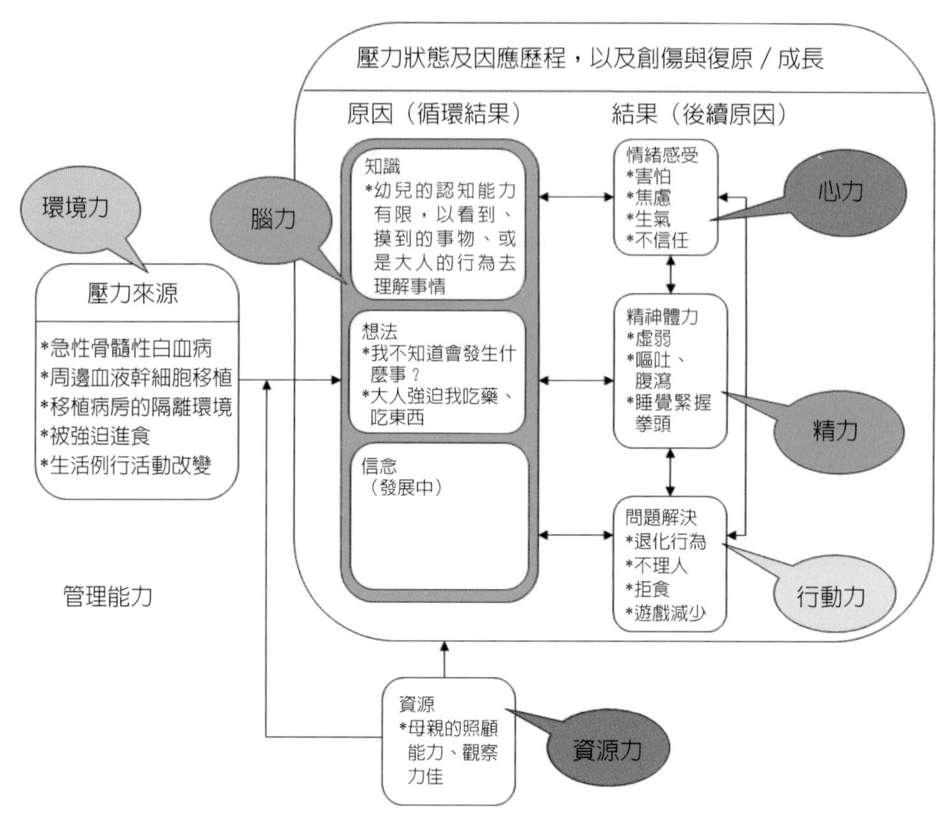

圖7-2　六力一管壓力模式——評估圖示

5. 在當次照會實際執行介入，或擬出後續可執行的介入（包括由臨床心理師或醫療團隊人員執行）

（1）經由遊戲改善病童的情緒：前段已說明如何建立關係，接著執行與病童共同參與遊戲的階段。

******

建立關係後，病童趴在臨床心理師的肩膀，緊抱很久，直到腹瀉被母親帶去換尿布，換完尿布後要求母親抱著，然後……

【會談對話或行為互動】

病童1（病1）：（指著剛才看過的蘋果樹童書，並抬頭看著臨床心理師）

臨床心理師1（心1）：要看書。（拿著書靠近病童）

病2：（趴在母親肩上翻書，也抬頭看臨床心理師，似乎想和臨床心理師繼續看書）

心2：要一起看書。（開始手指著童書描述內容）

病3：（表情專注地跟隨臨床心理師手指的位置看著書的內容，也主動指著書中的貨車）

心3：貨車要載蘋果了。（臨床心理師除了描述外，開始以現有的玩具玩出故事書的內容，例如：把盒子當成貨車推到書中的蘋果樹旁）

病4：（看著盒子貨車移動）

心4：（跟著書中情節說）要收蘋果了。（把球當成蘋果丟到盒子貨車中，也把另一顆球給病童）

病5：（也跟著丟到盒子貨車，出現笑容）

母1：（此時將病童放回陪伴床坐著，母親在一旁觀察）

心5：（病童和臨床心理師輪流丟蘋果球到盒子貨車數次後，臨床心理師增加一些變化，誇張地用盒子貨車接住病童丟的蘋果球）

病6：（微笑看著臨床心理師，開始出現捉弄的主動互動，例如：故意把蘋果球丟不同方向，讓臨床心理師接不到，然後笑著看臨床心理師，表情開心，數次捉弄行爲後，第2次主動伸手要求臨床心理師抱，緊抱的時間增加，表情也更輕鬆）

母2：（感動地表示）這次的表情更放鬆，也玩得更投入。（母親覺得欣慰）

【臨床心理師小專欄2】

與2、3歲病童持續共同參與遊戲的技巧

誘發病童參與遊戲後，形成共同參與是重要的，在共同參與的世界中，可以有機會進行不同的治療目標，例如：此病童現階段的目標是增加安全感和控制感，當病童進入共同參與的共享世界，就能提供機會讓病童在互動中擁有主動角色，主動代表擁有控制，可以部分彌補生病中所失去的控制感，當開始有控制感後，可以發現病童更投入共同參與的遊戲中，也由臨床心理師誘發的貨車載蘋果的遊戲，逐漸轉變為病童主動掌控的捉弄遊戲，藉由這樣的轉變，病童的情緒有明顯改善，笑容增加，也重拾對人的信任。透過共同參與遊戲也有機會把其他治療目標加入遊戲中，例如：醫師與病人的假裝遊戲去處理情緒及了解檢查過程，或是藉由家家酒遊戲處理該案例的餐具問題，但因考慮病童的體力及注意力狀況，此次互動未納入該目標。

當下的介入：當病童拉著佩佩豬坐著聽故事，此刻已經和臨床心理師共同參與在童書世界中，藉由共同參與可以誘發更多的互動，下列提供持續共同參與遊戲的技巧：

1. 增加病童參與和選擇的機會：當病童已經對童書有興趣，可以將書移到病童前，觀察病童是否主動翻書或指出書的內容，如果有主動行為，馬上回應，例如：病童手指著貨車，臨床心理師馬上依故事內容回應，例如：「貨車要去載蘋果了」。
2. 將熟悉的童書內容轉變成具體的遊戲：如果病童可以動手操作的活動，較能增加控制感和延長病童的動機，例如：「司機開貨車」，可以拿玩偶放盒子貨車內，假裝玩偶在開車。
3. 依據病童目前的遊戲階層玩遊戲：遊戲太簡單或太難都容易失去興趣，因

此符合病童目前的遊戲階層最容易產生動機。案例中病童將佩佩豬拉到身旁一起聽故事，代表病童已有假裝遊戲能力，因此在沒有車子的情況下，以現有的盒子當成貨車，球當成蘋果，病童也能理解而參與「貨車載蘋果的遊戲」。

4. 增加新奇和變化玩法：病童喜歡把蘋果球丟到貨車上，臨床心理師拿著貨車接住數次後，開始以有趣的方式故意接不到蘋果球，或誇大的模仿丟蘋果球，例如：慢速丟到貨車並製造聲效，或是故意丟出貨車外，此時病童覺得有趣而有笑容。
5. 活動中持續提供選擇，以增加控制感。例如：選擇收那些顏色的蘋果球？盒子貨車要開到哪裡？
6. 適當加入其他治療目標：例如：醫師與病人的遊戲、家家酒遊戲。

（2）增加病童對疾病的調適：向母親說明提供足夠的身體接觸，及維持生活例行活動有助病童的穩定，也示範如何藉由遊戲增加互動與情緒抒發，以及視病童的體力，逐步增加每日的遊戲或活動。

（3）採用循序漸近的技巧改善飲食：維持用奶瓶喝小安素，避免強迫餵食。已連結噁心經驗的舊碗和舊杯子不要再出現，建議提供病童喜歡的新餐具，重新連結正向的內容，採用循序漸進的技巧，例如：用新碗當成遊戲的貨車（與盛裝食物無關），逐漸轉換成家家酒的容器，再當成裝眞正食物的容器，先假裝給佩佩豬吃，最後再盛喜歡的食物給病童吃。介入技巧請參考【心理學知識小專欄1】。

（4）增加母親的自我效能：先同理母親的情緒，並肯定母親有注意到病童情感的需要及立即給予擁抱安撫，有觀察病童自己喝小安素且給予稱讚，也有注意到病童參與遊戲後的放鬆表情，藉由上述的實際觀察肯定母親的照顧和觀察能力。同時也提供母親可以做的事情，包括現階段給予足夠的身體按摩和擁抱，維持病童例行生活讓病童感覺安全，並示範如何藉由繪本或遊戲增進親子互動和情感表達，以及透過假扮遊戲抒發情緒的技巧（例如：洗澡時以針筒餵玩偶喝水；玩偶喝小安素等）。

本案例之六力一管壓力介入整理如圖7-3。

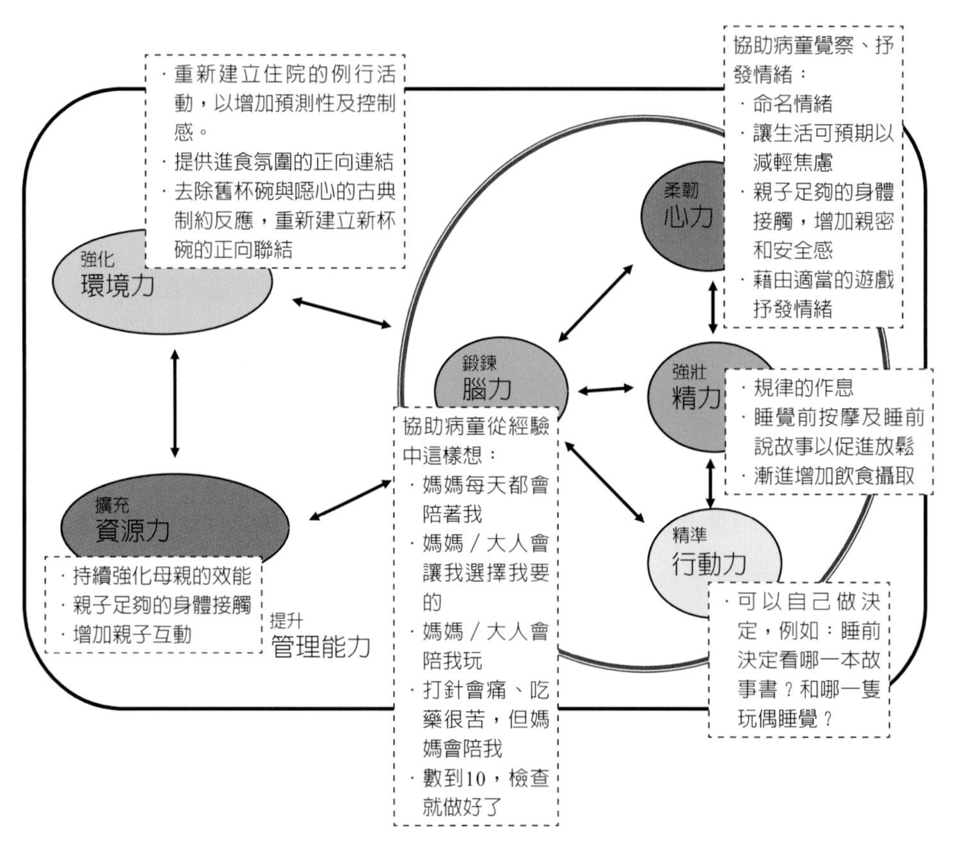

圖7-3　六力一管壓力模式——介入圖示

(三) 看照會的成效評估

對應綱要：

臨床流程項目	個案概念化				
	D	E	F	IN	E
6. 對患者及/或家屬而言，有增進他們對問題及其原因的了解、知道需做的調整、預計能實際做出調整。					V
7. 對醫療團隊而言，照會問題有得到解答，且有助於改善臨床照顧的困難。					V
10. 必要或有機會時，有後續的介入與評估介入效果。				V	V

6. 對病人及／或家屬而言，有增進他們對問題及其原因的了解、知道需做的調整、預計能實際做出調整

（1）母親了解病童生病後造成情緒行爲改變的原因：包括疾病引發的不舒服、抗排斥藥物造成嘔吐和腹瀉、認知和表達能力有限、親密感和安全感的需求因住院或治療而減少、失去控制感、以及食物連結負向經驗等因素。

（2）母親觀察到經由遊戲介入，病童情緒改善，出現笑容，語言和互動增加，母親感到欣慰，也願意嘗試進行病童熟悉且不耗費體力的活動。

（3）飲食：營造進食的愉快經驗，採用循序漸進的飲食技巧，並提供新碗／新杯子連結有趣的遊戲，再連結飲食。

（4）了解維持日常例行活動的重要，讓病童可以預測、可以控制，例如：維持洗澡、睡覺或遊戲的進行方式，讓病童可以預期要做什麼？以

及選擇做什麼？以獲得安全感和控制感。

7. 對醫療團隊而言，照會問題有得到解答，且有助於改善臨床照顧的困難

（1）向團隊說明病童情緒行為改變的因素，目前已藉由適當的遊戲介入改善部分情緒和增加對人的信任，以及說明後續能執行的內容，包括：如何與病童互動、循序漸進的技巧、建立例行活動、提供可選擇性等。

（2）說明進食和食器的抗拒因素，已提供家屬如何協助病童重新建立對食器和食物的信任。

10. 必要或有機會時，有後續的介入與評估介入效果。

照會後病童心情較佳，母親買了新的佩佩豬餐具，進食有改善，吃過洋芋片和布丁，也出現簡單的語言，2週後出院。

五 結語

病童面對巨大的壓力，有時候會退回自己的世界，減少與外界溝通，母親看見病童封閉在自己的世界，總會相當無助，當我們找到可以連結病童的橋梁，再進入病童和大人所營造之共同參與的世界，病童有機會因為被了解而重新信任他人，對人展現情感，情緒也獲得抒發，母親也因找到互動和改善飲食的方法而增強自我效能。

幼兒是發展親密感和安全感的重要階段，也是喜歡擁有控制感的年齡，生病住院很容易剝奪這些基本需求，臨床工作者要敏感幼兒情緒行為

的改變，協助照顧者如何在住院中提供足夠的身體擁抱、親子互動、提供可以做選擇的機會，並儘量維持熟悉的每日例行活動，以促進幼兒整體的安適。

六 個人感觸

當虛弱的小生命以期待的眼神望向你，張開雙臂緊緊擁抱，久久不願離開，那一刻母親的眼眶充滿感動的淚水，病童、母親、臨床心理師3人在那一刻的情感串流著，我們並沒有讓病童的腹瀉消失，但病童仍可以重展笑顏，重拾對人的信任，母親則因病童敞開和外界的溝通而欣慰，雖然我們不能改變病童的身體症狀，但幼小的心靈有情感在滋長。

第八章

相知相惜——罹癌伴侶間的情感交流

黃柏蒼

當分離終將來臨，我們願意花多少時間道別？

黃柏蒼

一 引言

「他們說做七是幫離開的人祈福，但比較像是一直提醒我們，他們眞的走了，給了一個期限，要我們放手。」——電影《百日告別》。

逝者固已如此，那已被宣告生命終點不遠的生者呢？該努力到最後一刻再放手，或是留點時間好好說再見？哪一種做法才會沒有遺憾？

二 重點議題：伴侶溝通模式對罹癌調適的影響

生病，從來就不是一個人的事。當伴侶中有一方罹癌，雙方均會面臨巨大的壓力，此時溝通出現困難並不罕見。研究顯示，在面對癌症的挑戰和威脅時，伴侶往往是作爲一體（as a unit）般共同承受，處理壓力也是彼此影響、相互連結的雙向因應（dyadic coping）模式。伴侶溝通的品質，可能會影響疾病調適。例如：病人自覺生命已近終點，不想再花費龐大的醫療支出，以減輕家人的經濟負擔；家人則可能解讀病人放棄治療，進而責備病人，希望病人能振作，爭取更多相處的時間。即使雙方的出發點均是善意，目標不一致與缺乏溝通，就像多頭馬車一樣，可能會使得疾病的治療，甚至是病人和家屬的日常生活窒礙難行。

Traa, De Vries, Bodenmann, & Den Oudsten（2015）的一篇回顧性研究指出，開放、建設性的溝通，支持性的行為，以及共同的問題解決對於罹癌調適較有幫助。失功能（dysfunctional）的溝通型態，如保護性的緩衝（protective buffering），要求—退縮的溝通模式（demand-withdraw），對於適應有負面的影響。前述顯示伴侶因應的形態，對於癌症的調適有重要的影響。另一篇回顧性研究（Regan et al., 2012）則指出，伴侶療法介入的焦點在於促進伴侶對癌症診斷的了解，改善伴侶間的溝通，減輕心理痛苦，和促進關係品質。對於減輕生理的痛苦和促進社會適應，效果則較為有限。當介入焦點放在協助病人和伴侶表達情緒（如：克服對於伴侶反應的擔心，開放表達對於罹癌的擔憂），及開放的溝通症狀控制上的需求，對促進個人的自我照顧和自我效能較有幫助。

本章所舉案例中，伴侶其中一方罹癌，疾病階段進入末期，彼此對於疾病的看法、心情和想法不一，且有溝通的困難，不僅是病人受苦，家屬也承受很大的心理壓力。臨床心理師若能在此處適時介入，不僅可改善病人和家屬的疾病調適，甚至有機會協助家屬在病人離世後的悲傷調適。

本章介紹的案例，是由醫療團隊端觀察到病人的情緒困擾，形成臨床照顧上的問題而發起照會。在其他章節的介紹中我們已經知道，癌症病人的情緒困擾並不少見，但背後反映的問題可能各不相同。以本章為例，臨床照顧問題的背後，可能反映了伴侶之間的關係議題，諸如溝通問題、資源和支持系統的問題，或是彼此在情緒困擾上扮演互相影響的角色，這些訊息往往不會在一開始的照會單上呈現，而需要臨床心理師在接觸病人的過程中，慢慢的釐清、了解，才有機會找到適當的衡鑑目標與進行介入。

三 模擬案例

病人王先生，55歲，和太太育有一子一女，兒女仍在就學。王先生於一年前被診斷爲食道癌，病後辭去工作專心治療，但病程進展快。本次，王先生因在家昏倒而急診入院，前幾日主治醫師告知病情不樂觀，王先生近幾日服用安眠藥仍難入睡，焦慮度高，由團隊照會臨床心理師。

四 臨床流程項目與檢核

照會單內容

臨床問題：病人爲食道癌第四期，已做氣切，可筆談。近期情緒相當焦慮，睡眠困難。
臨床問題：評估和處理病人的情緒。
○○○病房○○○專科護理師

(一) 看照會的啓動與完成

對應綱要：

臨床流程項目	個案概念化				
	D	E	F	IN	E
1. 看照會前有口頭聯繫。	V				
2. 能具體界定照會問題。	V				
8. 有完成看照會。	V	V	V	V	V
9. 完成照會後有口頭回覆。				V	V

1. 看照會前有口頭聯繫

臨床心理師在接到照會單後，電聯照會的專科護理師了解狀況，專科護理師表示住院期間即觀察到太太常責備病人懶惰、不配合，抱怨病人消極。主治醫師昨日說明病情後，病人顯得沮喪、焦慮，與太太爭吵，並有睡眠困難，護理師詢問是否想和臨床心理師談，病人和太太均同意。

2. 能具體界定照會問題

醫療團隊的照會目標爲焦慮情緒的評估和處遇。如前段落文末所述，雖然癌末家屬和病人的情緒緊繃、焦慮和沮喪情緒均是常見反應，然而不同病人的心路歷程仍可能有很大的個別差異，臨床心理師需要了解病人的情緒爲何是以焦慮來呈現？除了生命的威脅外，病人的擔憂是什麼？除了焦慮之外，是否有其他未評估到的情緒？聯繫過程中提到太太和病人的衝突，兩人之間溝通是否有困難？溝通困難又如何影響病人的情緒？醫療團隊提出病人焦慮、失眠等臨床照顧問題，但要將其轉化爲具體可工作、執行的目標，需要臨床心理師一方面將此目標放在心中，同時透過其臨床經驗和專業知識，在接觸病人時保持一個開放彈性的評估過程。如此，有助於將照會問題進一步做概念化，以形成可工作的內容。

8. 有完成看照會

伴侶間的互動對於了解病人情緒可能是重要的訊息，臨床心理師和病房聯繫太太在場的時間前往會談，完成照會。

9. 完成照會後有口頭回覆

看完照會後電話聯繫專科護理師回報會談摘要，並將內容整理成書面報告上傳全院電子病歷系統。

(二) 執行身心壓力衡鑑與身心壓力治療

對應綱要：

臨床流程項目	個案概念化				
	D	E	F	IN	E
3. 確認與再界定照會問題，及衡鑑出相關因素與發展過程。	V	V			
4. 能把衡鑑結果整理得具體、有組織，並可推論出心理治療或照護的計畫。	V	V	V		
5. 在當次照會實際執行介入，或擬出後續可執行的介入（包括由臨床心理師或醫療團隊人員執行）。				V	

3. 確認與再界定照會問題，及衡鑑出相關因素與發展過程

詳述照會過程如下：臨床心理師到病房探視，病人臥床，由太太陪伴，精神尚可。邀請筆談時，病人會示意太太搖床方便書寫。病人寫字工

整有力，在其可表達的範圍內也會儘量用氣音說話，然而，許多時候仍會聽不太清楚病人說什麼。

【臨床心理師小專欄1】

難以言喻的心情——筆談的挑戰

臨床心理師的工作通常仰賴談話，當病人因其生理因素無法自在表達時，可能影響會談效果。此時可參考下列策略，促進溝通的流暢和降低病人的挫折感：

1. 確認病人當下的口語理解能力，以確定反映訊息給病人與其核對時，病人能否表達是否合乎其意思，避免雞同鴨講的狀況。若病人有困難表達基本的對錯（例如點頭、搖頭），則應暫停與病人的評估，而以家屬為主。
2. 事先充分閱讀病歷，及向醫療團隊和家屬了解病人有關的基本資料。
3. 詢問家屬和照顧者病人平時習慣表達的方式，例如：筆談搭配唇語、氣音說話、智慧型手機或是平板、溝通板的運用。
4. 徵詢病人同意，翻閱其過去的文字記錄，例如筆記本、手機的記事內容，可較快的了解病人平時和家屬溝通的方式，以及目前病人關心的事項。

******

【會談對話】

臨床心理師（心1）：王先生你好，我是臨床心理師，團隊很關心你的狀況，希望我能來跟你談一談，不知道現在方便嗎？

王先生（病1）：（點頭示意）。

妻子（妻1）：他眞的有需要，已經好幾天睡不好。（太太拿筆給病人筆談）

心2：好幾天睡得不好，王先生你想到什麼？

病2：（氣音）點滴。

妻2：（主動接話）他擔心點滴，沒人看會回血，屆時又要重換針，怕找不到血管扎針的痛。他就是太容易擔心，想太多，就算生病這幾天還在擔心家中大小事情，你看……。（太太展示病人溝通用的筆記本，裡面寫著：要太太繳卡費、要正常吃飯、要孩子聽話。）

心3：王先生很細心，而且感覺生病了更掛念家人。

妻3：（搖頭）他已經生病還在想這些，不好好照顧自己，這叫什麼你知不知道？「夫妻相欠債！」。

心4：什麼意思？

妻4：叫他復健都叫不動啊，治療師交代的練習，一次做不好就不想再試了。

心5：（點頭，轉頭問病人）剛剛太太說了很多，你想到什麼？

（病人和太太沉默不語，臨床心理師嘗試探詢對病情的看法）

心6：昨天主治醫師有來，說了些什麼？

病3：（看向他處）

妻5：（哭泣）主治醫師說雖然已度過許多難關，但目前狀況仍不太好，醫療團隊會盡力。他就說「不要救我」，我就很氣啊，昨天晚上他一直咳，我們都沒辦法睡，怕一張開眼睛看不到他。

*****

臨床心理師的對話解析與晤談策略1

夫妻之間有明顯的情緒張力。病人可能有容易爲小事擔心的特質，太太積極的督促病人復健，但不清楚病人對治療的態度。除了病人氣切不方便表達外，也觀察到太太急於打斷病人與替病人表達，可能讓病人退縮，而困難了解病人的想法，鼓勵病人試著多表達可能是重要的。

*****

【會談對話】

心7：謝謝太太的補充，我也想多聽聽王先生的想法，王先生，你對主治醫師的話，有什麼了解？

病4：寫「我知道不好」，「萬一不行了」，「讓我走」。

心8：你指的是DNR？

病5：（點頭）。

心9：這些話說出來對太太很重要。太太聽到他這麼說，有什麼感受？

妻6：（哽咽）去年到現在看過太多狀況，關關難過關關過，這次也希望可以陪他度過難關，自己還要照顧他，當然也會難過擔心，但沒有哭是爲了給他希望，怕影響他的心情。

心10：王先生聽到太太這樣說，有什麼想法？

病6：「對不起」，（激動的說）「責任未了」。

心11：你對家人有很深的愛，但生病不是預期，「責任未了」是什麼意思？

病7：「做不到」，「沒有辦法完成」。

心12：照顧家人的責任？

病8：（點頭）

心13：最讓你掛心的是誰？

病9：（看著太太）

心14：是太太嗎？

病10：……我不知道。

*****

臨床心理師的對話解析與晤談策略2

臨床心理師從病人示意太太搖床協助筆談、主動用氣音表達等非語言訊息，可以看出病人似乎想要表達，然而談到對太太的感受時顯得猶豫，這個部分可能正是兩人溝通的阻礙，值得進一步澄清。有時我們也很難確定能做到什麼程度，但仍可以鼓勵病人多講，在過程中持續對語言和非語言訊息保持敏感，找尋適合的時機做進一步介入。

*****

【會談對話】

心15：可以試著說看看嗎？

病11：（沉默許久）不能沒有她。

妻7：（落淚）我會陪著你，一路以來都是。

心16：（繼續鼓勵病人表達）你的感受是？

病12：高興，可是擔心她沒人照顧。

妻8：你要照顧我啊！

病13：（面露難過）我要好起來。

*****

4. 能把衡鑑結果整理得具體、有組織，並可推論出心理治療或照護的計畫

臨床心理師根據前述的行爲觀察和會談資料形成初步的個案概念化，並設定介入的方向：

【臨床心理師小專欄2】

將個案概念化拓展到關係層次

當臨床心理師在評估互動時，除了口語上所表達的內容，觀察兩人的非口語互動方式，有助於解析伴侶之間的互動方式，協助將個案概念化拓展到關係層次。

1. 病人的概念化：觀察病人在太太表達時多靜觀，顯得較退縮、被動。即使向太太說要好起來，表情卻面露難過，明顯不一致。加上太太描述病人特質容易為小事操心，責任感重，推測病人可能有內疚情緒，不敢跟太太說。
2. 太太的概念化：觀察太太較強勢，表達直接、理性，期待維持病人希望感，情緒壓抑，互動聚焦在如何維持病人的健康，可能相對忽略病人的情緒狀態，同時也對病人的病情惡化有焦慮情緒。
3. 互動模式：「要求－退縮」（demand-withdraw）的因應模式（見【心理學知識小專欄1】）。先生被動配合太太要求，但消極抵抗，或是體力無

法應付家人對復健的期待，太太著急而要得更多。太太在會談中漸能表達自己的情緒，仍捨不得病人，繼續鼓勵病人要好起來。然而，病人說「我要好起來」跟先前激動「責任未了」有著明顯的矛盾。是太太的支持給了力量，讓病人決定再拼一把？還是病人只是說給太太安心？兩人似乎均有擔心和說不出口的話。

【心理學知識小專欄1】

辨識伴侶間的溝通模式以促進溝通

系統互動理論（systemic transactional model）（Bodenmann, 1995）認為，壓力和因應的知覺不僅發生在個體層次，也發生在關係的層次。伴侶的其中一方經驗到壓力時，其評估（appraisal）和因應會反映給另一方，另一方的評估和因應也會對個體產生影響，故為一動態歷程。正面的雙向因應（positive dyadic coping），對於降低雙方的情緒困擾度（distress），以及保有或增加關係的品質會有幫助，包括：(a)支持性反應（supportive response），配偶中的一方啓動情緒或問題焦點的因應策略，目的是用以支持伴侶。(b)承擔性因應（delegated coping），亦即伴侶中的一方替另一方承擔某些事務。(c)一般性／共享性因應（common or shared coping），亦即雙方共同就情緒或問題層次來解決問題。例如共同的問題解決（joint problem solving），共同尋求資訊（joint information seeking），分享感受（sharing of feelings），互相承諾（mutual commitment），和一起放鬆（relaxing together）。負面的雙向因應（negative dyadic coping）則指不一致、攻擊性，或是表面、缺乏情感與同理的反應。

在此案例中，太太啓動了問題解決的因應，要先生努力治療，先生也感受到太太的壓力，雖已力不從心，但仍盡力配合治療，兩人不敢談「分離」，只談「復健」，類似重點議題提及失功能溝通模式中的「要求－退縮」（demand-withdraw）溝通模式，也是不一致的雙向因應。

「要求－退縮」的溝通模式，指的是伴侶中一方扮演「要求者」，企圖改變、討論或解決問題，另一方扮演「退縮者」，企圖避免衝突、迴避討論，這樣的溝通模式往往帶來伴侶間的情緒困擾（Eldridge, & Christensen, 2003）。【臨床心理師小專欄2】中提到雙方似乎均有擔心和未說出口的話，此時介入的重點可放在協助雙方以其較能接受的步調和方式，表達彼此的看法和感受。

關鍵詞：溝通模式（communication patterns）；雙向因應（dyadic coping）

本案例病人之壓力調適相關面向與歷程整理如圖8-1，六力一管壓力評估整理如圖8-2。

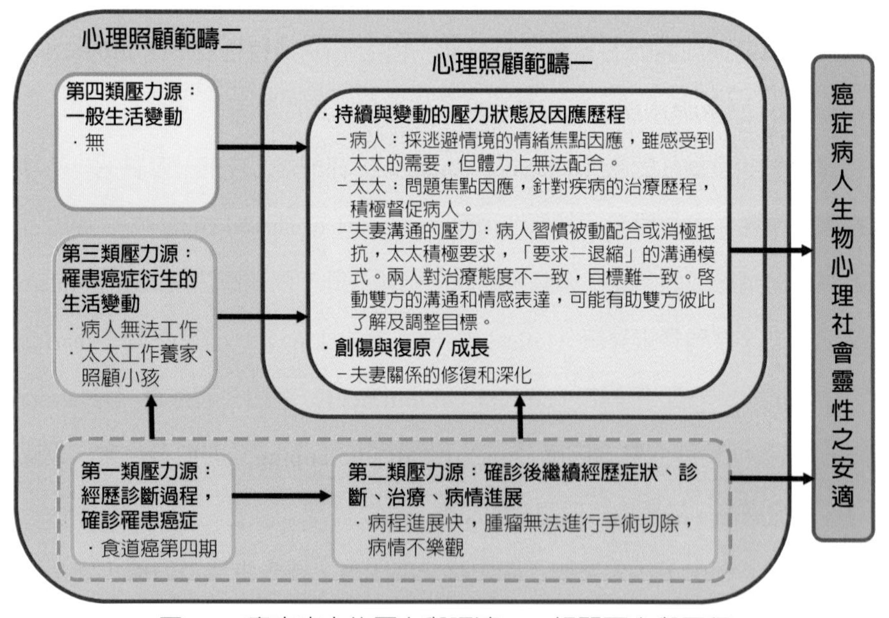

圖8-1　癌症病人的壓力與調適——相關面向與歷程

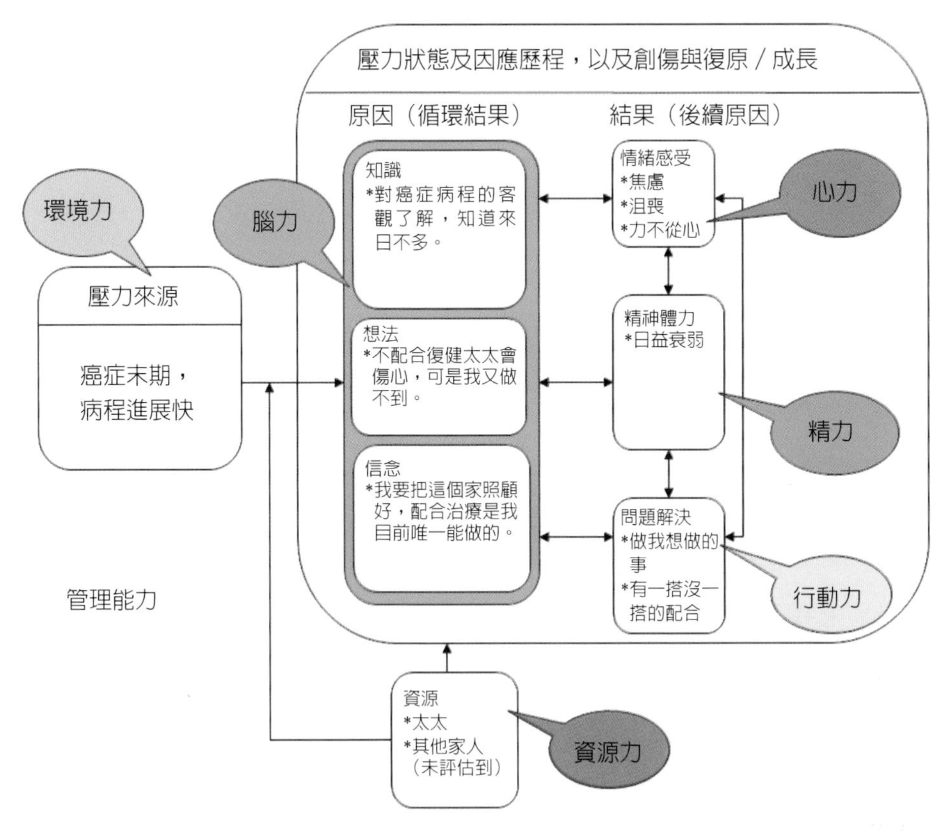

圖8-2　六力一管壓力模式——評估圖示

5. 在當次照會實際執行介入，或擬出後續可執行的介入（包括由臨床心理師或醫療團隊人員執行）

*****

【會談對話】

心17：「會不會擔心萬一好不起來，太太不能沒有你？」（見臨床心理師小專欄3）

病14：沉思半刻，寫「空白」。

心18：太太的感受是？

妻9：照顧他很累！治療不認眞，眞的讓人很生氣……對啦，他總是把好吃的留給家人，可是生病後還是這樣！下班回來看到他本來很開心，看到準備給他的東西都沒吃，只是在那邊一直寫東西，我氣到不想跟他說話。不吃也不休息，不懂他在想什麼？

心19：聽到太太這樣講，你的感覺是？

病15：我說不上來。

心20：有時太太的照顧也是一種壓力？

病人：（點頭）

心21：但好像很想寫些什麼，多說些什麼？雖然知道身體的狀況，可是家人一直在心頭上。

病16：對。反正吃不下，睡不著，不如寫點東西。

心22：好像你想照顧太太和家人，但身體做不到，只能從紙筆傳達。就像沒有吃不是不想吃而是吃不下，寫東西是在掛心家人的事情。即使身體上有困難，沒辦法陪著太太，但你的心還是跟太太在一起，還是可以給太太很大的力量。

病17：（點頭）

妻10：唉，其實我也不是不知道……我只是不希望看到你那麼痛苦，想把你照顧好……

病18：（微笑握住太太的手）謝謝妳。

妻11：（點頭）

心23：現在有什麼希望嗎？

病19：（看著太太）想回家。

*****

當病人說出這句話時，太太在一旁靜靜的握著病人的手，點點頭，沒再多說什麼。臨床心理師觀察到太太放鬆下來，似乎也了解到病人重視的是剩下的寶貴時間，及在家善終的期待。

臨床心理師肯定太太講出對病人的擔心和生氣，這些是病人想知道的，鼓勵太太和病人更開放的討論病情，分享過去、現在和未來。讓彼此都能放鬆下來，面對之後的病程進展，「好好走未來的路」，並說明醫療團隊也會一直陪伴，照顧病人及家屬。病人緊握太太的手，再說一次「謝謝妳」。臨床心理師回饋太太彼此情感交流的珍貴，結束本次照會。

【臨床心理師小專欄3】

運用假設性問句辨識病人的自動化想法或條件化規則

臨床心理師詢問病人「會不會擔心萬一好不起來，太太不能沒有你？」。以認知行為治療（cognitive behavior therapy）的語言，這是合作性的經驗療法（collaborative empiricism）的一環，將和焦慮情緒有關的自動化想法（automatic thought）的假設具體化，拉到意識層次和病人討論、核對。

病人即使已知病末，仍說出「我要好起來」，表達和現實有落差。臨床心理師假設病人雖已不求疾病的治癒，但仍擔心太太，可能有著一定要復原的想法，並盡力配合太太的要求努力治療，但身體條件做不到又不敢說，有焦慮情緒，背後的條件化的規則（conditional rules）可能是：「如果太太沒有我會活不下去」。

事實上，失去病人的確會對太太造成很大的衝擊，而病人擔心太太無法承受的想法可能是其不敢表達的原因，也讓溝通困難而有衝突，是一個可工作的目標。當臨床心理師與病人核對想法時，一方面可傳達對病人的理解、釐清誤解，進而達到較深度的同理，另一方面也有機會協助病人覺察，修正成較具適應性的認知。例如，讓太太知道病人的擔心，可能有利於雙方之間的情感交流，當情感表達可被允許，「道謝、道愛、道別、道歉」的「四道人生」也有機會開展，促進伴侶雙方的情緒調適。如果病人的擔憂背後有其他的考量，例如太太有重鬱病史或自傷／自殺史，可能在病人過世後有較高自殺風險，亦可藉此進一步了解病人的擔憂與討論解決問題的方案。

本案例病人之六力一管壓力介入整理如圖8-3。

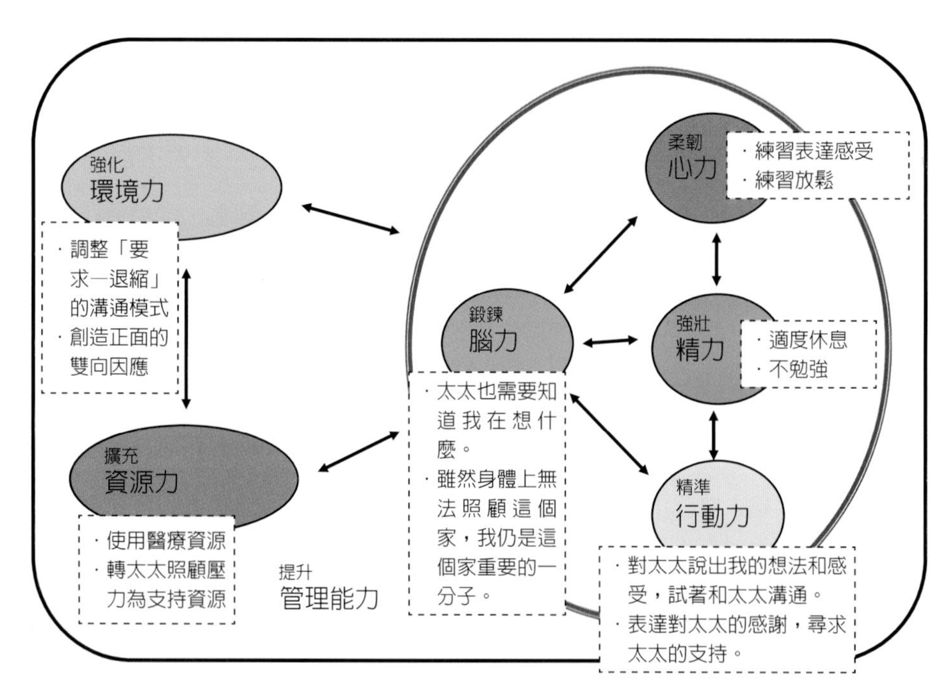

圖8-3　六力一管壓力模式——介入圖示

(三) 看照會的成效評估

對應綱要：

臨床流程項目	個案概念化				
	D	E	F	IN	E
6. 對病人及/或家屬而言，有增進他們對問題及其原因的了解、知道需做的調整、預計能實際做出調整。					V
7. 對醫療團隊而言，照會問題有得到解答，且有助於改善臨床照顧的困難。					V
10. 必要或有機會時，有後續的介入與評估介入效果。				V	V

6. 對病人及／或家屬而言，有增進他們對問題及其原因的了解、知道需做的調整、預計能實際做出調整

臨床心理師肯定病人就算身體上可能沒有辦法照顧太太，但是愛與關懷的心意，即使不在家人身邊也都接收得到，一方面賦能（empower）病人，強化其在關係中的重要性，協助緩解其焦慮情緒，也協助準備因應病程變化，將未竟之關懷轉換為對家人關愛的心意，協助病人及家屬可以較放鬆和有彈性的面對醫療處遇。本案例中，病人和太太在會談過程中情緒緩和下來，也開始願意聽對方的想法，對於溝通有正向的效果。

7. 對醫療團隊而言，照會問題有得到解答，且有助於改善臨床照顧的困難

臨床心理師回報專科護理師，專科護理師表示在照會後病人情緒較穩定，睡眠改善，也較少看到病人和太太的爭吵。

10. 必要或有機會時，有後續的介入與評估介入效果

王先生在照會後的一個月，辦理出院，返家臨終。雖無從得知溝通維持的效果，然而協助太太預期和準備，推測對於病人返家的過程仍可能是有幫助的。

五 結語

癌症末期的病人，與伴侶在疾病認知、調適歷程上可能會有不同步的情形，而對治療方式、生活方式有不同的看法，因而產生溝通的困難。家庭文化、家庭成員的成長背景、核心信念、彼此的關係，均可能影響互動和決策的歷程。衝突可能來自於對彼此看法的不了解，也可能來自未說出口的顧慮。即使家屬和病人對彼此的看法都已有一定程度的認識，仍可能會堅持各自的想法，此時可能是因爲在醫療決策的討論之下，隱含著病人和家屬之間未處理或是難以言喻的情感。

本案例中，臨床心理師嘗試協助罹癌病人和伴侶改變「要求－退縮」的溝通模式，若以Bodenmann的系統互動理論（systemic transactional model）語彙來看，後半段的會談運用了共享性因應當中的「分享感受」（sharing of feelings），開啓伴侶的情感交流。爲何情感交流有助於調適？筆者以爲，病人和家屬間的情感交流，不僅有利促進溝通和培養共識，更重要的是從彼此的支持中，找回原先就存在於關係中的能量。當伴侶可以放下擔憂，開始嘗試了解對方的情緒，也允許彼此有表達情緒的空間，並試著眞誠地表達自己的感受，即使情感的連結因疾病而被磨耗，也有機會重新被擦亮，關係也將更有韌性，給予彼此滋養。然而，當情緒的

表達淪於對於彼此的指責、謾罵，也可能會帶來傷害性的影響。因此，協助伴侶釐清、覺察彼此的情緒，並練習適切表達，是臨床心理師很重要的工作。在臨床應用上，也需要考量伴侶原先彼此的關係，是否有足夠的安全感和空間可以進行前述的工作。當伴侶間原先就有明顯的衝突和不安時，先進行個別工作，再共同會談也是需要考量的方式。

六　個人感觸

伴侶之間相知、相惜，得來不易，然而有時正是因爲對於彼此有太多的關懷，而有太多的顧慮，害怕說出眞心話會傷到對方。本案例中，除了臨床心理師的協助之外，病人和太太願意面對彼此關係的勇氣，更是促成改變的關鍵，也是最令人敬佩的地方。設身處地站在病人的位置想，有多少人像病人一樣，可以有勇氣對太太說出內心話？畢竟，面對生病過程中的各種失落，最不想失去的可能是伴侶的關愛。我們是否可以對病人或是其伴侶，能有多一點的理解、包容，進而達到「陪伴」、「同在」？反求諸己，我們平常花多少時間在經營與伴侶之間的關係？本案例提醒我們，和伴侶之間平時就練習話要怎麼說、好好說，培養彼此溝通的默契，眞誠的面對、尊重和理解彼此，是人生的一道重要功課。

第九章 同理心是醫病溝通的潤滑劑

曾嫦嫦

解決醫病紛爭之鑰是？

當家屬被了解時，心靈得以放鬆，問題也才出現解決的曙光。

曾嫦嫦

一 引言

臨床心理師在ICU護理站久候住院醫師請家屬至護理站晤談，但不見人影。臨床心理師決定一探究竟，找到病房號，見到一老一少兩位女性站在門外，原來病房實在太小，臨床心理師自我介紹，也知道兩位是病人的太太和長媳後，就直接進入病房。見到病人插管，緊閉眼睛喘息，醫師和病人的長子、次子在病人床尾交談，醫師說「王先生喘得這麼厲害，他的狀況不太好……」，長子問「他怎麼不再看我一眼？」，醫師繼續說「升壓機已調高到17（近頂點），他的血壓仍上不去（數值81），他的狀況不太好……」，長子繼續問「他怎麼不再看我一眼？」

醫療團隊經常碰到困難的醫療或照護處境，當病人病情惡化，需要告知病人／家屬病人的病情進展，和接下來可能的醫療處置時，卻常出現溝通不良的情況，病人／家屬常聽不進／不懂醫療團隊在說什麼，醫療團隊也覺得奇怪，已經回答同樣的問題幾十遍了，爲什麼還是聽不懂？總在那兒鬼打牆，雞同鴨講，醫病無法達成共識，做出進一步醫療決策，進行下一步驟的醫療處置。那麼醫病溝通到底發生了什麼問題呢？

上述案例的家屬並未如醫師的預期能接收、理解醫師的說明，雖然醫師可能已提供多次的說明了，這個說明成效不如預期的原因，可能是醫師說明的方式不容易被家屬理解、家屬關心的重點未被醫師正確地掌握、家屬的個人因素等，當醫療人員反思這些問題的時候，便可能將關注焦點由自身的目標、想法，回到對問題點的關注與掌握，幫助病人／家屬解決醫療問題。如果醫療團隊能夠適時的提供病人／家屬同理、心理支持、身心靈照顧技巧，和病人／家屬所需要的充足醫療訊息，除了病人能獲得良好品質的照顧外，也同時可減少醫療團隊的照護壓力與不必要的醫療消耗（如：紛爭）（曾嫦嫦，2011）。

二 重點議題：同理心與醫病溝通

醫病溝通是醫療團隊透過對病人的專業診療，將病人該階段病情、可能的預後等訊息傳遞給病人／家屬知道，雙方交換意見，澄清疑慮，並建立醫療方向共識的過程。最佳的醫病溝通品質是同理心加上問題解決的溝通，然而醫病溝通問題卻是醫療場域常見的現象，醫病溝通問題到底是如何形成的？該如何改善呢？

醫病溝通涉及的層面很廣，應考慮：（1）病人／家屬的想法、情緒、整體經驗，（2）醫師／團隊的想法、情緒、整體經驗，（3）雙方承受或感受到的壓力程度。因人會有情緒、或者一時無法聽懂或接受、甚至逃避或抗拒……都可能在每個環節出現大小不一的困難。

本章案例即是嘗試評估（1）家屬的想法、情緒、整體經驗；（2）醫師的想法、情緒、整體經驗；以及（3）雙方承受或感受到的壓力程度，並適時介入和促進醫病溝通。

【心理學知識小專欄1】

「同理心」與「問題解決」

表達同理心的人的態度與技巧同樣重要，表達同理的一方需要站在對方的立場，正確地理解對方的內在架構（想法、情緒、整體經驗），同時很清楚知道，自己的理解不完全等於對方的經驗，把自己的這份理解，透過語言及精準的表達，傳達給對方。同理心的六種基本技巧，包括：「專注與傾聽」透過調整姿勢與態度為醫病溝通營造安全接納氣氛，提升溝通動機；「重述」透過簡潔的語句摘要確認病人／家屬的口語表達，減少醫療人員先入為主的判斷偏誤；「開放式問句與探究」逐步聚焦，協助釐清病人／家屬的需求；「情感反映」著重情緒感受的承接理解，幫助醫療人員深入體會病人／家屬之經驗內涵；「有效的醫療訊息傳遞」以及「贊同與肯定」則是分別考量病人／家屬的溝通習慣以及動機，依循特定原則提供醫療訊息，以提升病人／家屬遵循醫囑的可能性。六種技巧的定義及操作方式看似截然不同，但背後的原則與目的都指向促成醫療人員與病人／家屬雙方達成有效的訊息交流。

溝通雙方為不同的兩個人，對於同一件事情的理解與感受會有所落差，此落差需要透過雙方相互的表達與回饋來減少。由於醫療人員在醫病溝通中的任務是提供適切的醫療服務，因此需要比病人／家屬付出更多主動的努力，使理解能夠愈來愈接近病人／家屬的真實經驗，這個努力減少落差的過程，也對病人／家屬傳達出醫療人員積極想了解他們的動機與行動，有益於促進醫病關係與溝通，並提高解決醫療問題的效率與品質。關於緩和病人／家屬情緒，醫療人員即便無法直接滿足病人／家屬的所有需求，透過同理心的互動，緩和負面情緒、建立相互信賴的醫病關係、提供情緒支持，則仍有機會避免衝突以及形成共識，進而促進醫療問題的解決。

面對病人／家屬的情緒，醫療人員可以問問自己「看到了對方情緒反應背後的原因了嗎？」，這個原因也許不是針對醫療人員、不是為了讓醫療人員的工作更加的為難，而可能是來自對方的經驗、感受，醫療人員需要去思考「是什麼讓他有這樣的反應？」。並且提醒自己，因為想要有效地解決醫療問題、給予病人適當的幫助，所以是「主動選擇」去探尋與考量這些背後的原因，就教於病人／家屬，使事情能更被理解（鄭逸如、何雪綾、陳秀蓉，2017）。

關鍵詞：同理心（empathy）、問題解決（problem solving）

三 案例

王先生，79歲男性，育有2子1女，皆已婚，平日兩夫婦與長子夫妻同住。王先生於他院確診肺腺癌末期，有胸腔、肝、腦多處轉移，近期由本院急診插管入內科加護病房。王先生住院期間家人輪流探視，王先生入加護病房已兩個多禮拜，仍意識不清，醫療團隊已與家屬開了二次家庭會議，說明王先生病況很不好，安寧共照團隊也來談過，但觀察到長子仍是狀況外，抱怨不給營養、升壓機要再調高等，醫師苦惱醫療照顧不知如何繼續下去。

四 臨床流程項目與檢核

照會單內容

臨床問題：病人肺腺癌末期，有胸腔、肝、腦多處轉移，已對家屬開了二次家庭會議，安寧共照團隊也來談過，但家屬仍是抱怨不給營養、升壓機要再調高等。

照會目的：協助家屬醫病溝通。

○○○加護病房○○○住院醫師／○○○主治醫師

(一) 看照會的啓動與完成

對應綱要：

臨床流程項目	個案概念化				
	D	E	F	IN	E
1. 看照會前有口頭聯繫。	V				
2. 能具體界定照會問題。	V				
8. 有完成看照會。	V	V	V	V	V
9. 完成照會後有口頭回覆。				V	V

1. 看照會前有口頭聯繫

臨床心理師收到照會單後，與醫師電話聯繫，初步了解王先生的狀況與團隊需求，預約王先生家屬晤談時間，請醫療團隊事先告知家屬此晤談。

2. 能具體界定照會問題

臨床心理師在家屬探視時間前往加護病房，再與醫師當面確認希望協助：（1）評估家屬的想法和需求；（2）醫療團隊與家屬的醫病溝通；和（3）王先生的治療能繼續走下去。

8. 有完成看照會

臨床心理師直接到加護病房，由醫師介紹認識病人的家屬。臨床心理師評估與介入醫病溝通。有完成看照會。

9. 完成照會後有口頭回覆

臨床心理師與醫師共同完成醫病溝通工作後，將照會內容整理成書面報告，上傳全院電子病歷系統。

(二) 執行身心壓力衡鑑與身心壓力治療

對應綱要：

臨床流程項目	個案概念化				
	D	E	F	IN	E
3. 確認與再界定照會問題，及衡鑑出相關因素與發展過程。	V	V			
4. 能把衡鑑結果整理得具體、有組織，並可推論出心理治療或照護的計畫。	V	V	V		
5. 在當次照會實際執行介入，或擬出後續可執行的介入（包括由臨床心理師或醫療團隊人員執行）。				V	

3. 確認與再界定照會問題，及衡鑑出相關因素與發展過程

臨床心理師的對話解析與晤談策略1

臨床心理師久候醫師請家屬至護理站晤談，不見人影，推測醫師如同往常被家屬卡在病房，這也就是醫師照會臨床心理師協助醫病溝通的關鍵點，機不可失，決定直接到臨床現場評估醫病溝通狀態。

臨床心理師找到王先生病房入口處，見到王太太和長媳站在病房外，與兩人打過招呼後，進入加護病房內。臨床心理師見到醫師和長子、次子在王先生病床尾，醫師正在說明王先生雖仍喘得厲害，但升壓機已調高到17，王先生血壓還是上不去……長子一旁持續問「爲什麼爸爸不再看我一眼？」……。

臨床心理師的對話解析與晤談策略2

臨床心理師觀察留在病房内與醫師討論病情的是兩個兒子，推測醫療決策家屬爲兩個兒子。次子沒有什麼表示，長子與醫師雞同鴨講，反映出長子不能接受王先生的病情惡化，抗拒王先生病情的不可逆，可能走向死亡的事實。

臨床心理師向醫師點頭，明示「我來了，可以交棒給我」，醫師隨即介紹雙方，臨床心理師說明病房太小會影響醫療照護，建議兒子們到病房外談話，兒子們同意，陸續走出病房，換王太太和長媳進去探視王先生，但她們也很快出來聚在病房外和護理站電腦前，一起看王先生電腦影像和討論病情。王太太比較不能靜下來，會病房、電腦地點兩邊走動。

臨床心理師的對話解析與晤談策略3

臨床心理師改變環境，讓家屬得以喘一口氣，而不是僵在那兒看病人喘息也跟著喘息……。評估王太太和長媳在家庭中做決策的地位相對較低，但她們同樣關心王先生的病情，且想要聽到第一手的醫療訊息。王太太的焦慮不安，也可能反映出對王先生的不捨或對醫療無法進展的膠著狀態。

4. 能把衡鑑結果整理得具體、有組織，並可推論出心理治療或照護的計畫

臨床心理師的對話解析與晤談策略4

如何協助長子處理內心的不捨、焦慮和決策壓力呢？這樣重的負荷落在任何一個人的身上，都會令當事者喘不過氣來，而這樣的情緒和重責大任理應由全家一起負擔，不應落在長子一個人的身上，因此需要全家一起面對和承接病人的病情眞相和醫療決策的壓力。

*****

【會談對話】

臨床心理師（心1）：王先生這次入院插管，大家沒料到病情會演變到這麼嚴重的狀況……。

家屬們：（沉默）

臨床心理師的對話解析與晤談策略5

醫療人員面對病人／家屬的情緒經驗，在提供理性的解決建議以前，往往需要先緩和病人／家屬的情緒，讓對方從關注自身情緒而限縮思考彈性的狀態離開，而後給的建議才比較有機會被對方接受。本案例病人的長子無法聽懂或接受、甚至逃避或抗拒的情緒需要被同理、被接納，而臨床心理師由同理全家對病人狀況的無法接受與不捨，讓家屬有機會體察共同與個人的整體經驗，此整體的情緒壓力得以共同承擔與紓解。臨床心理師運用「情感反映」同理心技巧，協助家屬覺察隱藏在訊息背後的情緒經驗，這可減少他們被自身情緒拉著走而不自知的情形，有機會認識自己的情緒經驗，從而讓自己從情緒的影響中跳脫出來，更客觀理解自己的情緒感受，這將有利於後續正確的醫療訊息接收。

心2：誰最能安撫媽媽？

長子：小妹，因結婚沒住在一起，但都會來探視。

【臨床心理師小專欄1】

病人問題的初步概念化

當醫療人員有意識地將注意力擺放到病人／家屬身上，關心對方在此次互動中的情緒、動機與需要，而非過度局限於診療進度或快速解決臨床問題，則醫療人員有機會從互動中觀察感受到言語表達的弦外之音（鄭逸如等，2017）。王先生這次入院插管，家屬沒料到病情會演變到如此嚴重的程度。家屬觀察到王先生病情的惡化，可能感到害怕與焦慮。長子與王先生夫妻同住，責任負擔大，從長子的重複問「他怎麼不再看我一眼？」，推測他內心焦慮不安，多麼希望王先生醒過來，告訴他可以怎麼做，不安的情緒阻礙了他充分理解醫療團隊的病情說明，而以更加要求照護條件來逃避可能失去病人的威脅，試圖以保護病人的方式來因應壓力。此時，醫療人員需思考如何使家屬的威脅感受降低，並理解適當的病情討論有助於病人的照護。

醫療人員的「自我觀察與提問」能將注意力從對家屬的疑惑、不解的情緒轉到嘗試理解家屬情緒的由來，以及這個情緒可能對醫療的干擾。注意力轉移的本身，便已能有效緩和醫療人員被不解情緒困住的感受，同時觀看情緒發生的歷程，也使醫療人員有機會找到解決問題的溝通契機（鄭逸如等，2017）。由上述病人醫療照護困境的觀察，推測阻礙醫療照護進程的主要因素是長子對病人病情惡化的害怕與不捨情緒，以及困難承受做醫療決策的壓力；而醫療團隊辨識、同理和疏通長子質疑醫療照護問題背後可能的情緒壓力的能力也不足，導致醫療照護困境遲遲無法解決，因此長子應為此次照會最需要被協助的關鍵人物。

臨床心理師透過同理心，處理的正是家屬的威脅感受，以及協助家屬在理解自己的情緒與需求的前提下，做有效的問題解決。臨床心理師評估大家情緒比較能沉澱下來後，開啟另一個思考方向，引導轉移注意核心家屬的壓力也要被照顧與關懷。同時，臨床心理師也由長子的回應評估到長子的情緒有得到紓解，且能由過去經驗做出理性思考與回應。

本案例病人／家屬之壓力調適相關面向與歷程整理如圖9-1，六力一管壓力評估整理如圖9-2。

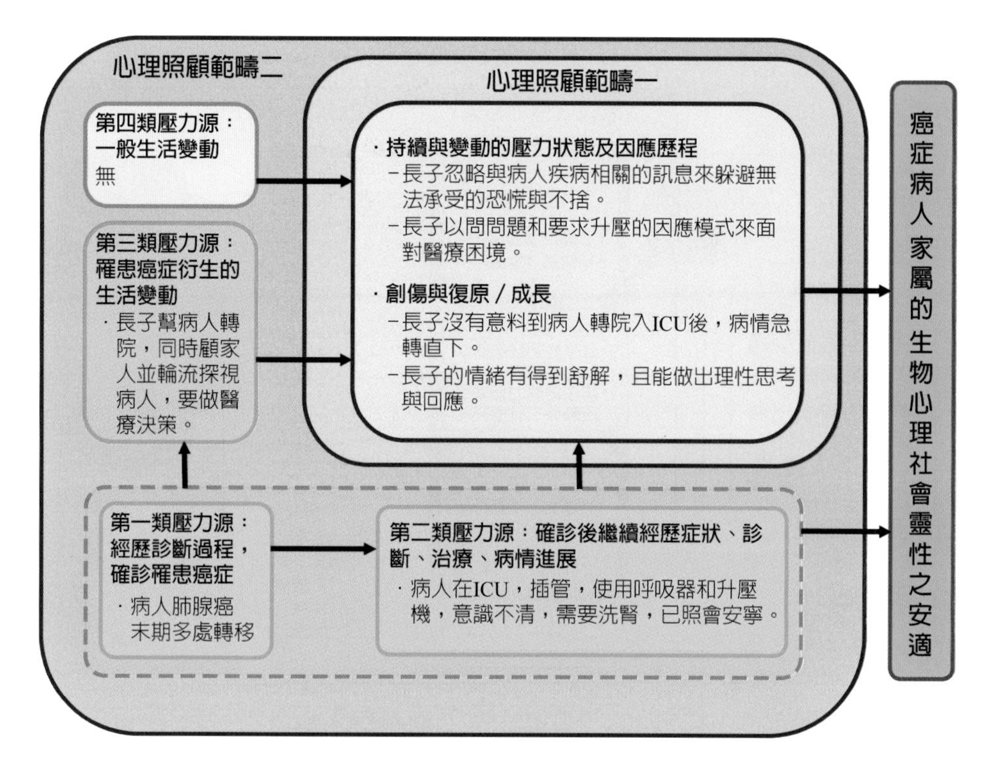

圖9-1　癌症病人／家屬的壓力與調適——相關面向與歷程

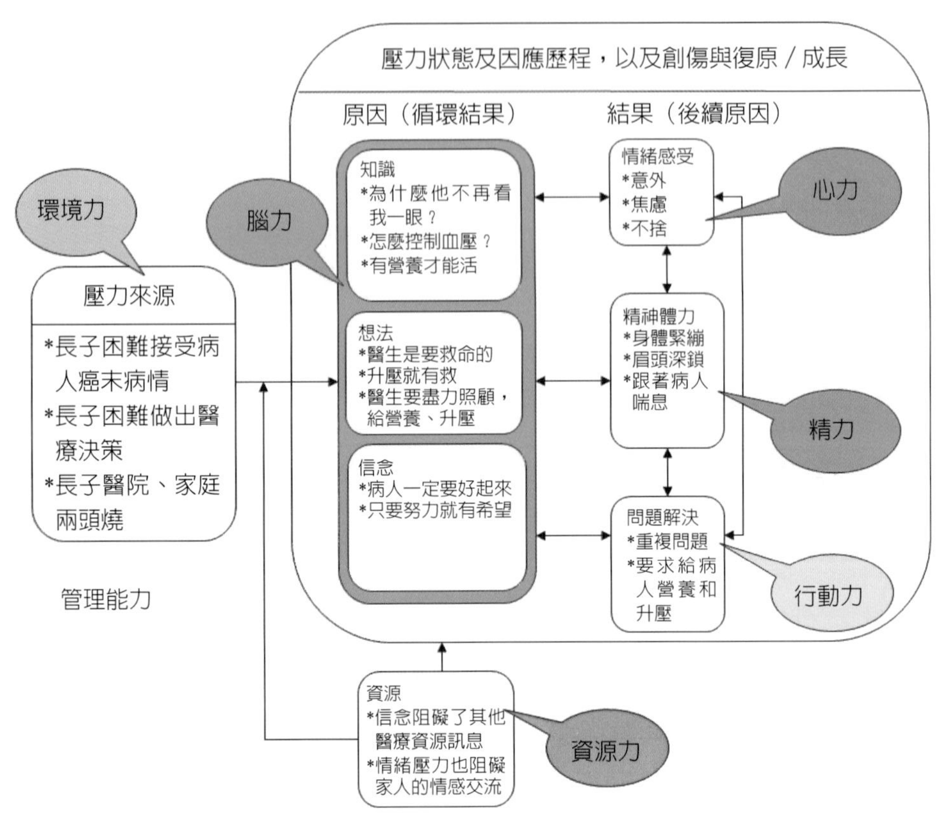

圖9-2　六力一管壓力模式——評估圖示

5. 在當次照會實際執行介入，或擬出後續可執行的介入（包括由臨床心理師或醫療團隊人員執行）

******

【會談對話】

心3：王先生入院前對生病有怎樣的想法？

長媳：他曾說痛到不想活。

心4：王先生的病情目前沒有明顯好轉……雖然我們都希望王先生好起來……如果情況不如預期，大家要有所準備，包括照顧好爸爸，也要照顧好媽媽。

次子：他現在已經插管，其他還有什麼可做的？

心5：麻煩醫師說明目前標靶治療狀況。

臨床心理師的對話解析與晤談策略6

臨床心理師再運用「開放式問句與探究」同理心技巧，引導溝通聚焦在特定的面向「評估過去病人對自身疾病的想法和期待」，這樣做有助於家屬跳脫個人的想法，理性回到尊重病人的自主權利和重新思考醫療的其他可能決策。長媳的回應重新喚起大家共同的記憶，也鬆動了家屬在醫療決策上的執意。臨床心理師再次同理與引導家屬思考病人還有沒有其他治療或無法治癒的可能性。次子接到了這個訊息，並做出詢問，此時就是交棒給醫師解釋病情的時候了。醫師透過「有效的醫療訊息傳遞」，使家屬具備適當資訊來理解他們所面對的醫療處境，可減低家屬的不確定感及緊張不安。

******

【會談對話】

醫師：再幾天就到達用標靶的兩週時限，若無效，化療也不可行，接下來要考慮的是要不要洗腎和是否拔管的問題。如果拔管，王先生因爲沒有壓力協助肺臟擴大，即使戴呼吸器，也會因爲無法自行呼吸而死亡。

次子：他最近肺部X光結果怎樣？

（大家移至電腦前）

醫師：比較這兩天的影像，腫瘤狀況差不多，沒有明顯效果。

（長子與次子交換意見）

長子：就看這幾天了。

太太：看上帝安排了（神態並未凝重）。

【心理學知識小專欄2】

病人自主權利法

「病人自主權利法」於中華民國105年1月6日制定公布，全文19條，自公布後三年施行。核心重點為具完全行為能力的意願人可以透過預立醫療照護諮商（Advance Care Planning, ACP）事先立下書面的預立醫療決定（Advanced Directives, AD），可以選擇接受或拒絕醫療。此法適用的5種臨床條件，包括末期病人、處於不可逆轉的昏迷狀況、永久植物人狀態、極重度失智、其他經公告的病人疾病狀況或痛苦難以忍受、疾病無法治癒且依當時醫療水準無其他合適解決方法的情形。每項認定應由2名具相關專科醫師資格的醫師確診，並經緩和醫療團隊至少2次照會確認。

ACP及AD是病人自主權利法實施重點，需由醫療機構提供ACP，並於AD上核章證明，再經公證人公證或有具完全行為能力者二人以上在場見證，最後註記於全民健康保險IC卡，才算完成AD而具有效力。

醫界擔憂此法可能造成醫療糾紛，此法有三個規定降低醫界疑慮，包含醫療機構或醫師因專業或意願，無法執行病人預立醫療決定時，可以不施行；醫療機構或醫師依預立醫療決定執行終止、撤除或不施行維持生命治療之全部或一部，不用負刑事與行政責任；因此所生的損害，除有故意或重大過失，且違反病人預立醫療決定者外，不負賠償責任。若因病人的親屬常與病人的意願不一致，使醫師無法執行病人的意願，此法條文規定，病人的關係人不得妨礙醫療機構或醫師依病人就醫療選項決定的作為，可以讓醫師不受干擾，依專業執行病人之意願。

無處罰規定是此法另一大特色，目的是提供病人可以選擇接受或拒絕醫療的機會，因為病人意願涉及倫理、專業判斷及個人信仰等太多不確定變數，如果以處罰強制的方式，強迫醫師、病人或親屬完全依照法律規定，並不適合也不利於新法推動。基於對生命尊嚴的重視以及提升醫療照護品質，衛福部除了邀集醫界研議參考程序、凝聚共識外，也將推動相關試辦計畫，同時為加強醫護人員及民眾認知，將持續辦理醫護人員教育訓練，建立正確觀念，對於民眾廣為宣導，務必於3年後本法上路能順利穩當，獲得雙贏之醫療照護。

關鍵詞：預立醫療照護諮商（Advance Care Planning, ACP）、預立醫療決定（Advanced Directives, AD）

【臨床心理師小專欄2】

六力一管的運用

臨床心理師同理家屬對病人病情的無法接受，沒有意料到病人會是如此快速地處於末期不可逆轉的狀況。家屬沉重且焦急的心情因為被同理而有機會被覺察、接納與抒解，注意焦點也有機會從對病人的關注稍被鬆動，回到體察自身情緒的不捨（心力、腦力）。當家屬體察到共同的深層情緒和處境後，情緒由緊繃轉變為柔軟，更能相互關照與體恤（心力、腦力、資源力、環境力）。此時臨床心理師給家屬處理情緒的時間，並轉移家屬對病人的關注焦點到家庭中最需要被關注的王太太身上，喚醒大家的理性，回到現實的處境（心力、腦力）。隨後再把家屬的注意焦點帶回到病人身上，帶著家屬一起回顧病人入院前對生病的態度，藉此喚起家屬思考並尊重病人對病程改變的準備度，和曾經表達醫療方向的可能意願等（心力、腦力）。

長媳的回應呈現出病人痛苦的事實。順著長媳的話，帶著家屬回到王先生的病況，提醒家屬雖期待王先生好起來，也要對最糟的狀況有所準備，並同時照顧好王太太（資源力、腦力、環境力）。次子接收到訊息，詢問王先生病情（資源力、腦力、行動力）。醫師澄清家屬疑慮，增進家屬對問題及其原因的了解（資源力、腦力）。長子聽懂病人病情後表示「就看這幾天了」，王太太接著說「看上帝安排了」（資源力、腦力、環境力），重要醫療決策家屬沉重的心情能夠放鬆下來，與醫療團隊有信任的醫病溝通，才能讓可能失去親人憂戚與共的不捨壓力得以共同承擔，家庭成員間共同的內外在心理能力有機會得到調整後，自然地表現出鬆了一口氣的身心靈安適反應，相信病人也會感應到這個氛圍而獲得身心靈的安適。

本案例病人之六力一管壓力介入整理如圖9-3。

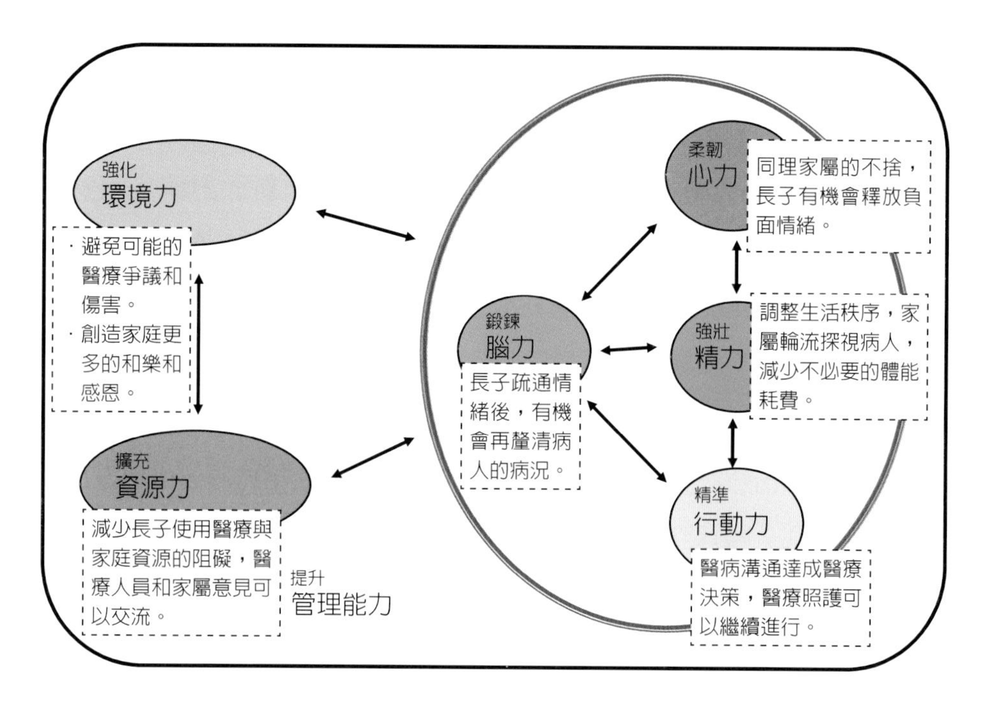

圖9-3　六力一管壓力模式——介入圖示

(三) 看照會的成效評估

對應綱要：

臨床流程項目	個案概念化				
	D	E	F	IN	E
6. 對病人及／或家屬而言，有增進他們對問題及其原因的了解、知道需做的調整、預計能實際做出調整。					V
7. 對醫療團隊而言，照會問題有得到解答，且有助於改善臨床照顧的困難。					V
10. 必要或有機會時，有後續的介入與評估介入效果。				V	V

6. 對病人及／或家屬而言，有增進他們對問題及其原因的了解、知道需做的調整、預計能實際做出調整

家屬不捨的情緒得到同理，緊張度調降後，重新面對病人疾病現況，並經臨床心理師引導，家屬重新關注病人入院前對生病的想法，促進家屬基於對病人生命尊嚴的重視，重新思考怎樣可以做到尊重病人自主權利，對病人更好？家屬知道需做的調整是再與醫療團隊溝通，兩個兒子開始與醫療團隊聚焦如何認定標靶無效的討論，以釐清病人病情，並了解病人後續可能的治療計畫。臨床心理師爲預防家屬新的壓力源，引導家屬關注焦點可以部分轉移到家庭中需要被關注的其他人，特別強調小女兒這段時間要密集來，給予王太太支持，長子表示了解。臨床心理師運用「贊同與肯定」的同理心技巧，肯定祈禱的方式可以讓家屬和病人都心安。

7. 對醫療團隊而言，照會問題有得到解答，且有助於改善臨床照顧的困難

臨床心理師運用同理心的「專注與傾聽」，協助醫師辨識出長子反覆問同樣的問題背後可能的情緒壓力，示範同理家屬無法接受病人病情的惡化和不捨病人的沉重心情，對家屬做出「情感反映」，疏通了長子質疑醫療照護問題背後的情緒壓力。醫師接棒做出「有效的訊息傳遞」，釐清家屬的疑慮，醫病溝通的模式從病人的生理非預期性的病程進展爲出發點，逐步帶領到病人／家屬的心理、社會、靈性的照顧，溝通過程家屬開始由原先的不捨嘗試放手，思考緩和醫療的可能性，醫病初步達到的共識是將病人的標靶療程做完，此共識有助於醫療照護的繼續進展，家屬相互照顧的凝聚力也因會談而更得到促進。

10. 必要或有機會時，有後續的介入與評估介入效果

醫療團隊仍持續鼓勵和協助家屬安定自己並安定病人，也依病人病情提供後續適當處置，以期達到緩和醫療的病人／家屬都能安適的照護目標。

五 結語

生命末期的病情告知，怎麼說、怎麼做？總是令醫療人員對病人／家屬難以啓齒，病人與家屬間，家屬與家屬間，也是難以啓齒，尤其本案例是病人已進入意識不清狀態一段時間，家屬沒有準備好，也沒有機會對病人道愛、道謝和道別，如何讓可預期的天人永隔的雙方能生死兩相安？如何能幫助家屬感到安全、信任？對醫療人員而言，又如何自覺與自處，並尋得適切照護的方向？則是値得醫療人員深思的專業態度和能力。從本案例的討論反映出醫療人員在給予病人必要的醫療處置外，可透過一些適時的同理心技巧，誠懇地說明、溝通及安撫，引導且幫助病人／家屬表達他們的想法、緩和他們面臨疾病不如預期的壓力情緒、鼓勵他們參與醫療決策，如此做，除了可以促進病人／家屬更適切地面對後續一連串醫療處置及檢查外，更可以減低衝突事件的風險。

臨床上有的時候，醫療人員即使具備同理心交談的基本技巧，也具備同理心交談的心理狀態了，仍可能在觸及病人／家屬的關鍵經驗時或事後，受到非預期的病人及／或家屬的言語攻擊或申訴，而倍感挫折和受傷，此時除了需要同儕或督導給予支持外，更需要協助釐清醫病互動可能的內外在影響因素。在這些錯綜複雜的醫療處境中，醫療人員運用同理心

於人際溝通與自我照顧當中，最重要的是體認並內化主動理解與關照他人經驗的價值，並透過日常生活中不斷地實踐、思索、體會和修正，形成個人對於同理心的認識、選擇和自然運用，才可能在遭遇衝突情境時，有較好的心理準備，調整好自己迎接挑戰或化險爲夷。

六 個人感觸

呼應本書第二章提到的「生物心理社會靈性模式（biopsychosocial-spiritual model）」，才能完整描繪與理解所謂「全人（whole person）」的意涵與實際存在。以本案例，臨床心理師選擇了一種時光倒帶的同理心運用技巧，引導家屬們回到病人轉院的困境和病人曾經痛苦表達想解脫的心願情境，透過家屬們與病人在不同時空的對話，讓家屬們可以跳脫自己驚恐、不捨和自責沒有盡力的情緒漩渦，減少對轉變（從控制到接受、從生到死）的抗拒，減少執著於外在世界、物質、肉身、個人。跳脫以片斷與孤獨來看待人生，將其銜接整合爲永恆與合一，回到「怎樣讓摯愛的親人好走」的思維，自然地放下複雜情緒的糾結，並連結家屬們和宗教的力量，相信失序背後有更高的秩序，轉化悲傷不捨爲祝福，讓家屬們得到心靈的安慰，病人也因此能得到身心靈的平安。

第十章

安寧緩和醫療是末期病人給家人最好的照顧

曾嫦嫦

末期病人對家人的照顧是？

以堅定和柔軟的態度，轉家屬的不捨自責爲祝福和感恩。

曾嫦嫦

一 引言

臨床心理師走進有些昏暗的病房，雖然地上已看不到任何東西，空氣中仍瀰漫著濃濃的嘔吐物的味道……病人靠坐在床上，精神看起來還好，顯然是剛吃完早餐就吐了……臨床心理師確認病人的姓名後，自我介紹，並簡要說明來意，病人露出微笑……臨床心理師走出病房，病房外的一群家人蜂擁上前圍著詢問病人狀況，臨床心理師先表達病人很感謝家人的關心，請家人推派幾位代表到護理站討論室開家庭會議。

二 重點議題：善終與解脫

國內高齡教育機構極少提供死亡教育課程，且相關研究不多。羅耀明（2014）探討高齡者（56歲至74歲的7位受訪者）參與善終課程後善終觀點的轉化，研究發現：（1）中老年人於參與課程前對不施行心肺復甦術（Do Not Resuscitate, DNR）缺乏正確且完整的認識；（2）從經歷親友急救與死亡的經驗，以及參與課程後的反思而對DNR產生新觀點，知其有權主張DNR；（3）於參與課程後依據新觀點採取的行動，包括決定簽署DNR與將DNR自主權的概念向親人、他人分享。

上述研究說明高齡者仍能積極學習善終的概念，並具體行動實踐，但在醫院醫療人員要和病人／家屬談安寧緩和醫療卻不是一件容易的事情。醫療人員的職責是救人，但在無法再救治的情況下，醫療人員也要認知到安寧緩和照護也是一種醫療，照護病人／家屬的生心社靈的需求，且此需求和照護應在罹癌的初始就已經開始了。醫病關係的緊密連結常是生死交關的，健康守護是醫療人員的願景，提供高品質與人性化醫療照護更是醫療人員的使命。

北市聯醫黃勝堅院長在臺大醫院講授預立醫療諮商（Advance Care Planning, ACP）繼續教育課程，就提到安寧療護是預防受苦的醫學，而ACP的目的就是促進醫病和諧和保護病人的善終權益，是一種生命的和解，準備死亡者對生命負責的表現，準備死亡者有談論死亡的責任。黃院長語重心長地勉勵醫療人員要關懷醫病的溝通文化，團隊異質整合能產生正向能量，與病人的互動是生命態度的交流，醫病共創病人／家屬安全的價值，包括：生活品質、照護品質、臨終和死亡的品質。

醫療人員若能從正確認知到執行臨床實務，秉持專業照護病人／家屬的適切態度和方法，在病人病程的每個階段，做好醫病共享決策（Shared Decision Making, SDM），幫助病人家庭凝聚共識，面對疾病的挑戰，即便病情不如預期，也能幫助末期病人走得心安，家屬活得安心。

【心理學知識小專欄1】

善終與解脫

生老病死是人生必經的過程，如何能在生命末期擁有生心社靈的安適，是每位末期病人希望擁有的生活品質，也是身為醫療人員希望促成的品質提升。臺灣推動安寧緩和醫療的趙可式博士（1997）研究臺灣癌症末期病人對善終意義的體認，發現「善終」的意義主要包括了身體、心理和思想的平安三大類。身體的平安包括：（1）身體的病痛減輕至最低；（2）臨終的過程不要太長；（3）身體完整，清潔整齊；（4）活動自如。心理的平安包括：（1）「認」；（2）放下；（3）不孤獨；（4）了無牽掛；（5）享受大自然。思想的平安包括：（1）一天過一天，不去想太多；（2）有意義的一生；（3）人生苦海即將上岸。提供我們了解善終的基本概念。

聖嚴法師（2004）在《福慧自在——金剛經生活》一書中說到，不但生命是無常，所有權、利、名、位、勢，也都是無常的。權利名位勢雖然有用，但是難以永遠保存，所以會令人產生苦惱。一切事都有悲歡離合，這就是世間的無常。如果知道「空」，就能夠放得下。《金剛經》的「空」指的是時間、空間的空；所有時間上的變動及空間上的移動，一切現象都在變動中而存在，沒有絕對的、永恆不變的「我」的存在，而哲學家和宗教家所認為最高的「神我」，其實是一種觀念和信仰的存在，並非真實不變的本體。佛法認為，實相即空相，空相即無相。以「空」為自我，即是放棄自私的、自利的、以自我為中心或以功利主義為出發點的種種觀念執著，這才是實相，才是無相，才是解脫。文中對《金剛經》與自我提昇、與福慧自在的闡述，發人深省。

關鍵詞：善終（good dying）、解脫（relief）

三 案例

林女士，68歲單身，弟弟、妹妹多人，5個月前確診膽管癌，開始接受化療，然而療效不佳，且有肝功能下降導致昏迷，以及膽道感染等狀況。1個月前病人因血便由急診入院，發現腫瘤轉移至胃部，目前隨時有大出血的危險。醫療團隊已停止積極化療，詢問病人是否願意轉入安寧病房，病人同意並簽署DNR，但家屬無法接受，希望病人繼續接受治療……由於病人、家屬及醫療團隊對於病人的病情和後續的醫療處置未有共識，且病人有不安的情緒，因此照會臨床心理師評估病人情緒狀態和促成DNR簽署的合法性。

四 臨床流程項目與檢核

照會單內容

臨床問題：病人膽管癌末期，有胃部轉移，隨時有大出血的危險，已開一次家庭會議，安寧共照團隊也來談過，病人已簽署DNR，但家屬無法接受，希望病人繼續接受治療。

照會目的：協助醫病溝通。

○○病房○○○專科護理師／○○○醫師

Part I. 看照會的啓動與完成

對應綱要：

臨床流程項目	個案概念化				
	D	E	F	IN	E
1. 看照會前有口頭聯繫。	V				
2. 能具體界定照會問題。	V				
8. 有完成看照會。	V	V	V	V	V
9. 完成照會後有口頭回覆。				V	V

1. 看照會前有口頭聯繫

臨床心理師收到照會單後，與專科護理師聯繫，初步了解病人的狀況與團隊需求，預約病人和家屬晤談時間，請醫療團隊事先告知病人和家屬此晤談。

2. 能具體界定照會問題

臨床心理師與專科護理師當面溝通病人的病情和後續的醫療處置，了解醫療團隊希望（1）評估病人癌末的想法、可能的不安情緒和需求；（2）促成病人、家屬與醫療團隊對於病人後續醫療處置的共識；（3）促成DNR簽署的合法性。

8. 有完成看照會

臨床心理師先到病房探視病人，評估病人的疾病認知、情緒調適和生物心理社會靈性的需求，之後再與醫療團隊和主要家屬進行家庭會議。臨床心理師將病人的評估結果轉達給家屬，鼓勵家屬提出疑慮，促進醫療團隊與家屬有關病人病情和後續醫療處置的溝通，釐清家屬疑慮，達成醫病共識。有完成看照會。

9. 完成照會後有口頭回覆

臨床心理師與醫療團隊和家屬共同完成醫病溝通工作後，將照會內容整理成書面報告，上傳全院電子病歷系統。

Part II. 執行身心壓力衡鑑與身心壓力治療

對應綱要：

臨床流程項目	個案概念化				
	D	E	F	IN	E
3. 確認與再界定照會問題，及衡鑑出相關因素與發展過程。	V	V			
4. 能把衡鑑結果整理得具體、有組織，並可推論出心理治療或照護的計畫。	V	V	V		
5. 在當次照會實際執行介入，或擬出後續可執行的介入（包括由臨床心理師或醫療團隊人員執行）				V	

3. 確認與再界定照會問題，及衡鑑出相關因素與發展過程

臨床心理師觀察病人靠坐在床上，剛嘔吐完，環境雖瀰漫著嘔吐物的味道，但病人精神還好，顯然嘔吐完舒適多了。

臨床心理師的對話解析與晤談策略1

病人有精神和身體適度舒適是能夠勝任晤談的最佳時機，臨床心理

師打過招呼後，以貝克憂鬱量表爲基礎，詢問病人近一週的身心狀態，評估結果爲不能放鬆、不安穩的症狀爲中度困擾，但仍可忍受，而「消化不良／肚子不舒服」則是重度困擾幾乎不能忍受，這個部位與她的病灶有關。此外她表示「沒什麼害怕、不會害怕死亡」。病人報告不能放鬆和不安穩有中度困擾程度，但又表示不會害怕死亡，推測她能認知到病程進展的不可逆，那麼在她心中還有怎樣的不能放鬆和不安穩呢？

******

【會談對話】

臨床心理師（心1）：您覺得這次住院和過去有什麼不一樣？

林女士（病1）：以前不知道什麼毛病，現在知道，好多了，我就可以輕鬆，不會難過。

心2：您躺在床上有想什麼嗎？

病2：空空的……（停頓一下）想很多，想未來的路怎麼走，想趕快回到主耶穌身邊。

心3：您有宗教信仰多久了？

病3：我不是每週去做禮拜，但想到主耶穌可以比較安心，不會害怕。

心4：有什麼掛心的嗎？

病4：沒有子女不用掛心，家人對我很照顧，遇到事情才知道誰是最好，誰是不好……

心5：家人這樣照顧就反映你過去同樣地照顧家人。

病5：謝謝（微笑）。

臨床心理師的對話解析與晤談策略2

臨床心理師評估到：

1. 病人此次住院終於知道自己病情，且知道病程的不可逆，但她能坦然接受，且表達輕鬆，不會難過，更能進一步思考未來的路要怎麼走，表達希望回到主耶穌身邊，可以比較安心的意願。
2. 生病也讓她學習到人生的功課「誰是最好，誰是不好」等。推測被隱瞞病情和家人關係可能是讓她不能放鬆和不安穩的原因。

******

【會談對話】

心6：您說想趕快回到主耶穌身邊，家人反應如何？

病6：家人有支持，有不支持……

心7：您對安寧病房的了解是？

病7：進去有保障、復健、吃飯、睡覺，不然就回去天國。

心8：那裡會有身體和心理的照顧，及親人的陪伴，但是不再做積極性或侵入性治療。

病8：很棒，可以接受。

心9：家人對安寧病房的態度是？

病9：他就堅持固執，希望我不要去……

心10：家人捨不得您不再做積極性治療。

病10：對，家人希望我繼續在腫瘤病房接受化療，但那裡（安寧病房）比較平靜。

心11：請問您是不是同意我向家人轉達您的想法，並和他們討論安寧緩和治療的做法是什麼？

病11：同意，他們現在來了。

【臨床心理師小專欄1】

病人問題的初步概念化

1. **壓力源**：病人正面臨癌症病程進展到不可逆的醫療決策時間點，從（病1）、（病2）、（病3）、（病7）、（病8）反映病人態度是面對與接納病情真相，減輕抗癌壓力後，讓她感到輕鬆，並有主耶穌可以倚靠的認知信念，使其面對死亡可能的不安情緒得以緩解，而能做出醫療決策，簽署DNR意願書。推測病人應可增加其個人的安適感，但從（病6）、（病9）、（病10）顯示出病人也觀察到家人的不捨，可能因而感到不安。
2. **確認與再界定照會問題**：病人與家人對醫療方向的不一致，可能是病人不能放鬆和不安穩的原因。病人除了希望獲得心靈的平靜，也關心家人能否獲得心靈的平靜。因為病人有正向且關懷家人的信念，使她願意信任醫療團隊的照顧和同意臨床心理師協助轉達她的想法和意願。從（病6）、（病9）、（病10）推測主要醫療決策家屬可能有強烈的不捨情緒，且可能對轉到安寧病房有疑慮。

4. 能把衡鑑結果整理得具體、有組織，並可推論出心理治療或照護的計畫

臨床心理師先與醫療團隊簡要說明病人的心理衡鑑結果，再徵詢同意啓動家庭會議幫助雙方溝通，接著就與醫療團隊、家屬代表一起會談：

（1）臨床心理師說明對病人情緒與想法的評估結果，包括：(a)病人自認沒有牽掛，生病讓她更感受到家人對她的好，相當感恩。(b)病人表示不害怕死亡，「回到主耶穌身邊」的想法可讓她較安心。(c)病人雖選擇轉入安寧病房，但知道有的家人捨不得、不支持，在病人同意下臨床心理師和家屬及醫療人員進行此家庭會議。（2）同理家屬的不捨與焦慮，與醫療團隊共同澄清家屬的疑慮，增加家屬對醫療照護的信任和安寧病房的了解等。

本案例病人／家屬之壓力調適相關面向與歷程整理如圖10-1，六力一管壓力評估整理如圖10-2。

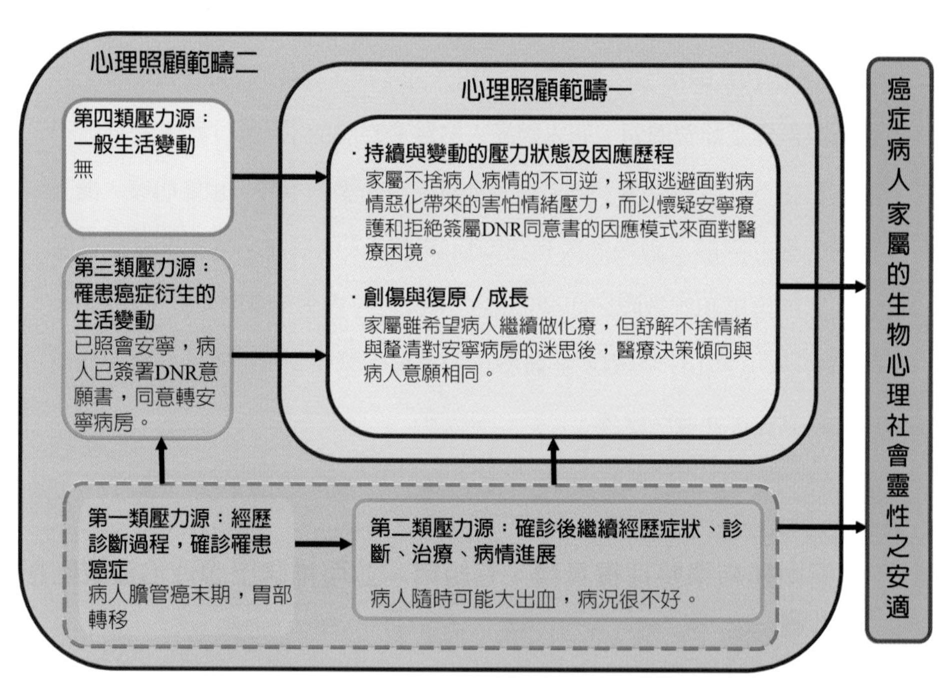

圖10-1　癌症病人／家屬的壓力與調適——相關面向與歷程

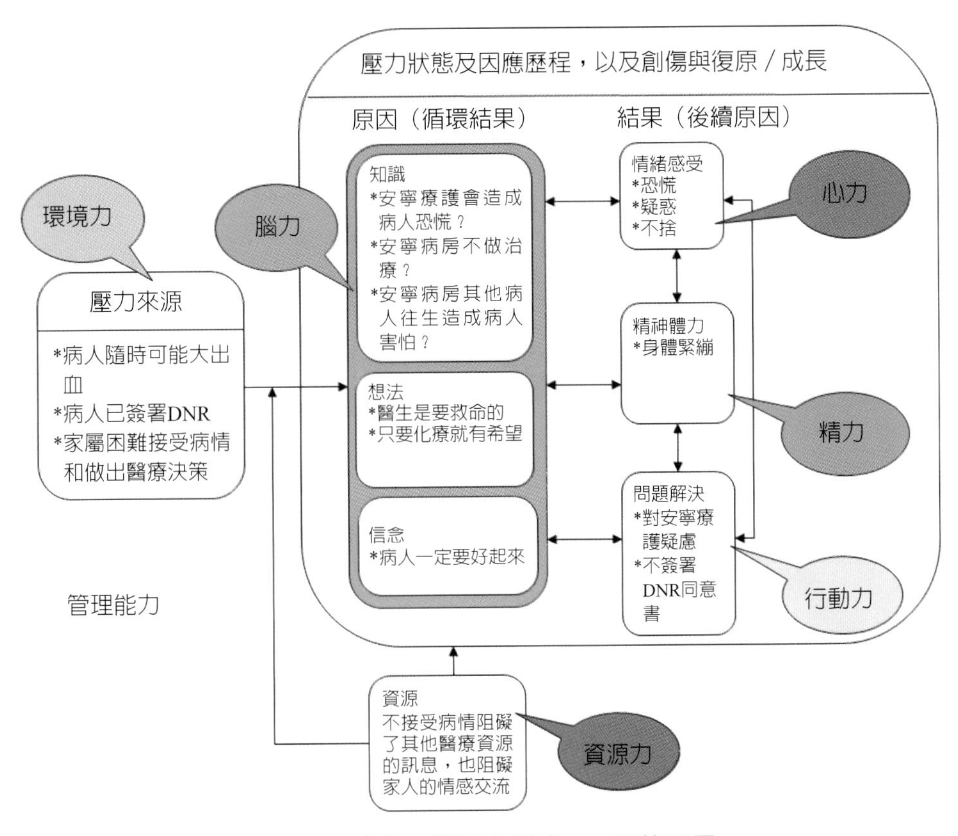

圖10-2　六力一管壓力模式──評估圖示

5. 在當次照會實際執行介入，或擬出後續可執行的介入（包括由臨床心理師或醫療團隊人員執行）

臨床心理師以第一階段與病人的晤談結果做基礎，進行第二階段與家屬的溝通。

******

【會談對話】

弟1：醫護人員主動找病人談論安寧療護可能引起她的恐慌，這樣做是否妥當？（這正是處理家屬「隱瞞病情」的時機）

心12：當一個人愈不清楚狀況就會愈恐懼，能夠知道自己的病情和可能的醫療處置，獲得控制感，恐慌的程度會下降。這就是爲什麼林女士說「以前不知道什麼毛病，現在知道，好多了，我就可以輕鬆，不會難過」。

心13：（回饋給家屬病人於晤談中的狀態）她在身體不舒服（嘔吐後）情況下仍想到對家人的感激，眞令人感動。

弟2：安寧病房是不是不做治療？像前一天晚上，她血壓降低，若需要輸血，在安寧病房的處理是否會和一般病房不同？

共照護理師：血壓低有多種可能，醫護人員仍會找出原因並適當處理。

臨床心理師的對話解析與晤談策略3

臨床心理師摘要病人對死亡、醫療照顧的態度、需求和期待給家屬，肯定病人對家人的感恩和關懷，經由病人信任醫療團隊的照顧和同意臨床心理師協助轉達她的想法和意願這個過程，家屬也感到安全，願意在鼓勵下開放表達疑慮，就有機會搭起醫病溝通的橋梁，鬆動醫病緊張的關係，釐清家屬可能的錯誤認知。

心14：醫師曾說她可能有大出血的危險，以及癌末病人身體器官可能會逐漸喪失功能，這些都可能導致血壓降低。家屬簽署DNR是指在危急情況下不予插管急救，並不因病人在哪一個病房而有不同的醫療處置。不知您是否理解？

弟3：了解，但難以接受。

臨床心理師的對話解析與晤談策略4

臨床心理師補充說明之餘，再次確認家屬是否聽懂簽署DNR同意書的意思和家屬簽署的態度。此說明歷程有助於家屬安心，家屬也就有機會從非理性的抗爭沉澱下來，覺察自身難以接受病人病情不可逆的不捨情緒。

******

【會談對話】

心15：林女士和您們得知罹癌以來，時間眞的很短，需要時間調適。

護理長：家屬對病人的不捨，病人也能感受到，可能因此她有焦躁不安的情緒。

心16：不管在腫瘤或安寧病房，她雖躺著，但思考不會受限，家人最了解她的過往，請家人多和她談話，情感交流對雙方都很重要。

弟4：她非常健談……我的唐詩、三字經就是她教的……

心17：（回饋給家屬）她在晤談中能勇敢地直接討論病情，我們都在向她學習人生的功課，你們可以先準備好自己再和她談，可以從過去的事談到現在、未來。

臨床心理師的對話解析與晤談策略5

臨床心理師同理家屬的不捨，肯定家人與病人的手足情深，自然地引導出弟弟感恩病人在家庭中的貢獻。臨床心理師指出病人的開放、正向面對病情的溝通態度對醫療團隊的學習是很了不起的貢獻，鼓勵家人珍惜跟病人學習的機會，一起回顧過去美好的時光並展望未來，病人的風範就在大家的心中。

******

【會談對話】

妹1：她會不會將安寧病房過度美化？她在那裡容易看到其他病人往生，雖然嘴巴說不怕，心裡可能還是怕？

妹2：（隨即主動分享）我一路陪伴她就醫，她之前曾說「家裡兄弟姊妹剩我最大，也該輪到我了，並不害怕」，但化療後她也感覺身體逐漸承受不住，曾表示「沒子女走了沒牽掛」。

心18：很感佩她能夠面對、放下的勇氣。

弟5：所以我們不捨……

臨床心理師的對話解析與晤談策略6

家人陸續有更多的表達，也就有機會持續處理更多更深的家人分離焦慮。從妹妹的報告也反映出病人面對死亡態度的一致與堅定，臨床心理師也再次喚起家屬注意到病人的需求和期待被尊重。

******

【會談對話】

妹3：我比較常與醫師溝通，知道現在做化療反而可能縮短她的生命，曾向她提到安寧病房環境比較好，不會吵、有電視、可減輕疼痛，她就說願意接受。

心19：林女士是持續在面對身體的痛苦，並不因環境不同而改變，重要的是，她能夠向您說出感受，接受您的意見，身心壓力得以減輕。在安寧病房更重視病人和家屬的心理，將對抗疾病的心力用在家人彼此的交流，即使往生也不是關係的結束，而是關係的延伸。如果需要，共照護理師也可以再向您們介紹安寧病房的情況，請家人可再思考討論，不需急著做出決定。

妹4：醫護人員詢問她是否疼痛，她常說「還好」，但我一一詢問她的身體部位，她就會說哪裡痛……

心20：謝謝您告訴我們，林女士非常信賴您，她是個克制力強、會替醫護人員著想的人，您讓她將主觀的疼痛感受說出來，是很重要的事情，疼痛可以反映病程的變化，也請我們的護理人員特別注意林女士這部分的特性。

臨床心理師的對話解析與晤談策略7

弟弟和妹妹扮演很重要的協助家屬和醫療團隊溝通的角色，討論進入尾聲，家屬的態度已鬆動，不再堅持病人要繼續接受化療，臨床心理師也給予他們醫療決策的時間和空間。

【臨床心理師小專欄2】

病人／家屬六力一管的連結

心力、腦力、資源力、環境力、行動力、管理能力之間的連結。

家屬問：「醫護人員主動找病人談論安寧療護可能引起她的恐慌？安寧病房不做治療？」家屬對身心壓力關聯性概念的不足和安寧病房的錯誤認知需要被理解與協助調整，正確認知有助於家屬的身心安適（心力、腦力）。

家屬表達「難以接受」，當不捨的情緒被理解後，家屬很自然地表達出對病人在家庭中貢獻的感恩，臨床心理師更進一步指出病人的開放、正向面對病情的溝通態度對醫療團隊的學習是很了不起的貢獻，病人的態度被賦予意義（心力、腦力、資源力、環境力），鼓勵家人珍惜跟病人學習的機會，一起回顧過去美好的時光並展望未來，病人的風範就在大家的心中（資源力、行動力、環境力）。

家屬報告病人曾表示「沒子女，走了沒牽掛」，臨床心理師反映病人面對死亡態度的堅定，並回饋「感佩她能夠面對、放下的勇氣」，引發家屬表達出「所以我們不捨……」的情懷，家屬更深的分離焦慮因而被照顧，也再度喚起家屬注意到病人的需求和意願，但也給予家屬調適的時間（心力、腦力、資源力、行動力、管理能力）。

家庭會議後，家屬不捨的心情和對安寧病房的疑慮能夠放下，家屬的內外在心理能力有機會得到調整後，當天晚上即完成DNR同意書的簽署（心力、資源力、行動力、環境力、管理能力）。病人的焦慮感減輕，第二天即往生，她走得如願，家人也沒有遺憾，醫療團隊也達成病人／家屬生死兩相安的全人、全家、全程的照護目標。

本案例病人之六力一管壓力介入整理如圖10-3。

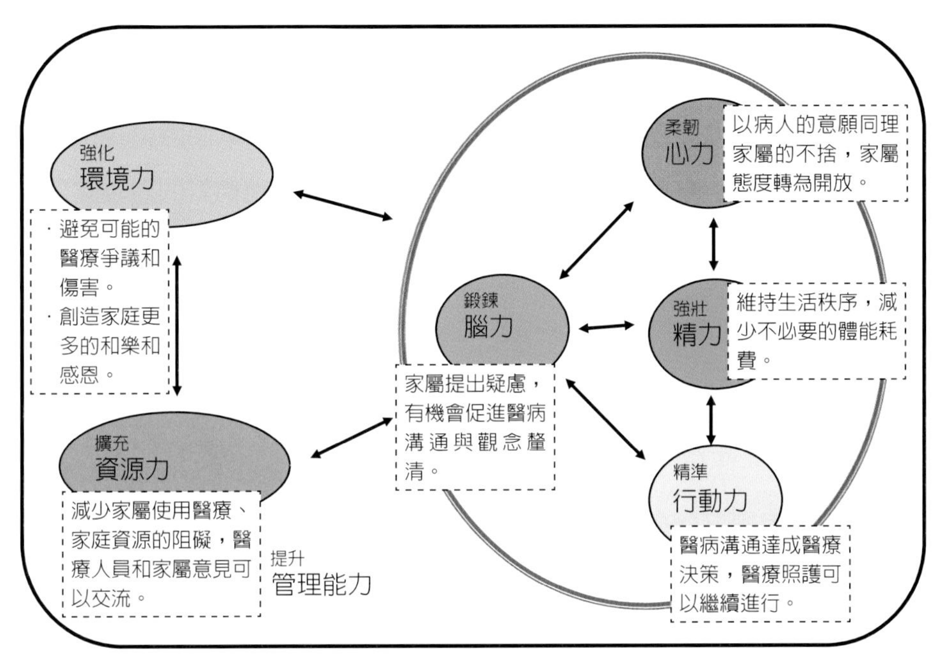

圖10-3　六力一管壓力模式——介入圖示

Part III. 看照會的成效評估

對應綱要：

臨床流程項目	個案概念化				
	D	E	F	IN	E
6. 對病人及／或家屬而言，有增進他們對問題及其原因的了解、知道需做的調整、預計能實際做出調整。					V
7. 對醫療團隊而言，照會問題有得到解答，且有助於改善臨床照顧的困難。					V
10. 必要或有機會時，有後續的介入與評估介入效果。				V	V

6. 對病人及／或家屬而言，有增進他們對問題及其原因的了解、知道需做的調整、預計能實際做出調整

在家庭會議中，臨床心理師促進家屬對病人心理狀態之理解和尊重，紓解面對可能失去病人的不捨和醫療抉擇的壓力，家屬陸續提出醫療照顧的疑慮，得到醫療團隊的說明與釐清後，有增進他們對問題及其原因的了解，也知道需做的調整，當天晚上家屬即完成DNR同意書的簽署，病人的焦慮減輕。

7. 對醫療團隊而言，照會問題有得到解答，且有助於改善臨床照顧的困難

臨床心理師回饋醫療團隊（1）病人的不安情緒和需求來自未與家人達成安寧緩和醫療共識，（2）運用六力一管醫病合作與促進雙向溝通的工作模式，達成預防病人受苦的癌末安寧照護共識，（3）家屬簽署DNR同意書，醫療團隊照會問題有得到解答，且有助於改善臨床照顧的困難。

10. 必要或有機會時，有後續的介入與評估介入效果

病人在家庭會議後第二天即往生，她走得安詳，家人也沒有遺憾，醫療團隊也達到緩和醫療的病人／家屬都能安適的照護目標。

五 結語

安寧緩和條例在臺灣施行至今已17年，民眾雖已不那麼排斥，但仍可能存有許多迷思。臨床上也常見病人已命在旦夕，家屬仍不願意放棄積極治療，極力抗拒醫療人員與病人談論安寧。然而值得關心的是家屬仍在

意病人是否走得心安？因此醫療人員需要同理家屬的不捨，協助家屬傾聽病人的心聲，調整錯誤的認知，病人與家屬達成醫療共識後，病人得以心安辭世，家人也沒有遺憾，這是我們樂見的照護品質。

臨床心理師面對此類案例的醫療困境，首要透過同理心的技術儘可能緩和病人／家屬和醫師／團隊在互動當下可能的負面情緒感受和緊張關係，醫療人員（含臨床心理師）要能在衝突的互動中對他人展現同理心，前提是自己也能夠在當下維持相對平和的心境，暫時擱置自己的需要，主動對他人提供理解與照顧（鄭逸如等，2017）。

六 個人感觸

生命末期病人／家屬不只是要面對生命的失落，更切身的是關係的失落，醫療人員除了照顧病人免於痛苦的臨終和死亡的品質，更需要照顧到病人／家屬身體、心理和思想的平安。本案例病人已簽署DNR，勇敢面對與接納愈漸衰弱的身體，從她的言談，反映出她內心的平安；她開放自己，與過去的家人關係再連結，感到生命是有意義的、豐美的，她也深深地感受到家人對她不捨的情懷，她希望家人都能擁有心理和思想上的平安，簽署DNR就是她對家人照顧的具體行動，透過與家人生命的交會、接納、尊重、彼此見證，在共融與互助中她也得到心靈的解脫。我也從與她和家屬的內心交流中深切體認到相伴而行的眞諦。

參考文獻

第一章

鄭逸如（1999）。安寧緩和醫療之社會心理照顧——1999英國研習成果報告。安寧緩和醫療研習報告會議。臺北市：臺灣佛教蓮花基金會。

鄭逸如（2004）。壓力的評估與處理。見「糖尿病衛教課程教材」。臺北市：中華民國糖尿病衛教學會。

鄭逸如（2016）。壓力與健康。見「家庭醫學（第四版）」。臺北市：臺灣家庭醫學醫學會。

鄭逸如、何雪綾、陳秀蓉（2017）。「醫病溝通之鑰——醫療人員同理心五大心法」。臺北市：五南圖書。

Bruch, M. (1998). The UCL case formulation model: clinical applications and procedures. In Michael Bruch & Frank W. Bond (Eds.) *Beyond Diagnosis—Case Formulation Approaches in CBT.* New Jersey: John Wiley & Sons.

Chochinov, H. M., Kristjanson, L. J., Breitbart, W., McClement, S., Hack, T. F., Hassard, T., & Harlos, M. (2011). Effect of dignity therapy on distress and end-of-life experience in terminally ill patients: a randomised controlled trial. *The Lancet Oncology, 12*(8), 753-762.

Engel, G. L. (1980). The clinical application of the biopsychosocial model. *American J. of Psychiatry, 137*(5), 535-544.

Sulmasy, D. P. (2002). A biopsychosocial-spiritual model for the care of patients at the end of life. *The Gerontologist, 42*, Special Issue III, 24-33.

Yih-Ru Cheng, Chang-Chang Tseng, Chih-Hsuan Chang, & Chi-Yu Chang (2010). Psychotherapy for patients with cancer and their families in Taiwan. The 41st International Annual Meeting of Society of Psychotherapy Research, June 23-26, Monterey, California, USA.

第二章

林育麟（2008）。癌症治療原則與方法。見「抗癌全壘打──臺大醫院腫瘤專書」。臺北市：國立臺灣大學出版中心。

陳秀蓉、何雪綾、林淑圓、鄭逸如（2007）。身心壓力的因應。「臺灣家庭醫學研究」，*5*(2)，53-60。

陳秀蓉、鄭逸如（2012）。專題導言──緩和醫療：時間、影像與聲音的樂章。「應用心理研究」，*54*，49-51。

莊耀嘉（1990）。「馬斯洛──人本心理學之父」。臺北市：桂冠圖書。

鄭逸如（2016）。壓力與健康。見「家庭醫學（第四版）」。臺北市：臺灣家庭醫學醫學會。

鄭逸如、何雪綾、陳秀蓉（2017）。「醫病溝通之鑰──醫療人員同理心五大心法」。臺北市：五南圖書。

Carroll, B. T., Kathol, R. G., Noyes, R., Wald, T. G., & Clamon, G. H. (1993). Screening for depression and anxiety in cancer patients using the Hospital Anxiety and Depression Scale. *General Hospital Psychiatry, 15*(2), 69-74.

Lazarus, R. S. & Folkman, S. (1984). *Stress. Appraisal and Coping*. New York: Springer.

Derogatis, L. R., Morrow, G. R., Fetting, J., Penman, D., Piasetsky, S., Schmale, A. M., & Carnicke, C. L. (1983). The prevalence of psychiatric disorders among cancer patients. *JAMA, 249*(6), 751-757.

Engel, G. L. (1980). The clinical application of the biopsychosocial model. *American J. of Psychiatry, 137*(5), 535-544.

Kabat-Zinn J.（2008）。「當下，繁花盛開」（雷淑雲）。臺北市：心靈工坊。（原著出版於2005）

Kolappa, K., Henderson, D. C., & Kishore, S. P. (2013). No physical health without mental health: lessons unlearned? *Bulletin of the World Health Organization, 91*, 3-3A.

Maslow, A. H. (1969). The farther reaches of human nature. *Journal of Transpersonal Psychology, 1*(1), 1-9.

Nolan, S., Saltmarsh, P., & Leget, C. (2011). Spiritual care in palliative care: Working towards an EAPC Task Force. *European Journal of Palliative Care, 18*(2), 86-89.

Prince, M., Patel, V., Saxena, S., Maj, M., Maselko, J., Phillips, M. R., & Rahman, A. (2007). No health without mental health. *Lancet, 370*, 859-77.

Rego, F., & Nunes, R. (2016). The interface between psychology and spirituality in palliative care. *Journal of Health Psychology, 21*(1), 1-9.

Rosenbloom, D., & Williams, M. B. (1999). *Life After Trauma: A Workbook for Healing*. New York, N.Y.: Guilford Press.

Roth, A. J., Kornblith, A. B., Batel-Copel, L., Peabody, E., Scher, H. I., & Holland, J. C. (1998). Rapid screening for psychologic distress in men with prostate carcinoma: A pilot study. *Cancer, 82*, 1904-1908.

Stephen, P. R., & Timothy, A. J. (2011). Perception and individual decision making. In P. R. Stephen, & A. J. Timothy, *Organizational Behavior*. Upper

Saddle River, N.J.: Prentice Hall.

Sulmasy, D. P. (2002). A biopsychosocial-spiritual model for the care of patients at the end of life. *The Gerontologist, 42*, Special Issue III, 24-33.

Tobin, D. L., Holroyd, K. A., Reynolds, R. V., & Wigal, J. A. (1989). The hierarchical factors structure of the coping strategies inventory. *Cognitive Therapy & Research; 13*, 343-361.

James, W.（2001）。「宗教經驗之種種」（蔡怡佳、劉宏信）。臺北市：立緒文化。（原著出版於1902）

Zabora, J., Brintzenhofeszoc, K., Curbow, B., Hooker, C., & Piantadosi, S. (2001). The prevalence of psychological distress by cancer site. *Psycho-Oncology, 10*(1), 19-28.

第三章

白欣宜（2013）。「疾患認知表徵、調適目標及生活目標之關聯性——乳癌個案研究之探討」（未發表之碩士論文）。臺北市：臺灣大學理學院心理學研究所。

Diefenbach, M.A., & Leventhal, H. (1996). The common-sense model of illness representations: Theoretical and practical considerations. *Journal of Social Distress and the Homeless, 5*,11-38.

Kreitler S. (1999). Denial in cancer patients. *Cancer Invest, 17*(7), 514-34.

Kübler-Ross E. (1969). *On Death and Dying*. New York: MacMillan.

Leventhal, H., Brissette, I., & Leventhal, E.A. (2003). The Common-Sense Model of self-regulation of health and illness. In L.D. Cameron, & H. Leventhal (Eds.), *The Self-Regulation of Health and Illness Behaviour*.

London: Routledge.

第四章

Jakobsson, S., Horvath, G., & Ahlberg, K. (2005). A grounded theory exploration of the first visit to a cancer clinic—strategies for achieving acceptance. *European Journal of Oncology Nursing, 9*(3), 248-257.

Kübler-Ross E. (1969). *On Death and Dying*. New York: MacMillan.

Kubsch, S. M., & Wichowski, H. C. (1992). Identification and validation of a new nursing diagnosis: sick role conflict. *Nursing Diagnosis, 3*, 141-147.

Manne, S., & Ostroff, J. (2011). Couple Focused Group Intervention for Women with Early Breast Cancer and their Partners. *Handbook of Psychotherapy in Cancer Care*, 149-158.

第五章

Forester, B., Kornfeld, D. S., Fleiss, J. L., & Thompson, S. (1993). Group psychotherapy during radiotherapy: effects on emotional and physical distress. *The American Journal of Psychiatry, 150*, 1700.

Mogg, K., Bradley, B. P., & Williams, R. (1995). Attentional bias in anxiety and depression: The role of awareness. *British Journal of Clinical Psychology, 34*, 17-36.

Ryan, H., Schofield, P., Cockburn, J., Butow, P., Tattersall, M., Turner, J., Girgis, A., Bandaranayake, D., & Bowman, D. (2005). How to recognize and manage psychological distress in cancer patients. *Eur J Cancer Care, 14*, 7-15.

Stark, D. P. H., & House, A. (2000). Anxiety in cancer patients. *British Journal of Cancer, 83*, 1261.

Teunissen, S. C. C. M., De Graeff, A., Voest, E. E., & de Haes, J. C. J. M. (2007). Are anxiety and depressed mood related to physical symptom burden? A study in hospitalized advanced cancer patients. *Palliative Medicine, 21*, 341-346.

第六章

李政洋、陳虹汶、李玉嬋、唐婉如、方俊凱（2011）。癌症照顧的自殺防治。「內科學誌」，*22*，335-343。

臺大醫院臨床心理中心（2016）。「臺大醫院臨床心理中心2016年報」。臺北市：國立臺灣大學醫學院附設醫院臨床心理中心。

American Psychiatry Association (2013). *Diagnostic and Statistical Manual of Mental Disorders (5th ed.)*.

Engel, G. L. (1980). The clinical application of the biopsychosocial model. *American J. of Psychiatry, 137*(5), 535-544.

Lin, H.C., Wu, C.H., & Lee, H.C. (2009). Risk Factors for Suicide Following Hospital Discharge among Cancer Patients. *Psycho-Oncology, 18*, 1038-1044.

Linehan, M.M., Goodstein, J.L., Nielsen, S.L., & Chiles, J.A. (1983). Reasons for Staying Alive When You are Thinking of Killing Yourself: The Reasons For Living Inventory. *Journal of Consulting and Clinical Psychology, 51*, 276-286.

Robson, A., Scrutton, F., Wilkinson, L., & MacLeod, F. (2010). The Risk of

Suicide in Cancer Patients: A Review of the Literature. *Psycho-Oncology, 19*, Issue 12, 1250-1258.

第七章

American Cancer Society (2017). Children Diagnosed With Cancer: Dealing With Diagnosis. Retrieved from
https://www.cancer.org/treatment/children-and-cancer/when-your-child-has-cancer/dealing-with-diagnosis/how-children-react.html

DeGennaro, L. J. (2012). Coping with childhood Leukemia and Lymphoma. Retrieved from https://www.lls.org

Gleitman, H.（2000）。「心理學（上）」（洪蘭）。臺北市：遠流出版社。（原著出版於1997）

Shaffer, D. R., & Kipp, K.（2015）。「發展心理學」（張欣戊、林淑玲、李明芝）。臺北市：學富文化。（原著出版於2014）

第八章

Bodenmann, G. (1995). A systemic-transactional conceptualization of stress and coping in couples. *Swiss Journal of Psychology, 54*(1), 34-49.

Eldridge, K. A., & Christensen, A. (2002). Demand–withdraw communication during couple conflict: A review and analysis. In P. Noller, & J. A. Feeney (Eds.), *Understanding Marriage: Developments in the Study of Couple Interaction*. Cambridge, England: Cambridge University Press.

Regan, T. W., Lambert, S. D., Girgis, A., Kelly, B., Kayser, K., & Turner, J. (2012). Do couple-based interventions make a difference for couples

affected by cancer? A systematic review. *BMC Cancer, 12*, 279.
http://www.biomedcentral.com/1471-2407/12/279

Traa, M. J., De Vries, J., Bodenmann, G., & Den Oudsten, B. L. (2015). Dyadic coping and relationship functioning in couples coping with cancer: A systematic review. *British Journal of Health Psychology, 20*, 85-114.

第九章

立法院（2015）。病人自主權利法。取自立法院全球資訊網http://www.ly.gov.tw/03_leg/0301_main/dispatch/dispatchView.action?id=62031&lgno=00078&stage=8&atcid=62031

曾媏媏（2011）。面對親人罹患急重症身心應如何調適。「臺大醫網月刊（9月）」，*70*，18-19。

鄭逸如、何雪綾、陳秀蓉（2017）。心法二：反覆練習基本功——六種同理心技巧。見「醫病溝通之鑰——醫療人員同理心五大心法」。臺北市：五南圖書。

第十章

聖嚴法師（2004）。第二講《金剛經》與自我提昇。見「福慧自在——金剛經生活」。臺北市：法鼓文化。

趙可式（1997）。臺灣癌症末期病患對善終意義的體認。「護理雜誌」，*44*（1），48-55。

鄭逸如、何雪綾、陳秀蓉（2017）。同理心是可以修練的技能。見「醫病溝通之鑰——醫療人員同理心五大心法」。臺北市：五南圖書。

羅耀明（2014）。探討中老年人於非正規教育機構參與善終課程後之DNR觀點轉化。「生命教育研究」，*6*（1），87-117。

附錄一

心理照會臨床流程與實務檢核表

順序版（空白表格）

會議名稱：
主持人：
出席人員：

檢核項目10項
檢核方式：0 沒問題，1 需討論。「需討論」之項目，會議紀錄可記錄於最下方欄位，依項目分項記載。
說明：「0 沒問題」指可順利執行或已盡力予以關注；「1 需討論」指無法執行或執行時遭遇困難。

個案姓名（匿名）／照會病房床號	接照會之人員	照會日期／討論日期	1.看照會前有口頭聯繫	2.能具體界定照會問題	3.確認與再界定照會問題，及衡鑑出相關因素與發展過程	4.能把衡鑑結果整理得具體、有組織，並可推論出心理治療或照護的計畫	5.在當次照會實際執行介入，或擬出後續可執行的介入（包括由接照會人員或醫療團隊人員執行）	6.對病人及／或家屬而言，有增進他們對問題及其原因的了解、知道需做的調整、預計能實際做出調整	7.對醫療團隊而言，照會問題有得到解答，且有助於改善臨床照顧的困難	8.有完成看照會	9.完成照會後有口頭回覆	10.必要或有機會時，後續的持續介入與評估介入效果
「需討論」項目之討論與結論												
「需討論」項目之討論與結論												
「需討論」項目之討論與結論												
「需討論」項目之討論與結論												
會議紀錄												

附錄二

心理照會臨床流程與實務檢核表

類別版（空白表格）

會議名稱：
主持人：
出席人員：

檢核項目10項
檢核方式：0 沒問題，1 需討論。「需討論」之項目，會議紀錄可記錄於最下方欄位，依項目分項記載。
說明：「0 沒問題」指可順利執行或已盡力予以關注；「1 需討論」指無法執行或執行時遭遇困難。

個案姓名（匿名）／照會病房床號	接照會之人員	照會日期／討論日期	I. 看照會的啓動與完成				II. 執行身心壓力衡鑑與身心壓力治療			III. 看照會的成效評估		
			1.看照會前有口頭聯繫	2.能具體界定照會問題	8.有完成看照會	9.完成照會後有口頭回覆	3.確認與再界定照會問題，及衡鑑出相關因素與發展過程	4.能把衡鑑結果整理得具體、有組織，並可推論出心理治療或照護的計畫	5.在當次照會實際執行介入，或擬出後續可執行的介入（包括由接照會人員或醫療團隊人員執行）	6.對病人及／或家屬而言，有增進他們對問題及其原因的了解、知道需做的調整、預計能實際做出調整	7.對醫療團隊而言，照會問題有得到解答，且有助於改善臨床照顧的困難	10.必要或有機會時，後續的持續介入與評估介入效果
「需討論」項目之討論與結論												
「需討論」項目之討論與結論												
「需討論」項目之討論與結論												
「需討論」項目之討論與結論												
會議紀錄												

附錄三

癌症病人的壓力與調適模式圖

相關面向與歷程（填空版）

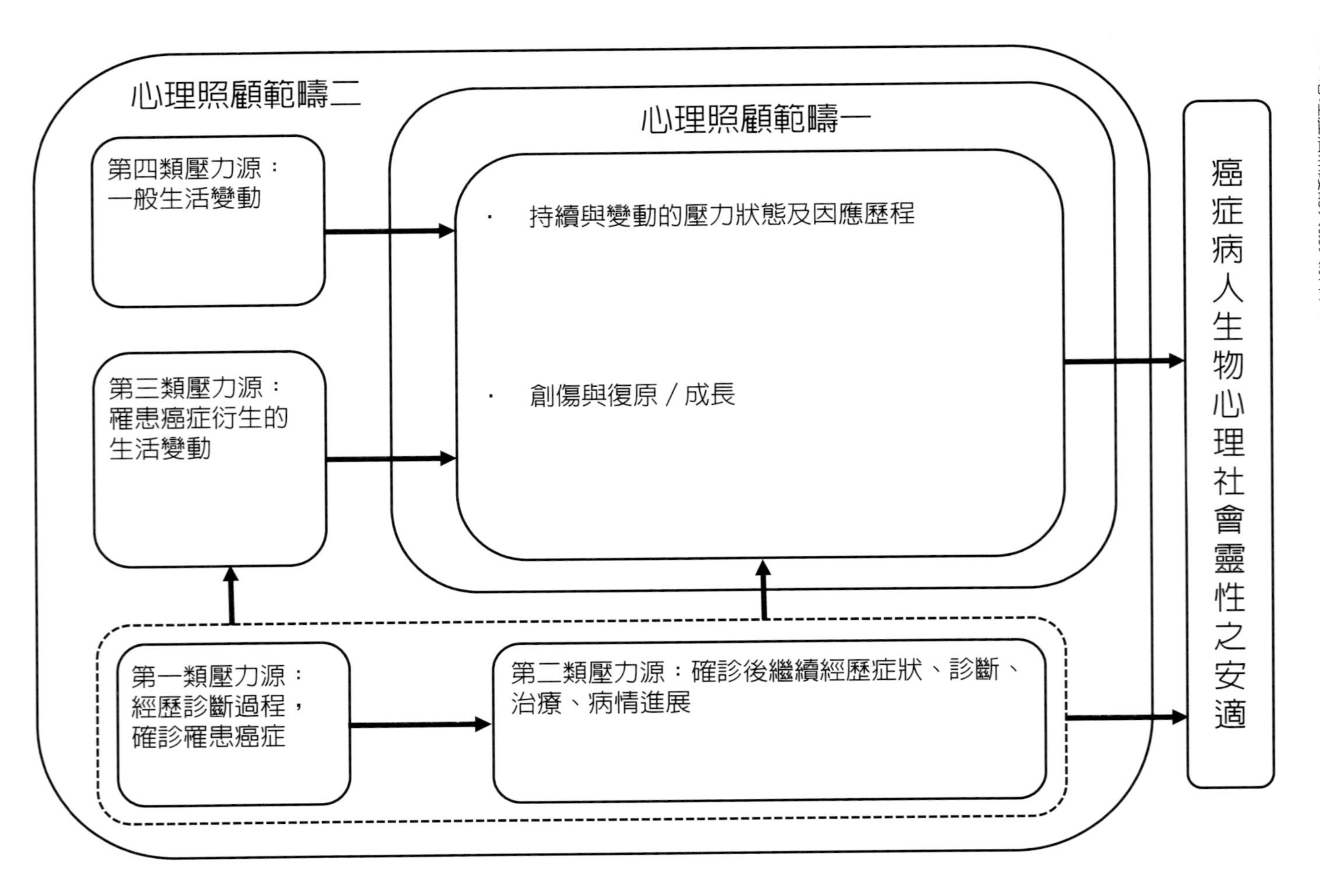

心理照顧範疇二
第四類壓力源：一般生活變動
第三類壓力源：罹患癌症衍生的生活變動
心理照顧範疇一
．持續與變動的壓力狀態及因應歷程
．創傷與復原／成長
第一類壓力源：經歷診斷過程，確診罹患癌症
第二類壓力源：確診後繼續經歷症狀、診斷、治療、病情進展
癌症病人生物心理社會靈性之安適

附錄四

壓力與健康

（載自「家庭醫學（第四版）」，文字同該書，參考文獻採用該書格式）

鄭逸如

一 前言

近年來，無論是在科學或普遍大眾中，「壓力（stress）」都是廣受關注的議題，除學術期刊之外，知名雜誌如《時代（Time）》與難以計數的自助書籍都有相關主題[1]。Yusuf等人發表在《刺胳針（Lancet）》的跨全球52個國家的研究發現，壓力不僅造成情緒困擾與行爲問題，其與身體健康的關係也獲得研究證實，例如心理社會因素的分數（憂鬱、控制焦點、壓力感受、生活事件的綜合分數）較高者，急性心肌梗塞的盛行率是分數較低者的2.67倍；心理社會因素對急性心肌梗塞發作有32.5%的解釋力；若從排序來看，無論是關於盛行率或解釋力，心理社會因素在各風險因子當中都是排名第三位，僅次於吸菸（含仍吸菸與已戒菸者）及ApoB/ApoA1比，但高於糖尿病、高血壓、肥胖、每日食用蔬果、運動、飲酒等因子[2]。此研究結果證實壓力與健康的關係，顯示出壓力管理在維護與提昇健康上的重要角色，並呼應Engel所提出之生物心理社會模式的全人醫療照護[3]。

二 壓力的定義

「壓力（stress）」一詞可追溯自西元十四世紀，源自法文的「苦惱（destreese）」，更早是源於拉丁字「壓縮（compressed）」[1]。「壓力（stress）」的定義可從幾方面的文獻來看，首先是《韋伯辭典（Webster's Illustrated Encyclopedic Dictionary）》對壓力提出六個定義，其中第六個定義與心理學相關，爲「一個使心理或情緒產生困擾或不安的影響，或因爲此影響而引發的緊張或痛苦狀態」[4]。其次是《張氏心理學辭典》將壓力定義爲「個體生理或心理上感受到威脅時的一種緊張狀態」，並描述壓力的功能，指出「這種緊張狀態使人在情緒上產生不愉快甚至痛苦的感受。壓力有時具有示警的功能，可使人面對壓力的來源，進而消除壓力的來源，解除威脅」[5]。再者是Linden綜合諸多壓力管理（stress management）相關文獻，將壓力管理領域中對壓力的定義整理爲「壓力是一個中介歷程，在這個歷程中，壓力源（或需求）會使個體試著適應或改變，如果個體在此歷程中無法滿足此需求，將導致個體的痛苦」[4]。

三 壓力的分類

最常被採用的壓力分類有三種，第一種是以反應的範圍來區分，例如Selye將壓力反應分爲「區位適應症後群（local adaptation syndrome）」與「一般適應症後群（general adaptation syndrome）」，前者是指出現在肌肉、眼睛或發炎組織等特定區位的壓力結果，後者是將壓力反應分爲一般性歷程的警覺反應、抵抗期與衰竭期三個階段[6]。第二種是以採取的基礎來區分，例如Feuerstein等人以反應、刺激、互動模式、或訊息處理模式爲基礎[7]。第三種是以歷程的動態來區分，例如McEwen提出重複衝擊模式（在壓力重複發生的歷程中有足夠的調適與復原）、缺乏調適模式（在壓力重複發生的歷程中有復原，但調適力逐漸減弱，亦即能負荷的最高值下降）、缺乏復原模式（在壓力發生的歷程中，調適不足且未能復原，形成持續處在壓力的狀態）、動態平衡與補償模式（壓力相關系統之間有動態平衡與互相補償）[8]。

這些不同的區分方法，可避免將壓力侷限在壓力的結果，而呈現壓力之全程與全貌的多面向，亦即包含了壓力源、個體內在歷程、個體內在歷程與外在環境的交流、個體內在或外顯的壓力反應。除此之外，個體的先天條件、發展過程、性格或特質、需求等，亦爲相關因素。

四　壓力管理與全人健康

本章在討論壓力與健康時，所採取的「六力一管壓力模式」（圖一），是以認知行爲取向爲基礎，將壓力視爲個人與環境之交流歷程的解析架構，在圖中的雙箭頭線條（含實線與虛線）意指互相影響，實線是當下壓力的歷程動線，虛線是代表較遠的影響。

「六力一管壓力模式」是從心理能力的觀點探討壓力的形成與管理，其理念源自壓力模式[9]，精簡版本包含「三力」：認知思考（腦力）、情緒感受（心力）、精神體力（體力）三種心理能力[10]，後來增加問題解決（行動力）、資源運用（資源力）二種心理能力，合稱爲「五力」[11]。爲呈現壓力管理所需之後設性質的監控能力，以完整涵蓋壓力管理的各面向，再增加「管理能力」，並將精神體力的簡稱「體力」改爲「精力」，以改善用詞的適切性，名爲「五力一管壓力模式」[12]。有鑑於壓力源的管控在壓力歷程中的源頭角色，將其由附帶因素轉爲要項之一，再增加主動管控壓力源的「環境力」，相關心理能力至此更加齊備，名爲「六力一管壓力模式」，實務應用上，則名爲「六力一管壓力管理方案」。在管理的意涵上，腦力、心力、精力、行動力屬於「內管理」，資源力與環境力屬於「外管理」，管理能力爲「總管理」。這些心理能力雖做分類，但互有關聯，非彼此完全切割。根據「六力一管壓力模式」編寫之課程手冊[13]在實務應用中確認了實用性與多面效益。對照Linden的定義「壓力管理是一套用以降低壓力和建構技巧之相當具體的技術，同時也是一種即使在艱鉅時刻也能用來檢視、組織、形塑我們的世界，以達到最佳生活品質的嘗試……這觀點反映了人們如何互動、如何建構其環境，以

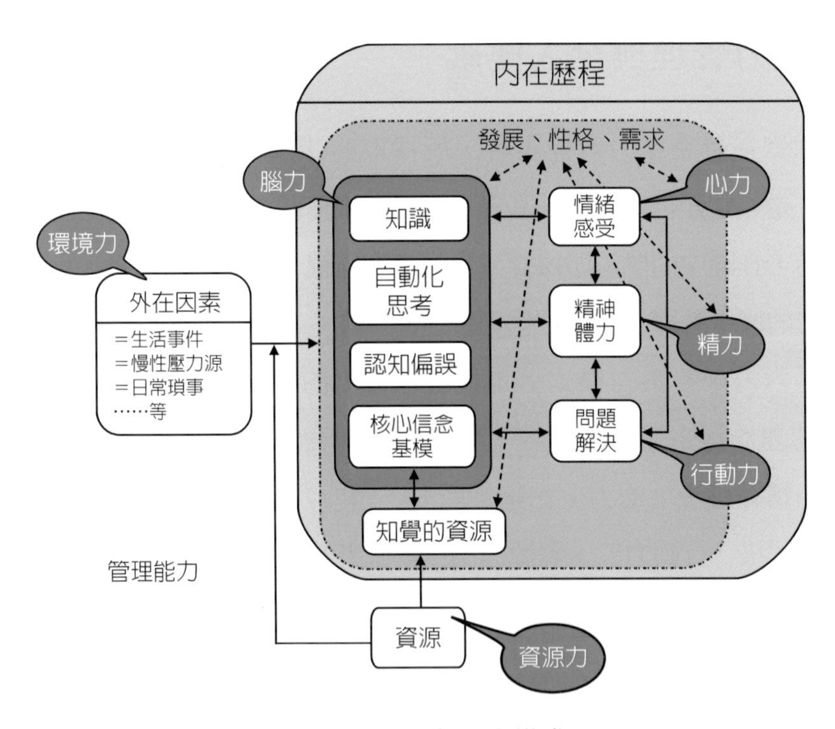

圖一 六力一管壓力模式

及壓力管理在本質上兼具預防性和反應性」[14]，「六力一管壓力管理方案」具備了其中所述之週全涵蓋與前瞻預防的特性。

在台灣，透過壓力管理以改善或維持健康的臨床服務（包括個別與團體形式）已執行多年，並有研究成果[15-17]。隨著確立「六力一管壓力管理方案」，不僅在臨床實務上可更標準化地應用，也更有益於普遍推廣到大眾衛教、職場員工壓力調適、醫事人員繼續教育、醫事職類臨床教師培育課程、醫學教育等，促進發展與落實台灣文化中的壓力管理方案。在臨床服務對患者與家屬做解說，或是在衛教與授課時向聽眾做介紹，簡明易懂的圖示（圖二）是需要的，可有益於壓力管理的瞭解與執行。

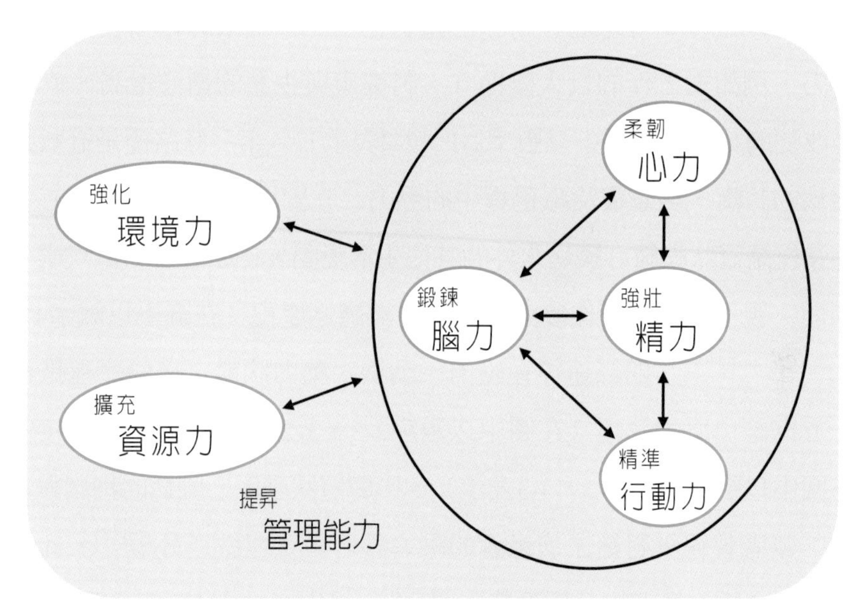

圖二　「六力一管壓力管理方案」示意圖

五 壓力對健康的影響

(一) 壓力對健康的影響途徑

若以健康問題的控制與病情發展爲目標，壓力對健康的影響途徑有四條（圖三）。以罹患冠狀動脈心臟病之壓力爲例，壓力對冠狀動脈心臟病之控制與病情發展的第一條途徑是：冠狀動脈心臟病本身及其診斷、檢查與治療所直接造成的影響（在圖中以數字1-1、1-2表示）。第二、三、四條途徑則分別從不同的起點開始，同樣都走到壓力、調適、壓力狀態這個部分，亦即經歷變動、嘗試調適，並處在持續與變化的壓力狀態中。其中第二條路徑是罹患冠狀動脈心臟病在生活中帶來的相關變動所造成的壓力，例如對工作的投入變保守、對健康與生命的擔心增高、或是作息需改變的壓力（在圖中以數字2-1、2-2表示），第三條路徑是冠狀動脈心臟病的診斷、檢查與治療過程中的壓力（在圖中以數字3-1表示），第四條途徑是冠狀動脈心臟病之外的其他生活變動，例如患有其他疾病、感情問題、親子關係、工作變動等的壓力與調適歷程（在圖中以數字4-1表示）。第二、三、四條途徑在壓力、調適、壓力狀態之後的歷程是相同的，亦即經由直接途徑（在圖中以數字2-3、3-2、4-2表示）或間接途徑（在圖中以數字2-4、3-3、4-3表示），影響冠狀動脈心臟病的控制與病情發展。筆者曾經針對糖尿病患者的壓力評估與管理做過分析[18]，此處對冠狀動脈心臟病患者的分析將其中部分路徑與標示做了修正，以更符合患者面對疾病與生活之壓力的實際情形。

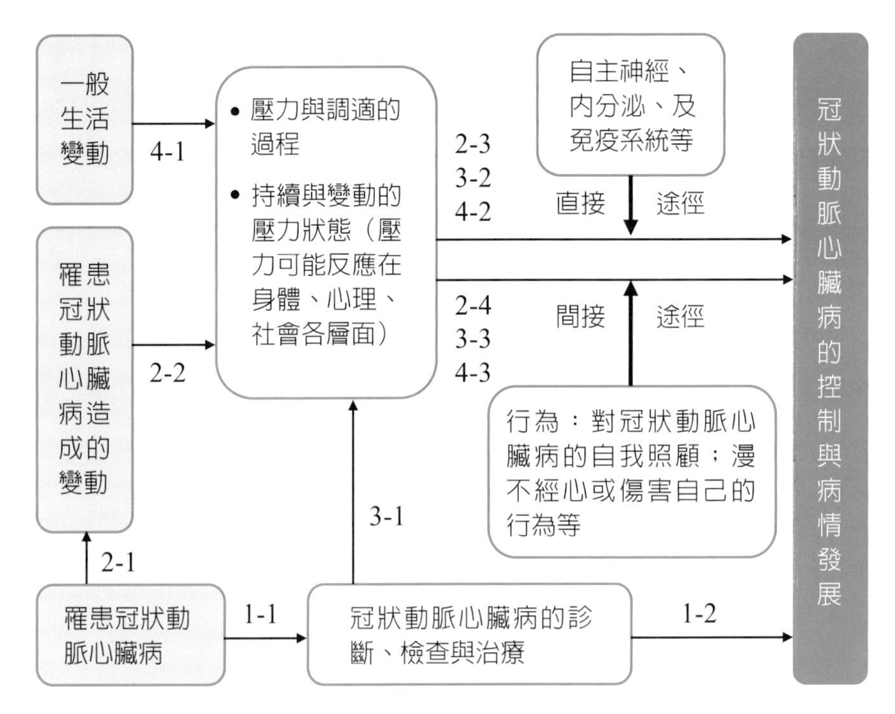

圖三　壓力對健康的影響：以罹患冠狀動脈心臟病之壓力為例

(二) 壓力與健康之關係的分類

壓力與健康之關係可分爲二類，第一類：壓力是來自身體疾病，稱爲「以生理爲主，心理爲輔的身心壓力適應問題」，亦即因身體疾病的壓力引發情緒、行爲、人際問題，或除此之外尚伴有身心症狀，或身體症狀之抱怨超過檢查結果所能預期，或使身體疾病惡化。輕微的身體疾病通常不至於產生壓力調適問題，但以下幾類疾病則較容易遭遇調適困難，例如慢性疾病（高血壓、糖尿病、紅斑性狼瘡、重症肌無力等）、威脅生命的疾病（心血管疾病、中風、癌症等）、來自基因缺陷的遺傳性疾病（小腦萎縮症、亨丁頓氏舞蹈症等）。

第二類：壓力非來自身體疾病，而是來自工作、經濟、婚姻、感情、學業、人際關係等生活壓力，稱爲「以心理爲主，生理爲輔的身心壓力調適問題」。這類壓力也會引發情緒、行爲、人際問題，或除此之外尚伴有身心症狀，或身體症狀之抱怨超過檢查結果所能預期，或使身體疾病惡化。

醫療與健康照護體系中，有大宗對象是身體罹患疾病的患者（上述第一類），也有因爲非身體疾病之一般生活變動所帶來的壓力調適問題的患者（上述第二類），他們都需要生物心理社會取向的壓力管理與全人照護，但其壓力源性質有所差異，壓力管理策略亦有不同重點。因此，在進行壓力管理的評估與介入時，若做此分類，將有助於引導適切方向，提升成效。

(三) 身心症狀與身體疾病的壓力管理

當壓力的影響反應在身體或生理層面時，可能是以身心症狀或身體疾病呈現。進行壓力管理時，若壓力是反應在身心症狀，可依器官系統做分類評估，例如分爲心臟血管系統、呼吸系統、胃腸系統等，以更加掌握壓力對健康的影響，並作爲治療的參考。例如進行生理回饋評估與治療時，若身心症狀主要在呼吸系統，可著重在呼吸指標，若身心症狀主要在心臟血管系統，可著重在末梢血流指標、呼吸指標。

然而，壓力有時不只帶來身體的不舒適，也可能導致或加重身體疾病，例如高血壓、心血管疾病、中風、偏頭痛、緊張性頭痛、癌症、氣喘、類風濕性關節炎、背痛、顳顎關節症候群等[19]，這些疾病的診療需要全人取向的治療以提高療效，壓力管理正是符合此取向的做法。目前已有許多針對這些疾病的壓力研究與壓力管理方案，以心血管疾病爲例，跨國研究發現心理社會因素的重要性[2]；在台灣，翁嘉英等人編製了與心血管疾病密切相關的敵意量表[20]，並研發特別爲心血管疾病患者設計的認知行為與生理回饋團體心理治療減壓課程[21]，已在多家醫院提供服務與進行研究。

六　壓力管理方案

壓力管理方案大多採取以各式放鬆訓練與認知行爲取向爲主的多重模式，並以方法或技術做分類[22]。少數方案包含系統取向的做法，例如改變環境（如邀請家庭成員參與介入方案）或行政因素（如政府制定新政策），也有將壓力管理應用在巔峰表現（peak performance）的做法。

從方法或技術做分類的缺點是不易針對壓力情境與個別差異做彈性調整，限制了壓力管理的成效，若能綜合壓力的定義與歷程以及可進行管理的心理能力做分類，可改善此不足，本章所討論的「六力一管壓力管理方案」即是據此分類出七種心理能力，包含：認知思考（腦力）、情緒感受（心力）、精神體力（精力）、問題解決（行動力）、資源運用（資源力）、壓力源管控（環境力）、整體監控能力（管理能力），以建立結構清楚、利於操作的壓力管理方案。

(一) 鍛鍊腦力

鍛鍊腦力指的是增進個人「擁有知識，能把問題想清楚，信念明確又有彈性，能探索與創造意義」，這是壓力管理的關鍵角色。相關的學理或見解包括西方的基礎心理學（如認知心理學所提的訊息處理歷程，包括從注意力的選擇與分配到意義的形成）、應用心理學（如認知治療學派、壓力的認知評估），也包括中國的儒家、道家等思想，西方的基督信仰、東方的佛學、台灣的慈濟與法鼓文化等的智慧。

若能融合東西方的學理成果與生活智慧，可強化從認知的內容與歷程來鍛鍊腦力，增進壓力管理，包括找出腦力的問題所在與做出有利於調適的改變。西方的心理學家Ellis與Dryden（1997）、Abrams與Ellis（1996）、Beck （1976）提供了人們常見的非理性信念，例如「無法忍受」、「必須」，以及有違邏輯與現實的思考方式，例如「非黑即白」、「偏向看負面」、「過度類化」，這是無論在東西方都普遍存在的謬誤；他們也提出改善認知的方法，例如檢視是否合乎邏輯、證據何在、是否務實[23-25]。Caserta等人提醒，人們所擁有的理性思考在適應上功不可沒，可透過調整認知來促進一級預防與提昇心理健康[26]。然而，自動化思考也具有利於生存與演化的價值，它讓人們更迅速、省力，只是當跳過了檢驗是否合乎現實與效益時，就難免阻礙了壓力調適。基督教的新約聖經哥林多前書二章9節下段「神爲愛他的人所豫備的，是眼睛未曾看見，耳朵未曾聽見，人心也未曾想到的。」帶領人們創造受苦的意義；約翰一書二章16節「凡世界上的事，就是肉體的情慾、眼目的情慾、並今生的驕傲，都不是出於父，乃是出於世界。」啓示人們儆醒於來自成就的盲點與轄制。在台灣，慈濟證嚴法師的靜思語如「不要小看自己，因爲人有無限的可能，」提供了理性思考的內容；「地上種了菜就不易長草；心中有善就不易生惡。」點出可運用認知的競爭原則來進行壓力管理。法鼓聖嚴法師的語錄如「面對它、接受它、處理它、放下它。」提醒面對困境的歷程與態度；「需要的不多，想要的太多。」有助於人們調整心中的價值觀，增進調適。

Cohen與Lazarus將壓力源的認知評估分爲初級評估（評估「要求」）

與次級評估（評估「資源」），這些評估會受到情境及個人因素的影響[27]，情境因素包括：

1. 壓力源的意欲程度、可控程度、發生頻率、嚴重程度、危急程度、變動程度、發生時間等。

2. 壓力源相關訊息的質：適切性、清楚性、確定性等。

3. 壓力源相關訊息的量：內容量的多寡、獲得訊息的頻率等。

個人因素包括：

1. 身體與生理狀況（視力、聽力、體力等）。

2. 心理特質（智力、自尊、動機、堅毅等）。

3. 初級評估與次級評估的先後順序與互相影響，例如高估變動帶來的要求容易使人低估擁有的資源，而低估擁有的資源也會使人高估變動帶來的要求。

4. 認知（價值觀、信念、自動化思考等）。

這些因素會影響個人的壓力歷程與經驗到的壓力，解釋了爲何客觀上並不困難的事情，有些人卻認爲難度很高，或擁有足夠客觀資源的人卻自評缺乏資源；反之，也有人低估事情的困難或費力程度，或是高估可使用的資源。這些問題都可經由鍛鍊腦力加以改善。

(二) 柔韌心力

情緒包含認知、主觀感受、生理反應三個成分，柔韌心力指的是增進「對情緒的察覺、接納、表達、紓解、解決」。情緒可能是在面對壓力的過程中自然伴隨出現，是正常的反應，也可能是因爲認知思考上的問題或無法有效解決問題而產生。若是針對引發情緒之問題本身的處理，除了與腦力相關之外，行動力一節亦有說明，此節是針對情緒本身的管理，方法如下：

1. 充分感受與表達情緒：瞭解情緒是可被接受的、需要表達的，容許充分感受情緒，找到能傾聽與對談的對象，或以文字的方式紓發（書寫手記、部落格、臉書貼文等）。

2. 放鬆身體與臉部：瞭解身心是相連的，當有情緒時，身體與臉部會緊繃，反過來，當放鬆身體與臉部，情緒會有所舒緩。放鬆身體的做法有漸進式肌肉放鬆訓練、自我暗示放鬆訓練、冥想等，它們分別是透過將身體各部位肌肉用力拉緊與鬆弛以達到鬆緊調節、將注意力分散地暗示身體不同部位或功能以進行自我催眠、將注意力專注在外在特定物或內在身體感受以達到平靜放鬆。漸進式肌肉放鬆訓練中的全臉動作、顎部動作、嘴部動作，可特別用來放鬆臉部。除了這些方法，正念、太極拳、瑜珈、氣功等也都是可以選擇的做法，有些文獻也推薦幽默的放鬆效果。

3. 調整或轉換空間環境：可設法暫離壓力現場以緩和連串的刺激或反應，若時間許可，開放舒暢的大自然、寧靜祥和的教堂或寺廟、溫馨安靜的房間、或是歡樂開懷的人際活動，都是可行的選項。

(三) 強壯精力

強壯精力指的是「維持身體健康，照顧疾病，作息良好，身心功能反應適切，增進身心活力」。身體健康與精神體力在壓力管理中常未被賦予足夠的份量，但它其實很重要。當它狀況不好時，不只帶來身體上的痛苦、失能，還會干擾認知評估、情緒感受、人際互動等；然而，若它能保持良好狀況，不僅身體健康、有活力，還能促進認知、情緒、人際互動等的功能，提升注意力與應變力，有益強化整體的身心健康。

強壯精力的做法有：

1. 疾病的診斷、治療與調適：定期健康檢查、接受疾病篩檢與預防措施、有疾病要規律就醫與控制。

2. 身體的覺察與照顧：三餐飲食規律均衡且適度飽足、多吃蔬菜水果、減少攝取咖啡因與尼古丁、規律進行適合身體狀況且足量的運動。

3. 作息的結構穩定：睡眠規律且足夠、避免工作天睡眠不足然後在週末過度補眠、工作中要間隔休息。

4. 活力的最佳使用：拿捏合適的身體鬆緊度以有效使用精神體力且減少浪費、練習腹式呼吸以保養與提昇身心功能、調整正確的身體姿勢以減少緊繃與疼痛。若效果不如預期或不確定是否有效，可藉由生理回饋技術進行評估與調整。

(四) 精準行動力

精準行動力指的是「認清問題，訂定目標與計畫，採取行動，確認效果，做修正」。行動力若是針對引發壓力的問題本身，有二種取向，第一種是通常有利於壓力管理的「投入取向（approach）」，意指個人以現實情境爲目標，面對情境並付出努力，方法例如分析、做計畫、採取積極的解決行動、尋求訊息等；第二種是通常較不利於壓力管理的「逃離取向（avoidance）」，意指個人未面對實現目標，從情境中逃避或退縮，例如否認、願望式思考、進行其他活動而避免直接解決問題等[28]。需留意的是，逃離不見得完全不利於調適（例如驟遭變故時的否認反應）。有時候，對壓力事件暫時不做反應或不去想它，可能會在某些階段對個人有保護作用，幫助個人漸進地面對壓力，促進較好的調適[29]。但一般而言，投入取向仍是較兼具近期與長遠效益的做法。

投入取向的行動力需要有合適步驟以增進效能，參考Stephen與

Timothy對個人決策的看法[30]，建議以下步驟：

1. 界定問題與目標。
2. 評估相關因素。
3. 確認問題與目標。
4. 腦力激盪，找尋可能的解決方法。
5. 評估優缺點及可行性，做決定。
6. 執行。
7. 評估效果，回饋與修正，完成嘗試。

這些步驟適用於解決各種問題，例如照顧疾病、執行工作、管理時間、改善溝通等。

(五) 擴充資源力

擴充資源力指的是「從外在環境增加資源，改善質與量，以及從個人內在突破使用資源的阻礙」。從外在環境增加資源包括環境中已存在的可用資源，或是可能被搜尋到的潛在資源，或是經由改善而新增的資源；突破個人因素則是改變對資源的主觀知覺與使用資源的態度。積極的資源管理包括前瞻性的建立資源網、儲存資源、強化自己成爲他人的資源、善用與增加資源，而非侷限在現況中，僅針對目前有哪些資源可用、有哪些不足。

舉例而言，一個奔波在工作與照顧生病父母之間的未婚女性，若消極使用資源力，則可能陷入手足均已婚，無法伸援手，只有自己是自由之身，理所當然應扛起責任的困境；但她若積極使用資源力，則可能打聽與使用喘息服務，主動關心手足並同時溝通自己的辛勞及需要協助，提出請手足假日彈性輪班的需求，主張手足需有照顧家庭的時間，自己也同樣需有照顧自己的時間，避免手足透過電子即時通訊過度干涉自己行程的做法等。這些積極的觀念與做法可提高對資源的儲備與善用，減少不必要的耗損，促進個人與環境的交流，提高壓力管理的成效。

資源力除可由個人來增加、儲備與善用之外，也需要由組織或政府進行制度、機制、政策等的革新，以強化環境的緩壓因素、促進系統化的壓力防治功能。充足的資源力可使壓力管理減輕負荷、提昇效能；至於資源的浪費與無效使用，以及帶來資源使用的設限則是另一個議題了。

(六) 強化環境力

強化環境力指的是「預測與預防壓力源，增加正向事件，建立有益健康的環境」。雖然環境中的壓力源帶來的主觀壓力與個人的心理能力有關，但通常壓力源本身仍某個程度上會影響壓力的程度，例如子女死亡的壓力大於子女離家獨立，離婚的壓力大於結婚，罹患癌症的壓力大於停經。研究壓力的學者如Selye即指出有必要將壓力的起始點（壓力源）標示出來，以與後續的壓力歷程及結果做區分[6]；Homles與Rahe則是依需要調適的程度將生活變動做排序，這些都點出壓力源在壓力過程的角色[31]。然而，對壓力源與環境的處理並非只能等著它發生，而是可以更積極主動地管理。

壓力源的種類包括重大生活事件、慢性壓力源、日常瑣事、系統壓力源、創傷、無事件等，這些壓力源可能同時存在，或彼此之間連帶發生，以致加重壓力，但也帶來管控與預防的機會，值得在壓力管理中更加強調。例如糖尿病若未能控制好，產生嚴重併發症，結果失明、截肢，則自我照顧的日常瑣事就轉爲重大生活事件，若再因病與家人產生衝突，壓力源就又多一筆；但這可透過對糖尿病照顧的正確認識與行動，有良好的疾病調適與壓力管理，減少發生更多壓力源。

增加正向事件，建立有益健康的環境或變動，是強化環境力的另一個重點。就一般意義而言，壓力源有被歸為負向的（如被資遣、分手），也有被歸為正向的（如出國旅遊、升遷），但人們較常關注在解決負向壓力源，而較忽略創造或積極爭取具有正向作用的事件，或是設法使自己成功，以帶來成就與愉快，並稀釋負向經驗。雖然負向壓力源可經個人主觀解讀而賦予正向意義，也可在處理壓力的過程中獲得正向經驗，但促使發生正向事件與經驗亦是值得投入的方向，可帶來更積極的健康與幸福。

(七) 提昇管理能力

管理能力指的是「監控與管理上述六種心理能力，辨認發生的事件或變動，增強或調度所需的各種心理能力，自評管理情形，調整管理策略，提高壓力管理效能。」壓力管理的文獻通常會闡釋「壓力」並說明「壓力管理」，但對於「管理」著墨較少。高效能的壓力管理需要有好的「管理」能力，負責綜理、平衡、調度六種心理能力。若只擅長或固著使用某種心理能力，會降低方法與問題的適配性，減損整體的壓力管理效能。

壓力管理不只是專業人員提供的服務，更需要由個人自主、自助地落實在生活中，因此必須提昇個人的管理能力，統整地善用與增強六種心理能力，將壓力管理融入生活，促進健康。

七 壓力管理的全面推動與提昇健康

(一) 對壓力與壓力管理的迷思

Meichenbaum創造「壓力免疫訓練（stress inoculation training）」一詞[32]，啓發壓力管理更寬廣的涵意，將注射疫苗的概念應用在壓力管理上，點出壓力不僅能處理與管理，也能預防。他並談到一般人對壓力的迷思，包括認爲壓力是不正常的、壓力是快要失控的徵兆等；但其實壓力具有許多正向功能，例如壓力狀態反映了眞實感受、壓力歷程提醒壓力經驗包含多重成分（認知、情緒、行爲、身體與生理、人際互動）、調適不良代表因應策略需要調整[33]。

在台灣，鄭逸如等人的研究發現大多數有心理社會困擾的患者雖然一開始是感受到身體訊息，但他們大多能自覺這些身體症狀是源自心理社會因素，顯見對病因有所認知。然而，這些患者優先採取的處理方式仍是尋求身體的檢查與治療，這意謂正確瞭解原因，不見得會有正確合適的處理，探究其因，可能與認爲健康問題只要排除身體因素即可放心的迷思有關。但近年在臨床上的觀察，此迷思已有改善[16]。

壓力雖有管理不足的問題，但有時也可能管理過度，帶來成功的副作用，例如事業有成、營業規模不斷擴大的人，雖享有成就，但可能產生疲勞，甚至過勞，若加上有健康上的危險因子，則更需要留意與預防。

(二) 從家庭觀點看壓力管理與健康

個人終其一生有許多需求是在家庭中獲得滿足，包括在身體層面，從年幼時需要的養育到年老時需要的照料，以及經濟、心理、教育、解決問題等方面的支持，並做爲繁衍子孫後代的基地，讓人們擁有功能週全的家庭生活[34]。這些需求若未獲滿足，是一種壓力，並影響個人的生存與健康；若能獲得滿足，甚至成爲個人面對家庭外的壓力時的資源，則個人不但能減少壓力，並能從家庭獲得有利於壓力管理的協助。若從家庭談壓力管理的提昇，以下是可考慮的方向：

1. 每位家庭成員（無論年齡、性別、輩份等）都持續學習良好的壓力管理。

2. 家庭要儘可能具備或替補應有的結構（角色），提供應有的功能，滿足家庭成員在人生各發展階段的需求。

3. 家庭要能發揮輔助家庭成員面對壓力的功能，並避免製造家庭成員的壓力，一旦發生，應積極解決與從中學習。

4. 組織新的家庭前，應針對家庭的壓力管理有所預備，並在家庭發展的過程中不斷學習，使家庭具備健全功能。

5. 當婚姻問題惡化，例如婚姻暴力增加、離婚率攀升等；家庭問題隨著社會變遷而出現，例如台商現象的衝擊逐漸擴大、外籍配偶日漸普遍、多元成家的可能性被熱烈討論等；家庭面對的壓力已進入新型態，應有更積極的因應[34]。

(三) 文化因素與壓力管理

生活在不同文化下的人們，都會經驗到壓力，但壓力來源、壓力經驗、可獲得治療的程度卻可能有相當差異。例如Holmes與Rahe對美國民眾的研究發現，需調適的程度排名第一位的生活事件是配偶死亡[31]，但白璐等對台灣民眾的研究發現排名第一位的生活事件是子女死亡[35]。Askew與Keyes指出相較於美國的個人主義文化，在南韓的集體主義文化下，直接表達苦惱情緒較被視爲不尋常，因此壓力反應較容易以身心症狀呈現；此文化因素也反映在治療上，例如情緒困擾患者若無身心症狀，在美國獲得的治療比在南韓的多，但若有身心症狀，則沒有差異[1]。可見無論是在壓力、壓力管理、醫療或健康照護上，文化因素都具有影響力。

時代變遷與科技進步也使壓力的各個層面產生變化，包括正反二面的影響，例如電子資訊設備與軟體帶來遠距醫療，突破了距離的障礙因素，加速醫療訊息與處置的效率，但也增加了詐騙、網路沉迷、人際干擾等事件的發生，損害身體、心理、社會層面的健康。

八 結語

「預防勝於治療」不只適用於身體健康，也適用於壓力管理與心理健康的維護。當疾病型態已從急性、致命，轉爲慢性、與生活型態相關，近年更因爲新疾病如SARS、H7N9等的出現，帶來對疾病的恐慌與不安，加上長期持續的經濟危機、失業、低薪、過勞、網路人際風險、氣候異常、天然災害頻繁等問題，人們面對的壓力越來越廣泛、多變、持久。在這樣的環境下，帶動人們有效處理身體疾病的治療與控制，管理生病過程中的壓力，因應生活變動與連帶的身心健康問題，更應受到醫療衛生政策的重視並有具體推動的作爲，而非框限於精神疾病的防治，這是社區、社會、國家、國際的共同責任。

衛生福利部103年度施政計畫的年度施政目標第五項爲「整合及加強心理健康基礎建設」，年度重要施政計畫「國民健康業務」的「高齡友善健康環境與服務計畫」訂定「加強老人心理健康」項目[36]，國民健康署「癌症醫療品質提升計畫」與「安寧療護試評鑑基準及評量項目」明訂心理照護相關條文，這些都顯示台灣對心理健康的重視已從精神疾病進入身體疾病的心理因素防治，朝向更積極的壓力管理與全面健康促進。

在壓力管理之需求與供應的實務面，壓力管理方案除了進行心理衡鑑，也綜合運用多種取向之心理治療，屬於醫療介入與預防保健，相關需求若包含本章所述的第一類與第二類的壓力與健康問題，應有相當高的需求量，且廣布於各醫療科部，但目前台灣全民健康保險的心理治療給付僅予精神科與復健科，民間的保險亦幾乎都僅針對身體疾病，使得人民即使付出保險費，也無法在罹患疾病且遭遇心理調適困難時獲得兼顧身體、心理、社會的全人醫療。若從預防的角度來看，健康檢查亦未列入由臨床心理專業人員執行的心理健檢，使壓力管理與健康促進少了與現行方案整合，以提升全民身心健康的機會。

心理治療的給付議題除了與國家政策及財源有關之外，也與執行標準化及效益證實（包含療效、減少醫療支出等）有關，未來有待朝此方向解決，以在實徵基礎上將之納入醫療及保健的服務與給付體系，使壓力管理方案在制度與資源的支持下，落實於疾病照護與身心健康促進。

參考文獻

1. Woolfolk RL, Lehrer PM, Allen LA: Conceptual issues underlying stress management. In: Lehrer PM, Woolfolk RL, Sime WE, eds. *Principles and Practice of Stress Management. 3rd ed.* New York: Guilford, 2007: 3-15.
2. Yusuf S, Hawken S, Ôunpuu S, et al, on behalf of the INTERHEART Study Investigators: effect of potentially modifiable factors associated with myocardial infarction in 52 countries (the INTERHEART study): case-

control study. Lancet 2004; 364: 937-52.

3. Engel GL: The clinical application of the biopsychosocial model. Am J Psychiatry 1980; 137: 535-44.
4. Linden W: Stress: definitions and pathways to disease. *Stress Management: from Basic Science to Better Practice.* Calif: Sage, 2005: 1-35.
5. 張春興：壓力。張氏心理學辭典。台北：東華，1989：630。
6. Selye H: The birth of the G.A.S. *The Stress of Life.* New York: McGraw-Hill, 1956: 29-54.
7. Feuerstein M, Labbé EE, Kuczmierczyk AR: Stress. *Health Psychology: A Psychobiological Perspective.* New York: Plenum Press, 1986: 95-142.
8. McEwen BS: Protective and damaging effects of stress mediators. N Engl J Med 1998; 338: 171-9.
9. 吳英璋、金樹人、許文耀：面對壓力——身心健康手冊。台北：教育部訓育委員會，1992。
10. 吳英璋、鄭逸如、陳秀蓉、翁嘉英、蕭仁釗、洪福建、林耀盛、呂碧鴻：身心壓力管理團體課程手冊。行政院國科會專題研究計畫：開放式團體壓力調適之臨床試驗研究，1998。
11. 鄭逸如：社區醫療群的家庭醫師提供行爲科學諮詢服務範例（一）心理衛生篇－壓力調適。台灣家庭醫學醫學會：家庭醫師認證訓練課程手冊，2005。
12. 鄭逸如：臨床教師身心壓力與調適。醫策會：101年度教學師資工作坊研習手冊，2012。
13. 鄭逸如：「六力一管」七寶箱——自律神經平衡與心血管保健。台北：臺大醫院臨床心理中心壓力管理課程手冊，2015。

14. Linden W: Now what: a summary, reflection, and recommendations. *Stress Management: from Basic Science to Better Practice.* Calif: Sage, 2005: 141-60.
15. 鄭逸如、吳英璋、陳慶餘：某醫學中心家庭醫學科身心衡鑑與諮商工作初報。中華家醫誌1993；3：154-65。
16. 鄭逸如、吳英璋、呂碧鴻：生物心理社會取向之壓力衡鑑與壓力調適之效果評估。應用心理研究 1999；3：191-217。
17. 鄭逸如、呂碧鴻、陳秀蓉、李宇芬、吳英璋、陳慶餘：壓力模式與壓力分析在家庭醫學部病人之應用：初探。家醫研究 2003；1：22-32。
18. 鄭逸如：壓力的評估與處理。中華民國糖尿病衛教學會：糖尿病衛教課程教材，2004。
19. Greenberg JS: Stress and illness/disease. *Comprehensive Stress Management. 4th ed.* Dubuque, IA.: Brown, Benchmark, 1993: 39-59.
20. 翁嘉英、林宜美、呂碧鴻、陳秀蓉、吳英璋、鄭逸如：短式華人敵意量表之發展與信效度考驗。測驗學刊2008；55：463-87。
21. 翁嘉英：轉角遇見好心情－清心減壓最能實作的8堂課。台北：天下雜誌，2013。
22. Ong L, Linden W, Young S: Stress management: What is it? J Psychosom Res 2004; 56: 133-7.
23. Ellis A, Dryden W: The general theory of REBT. *The Practice of Rational Emotive Behavior Therapy. 2nd ed.* New York, NY: Springer, 1997: 1-26.
24. Abrams M, Ellis A: Rational emotive behavior therapy in the treatment of stress. In: Palmer E, Dryden W, eds. *Stress Management and Counselling.* Wiltshire: Cassell, 1996: 61-73.

25. Beck AT: Techniques of cognitive therapy. *Cognitive Therapy and the Emotional Disorders.* New York: International Universities Press, 1976: 233-62.

26. Caserta DA, Dowd ET, David D, Ellis A: Rational and irrational beliefs in primary prevention and mental health. In: David D, Lynn SJ, Ellis A, eds. *Rational and Irrational Beliefs: Research, Theory, and Clinical Practice.* New York: Oxford University Press, 2010: 173-94.

27. Cohen F, Lazarus RS: Coping and adaptation in health and illness. In: Mechanic D ed. *Handbook of Health, Health Care, and the Health Professions.* New York: Free Press, 1983: 608-35.

28. Tobin DL, Holroyd KA, Reynolds RV, Wigal JA: The hierarchical factors structure of the coping strategies inventory. Cognit Ther Res 1989; 13: 343-61.

29. Meichenbaum D: Skills acquisition and rehearsal phase. *Stress Inoculation Training*. New York: Pergamon, 1985: 53-75.

30. Stephen PR, Timothy AJ: Perception and individual decision making. *Organizational Behavior. 14th ed.* NJ: Prentice Hall, 201: 167-201.

31. Sarafino EP: Stress: its meaning , impact, and source. *Health Psychology: Biopsychosocial Interactions. 4th ed.* New York, NY: John Wiley & Sons, 2002: 69-96.

32. Meichenbaum D: Preface. *Stress Inoculation Training*. New York: Pergamon, 1985: ix-xi.

33. Meichenbaum D: Stress inoculation training: a preventative and treatment approach. In: Lehrer PM, Woolfolk RL, Sime WE , eds. *Principles and*

Practice of Stress Management. 3rd ed. New York: Guilford, 2007: 497-516.

34. 陳坤虎、王鵬智、鄭逸如：正向心理學在家庭醫學之應用。台灣家庭醫學雜誌2015；25（4）：223-232。

35. 白璐、溫信財、陸汝斌、郭敏伶：「成人生活壓力知覺量表」之編修。中華心理衛生學刊1987；3：195-205。

36. 衛生福利部：103年度施政計畫。2014 年4月6日，取自http://www.mohw.gov.tw/cht/Ministry/DM2_P.aspx?f_list_no=6&fod_list_no=4253&doc_no=32635。

附錄五

六力一管壓力模式圖

評估圖示（填空版）

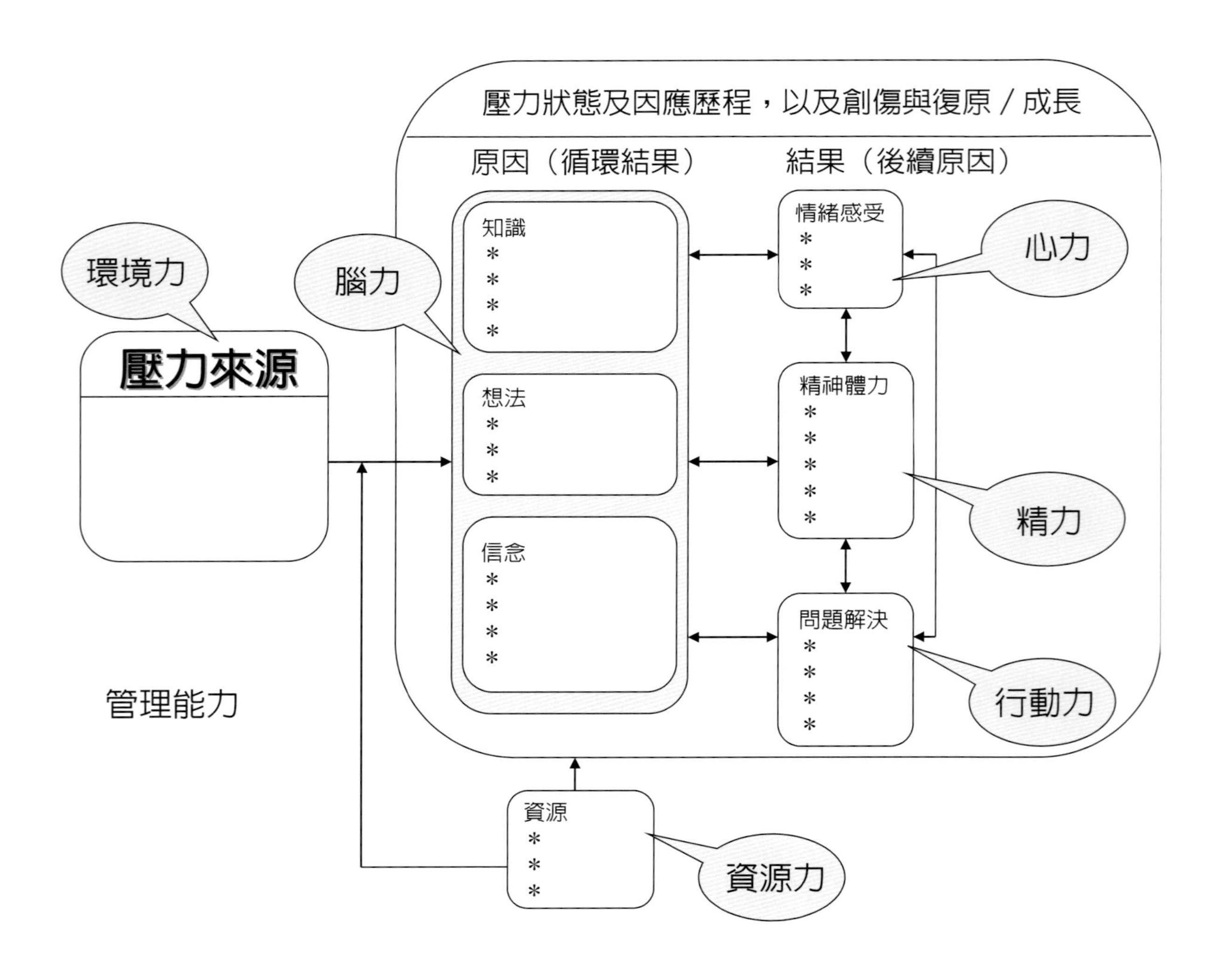
壓力狀態及因應歷程，以及創傷與復原 / 成長
原因（循環結果）
結果（後續原因）
環境力
壓力來源
腦力
知識
＊＊＊＊
想法
＊＊＊
信念
＊＊＊＊
情緒感受
＊＊＊
心力
精神體力
＊＊＊＊＊
精力
問題解決
＊＊＊＊
行動力
資源
＊＊＊
資源力
管理能力

附錄六

六力一管壓力模式圖

介入圖示（塡空版）

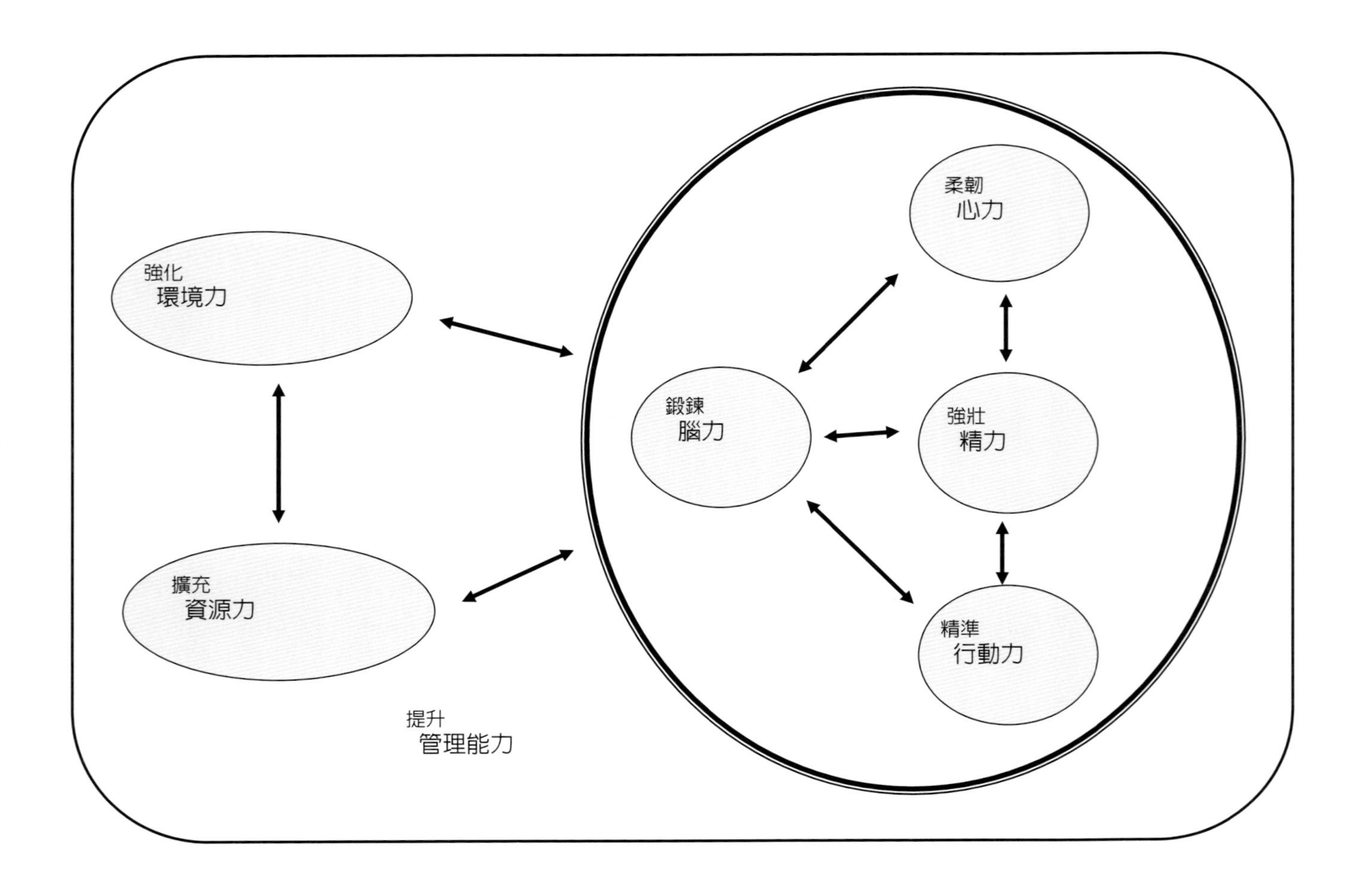
強化
環境力
擴充
資源力
提升
管理能力
柔韌
心力
鍛鍊
腦力
強壯
精力
精準
行動力

國家圖書館出版品預行編目資料

心理腫瘤照護的實務與解析／鄭逸如等著. -- 初版. -- 臺北市 : 五南, 2018.03
面； 公分.

ISBN 978-957-11-9666-4（平裝）

1.癌症 2.病人 3.醫病溝通 4.醫學心理學

417.8 107004440

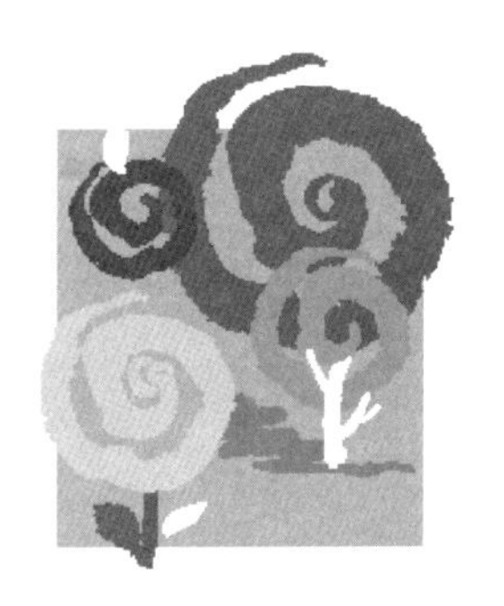

1BOF

心理腫瘤照護的實務與解析

作　者— 鄭逸如（382.9）　曾嫦嫦　張琦郁　楊于婷　黃揚文　李素貞　黃柏蒼

發行人— 楊榮川

總經理— 楊士清

副總編輯— 王俐文

責任編輯— 金明芬

封面設計— 姚孝慈

出版者— 五南圖書出版股份有限公司

地　址：106台北市大安區和平東路二段339號4樓

電　話：(02)2705-5066　傳　真：(02)2706-6100

網　址：http://www.wunan.com.tw

電子郵件：wunan@wunan.com.tw

劃撥帳號：01068953

戶　名：五南圖書出版股份有限公司

法律顧問　林勝安律師事務所　林勝安律師

出版日期　2018年3月初版一刷

定　價　新臺幣650元

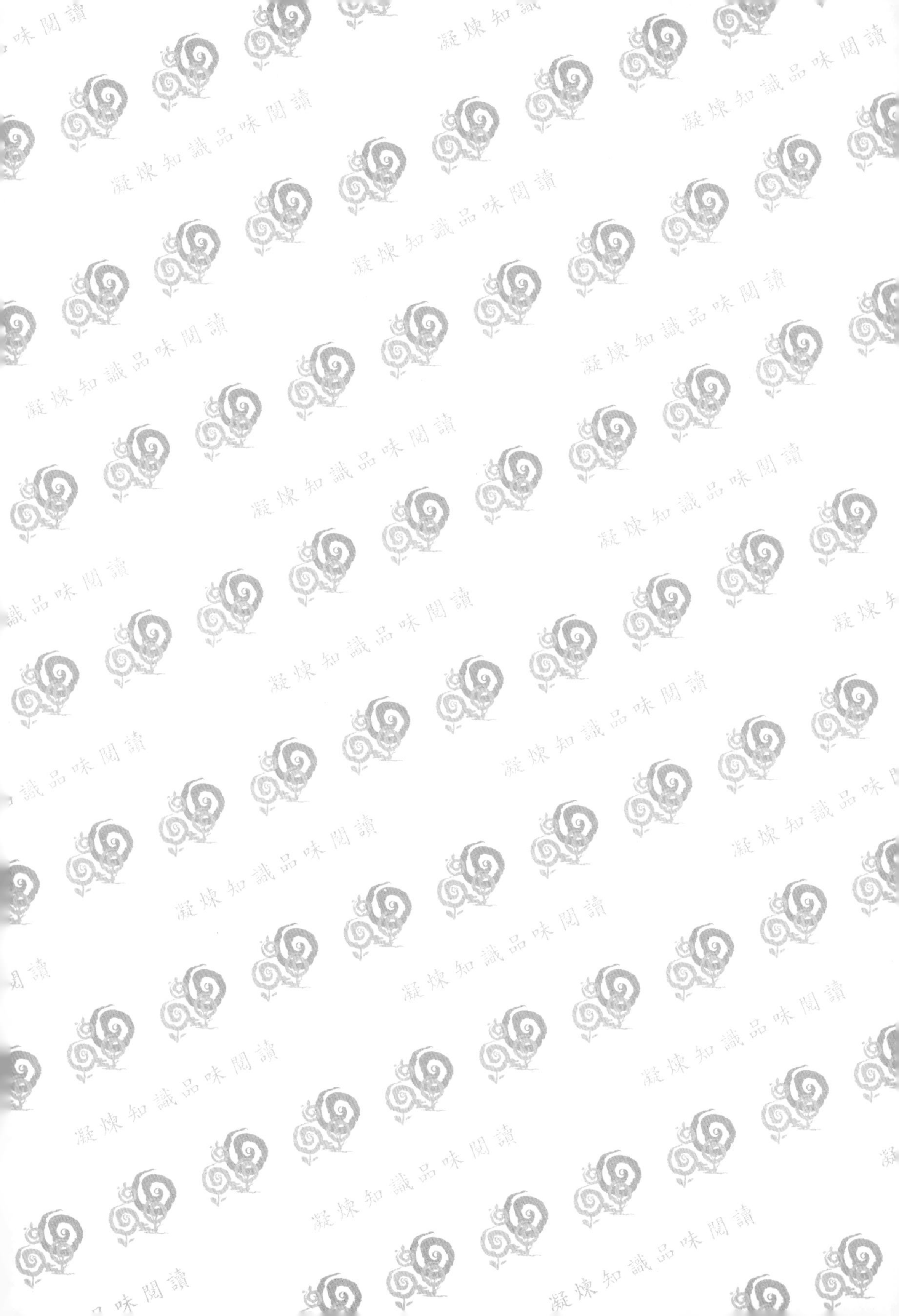

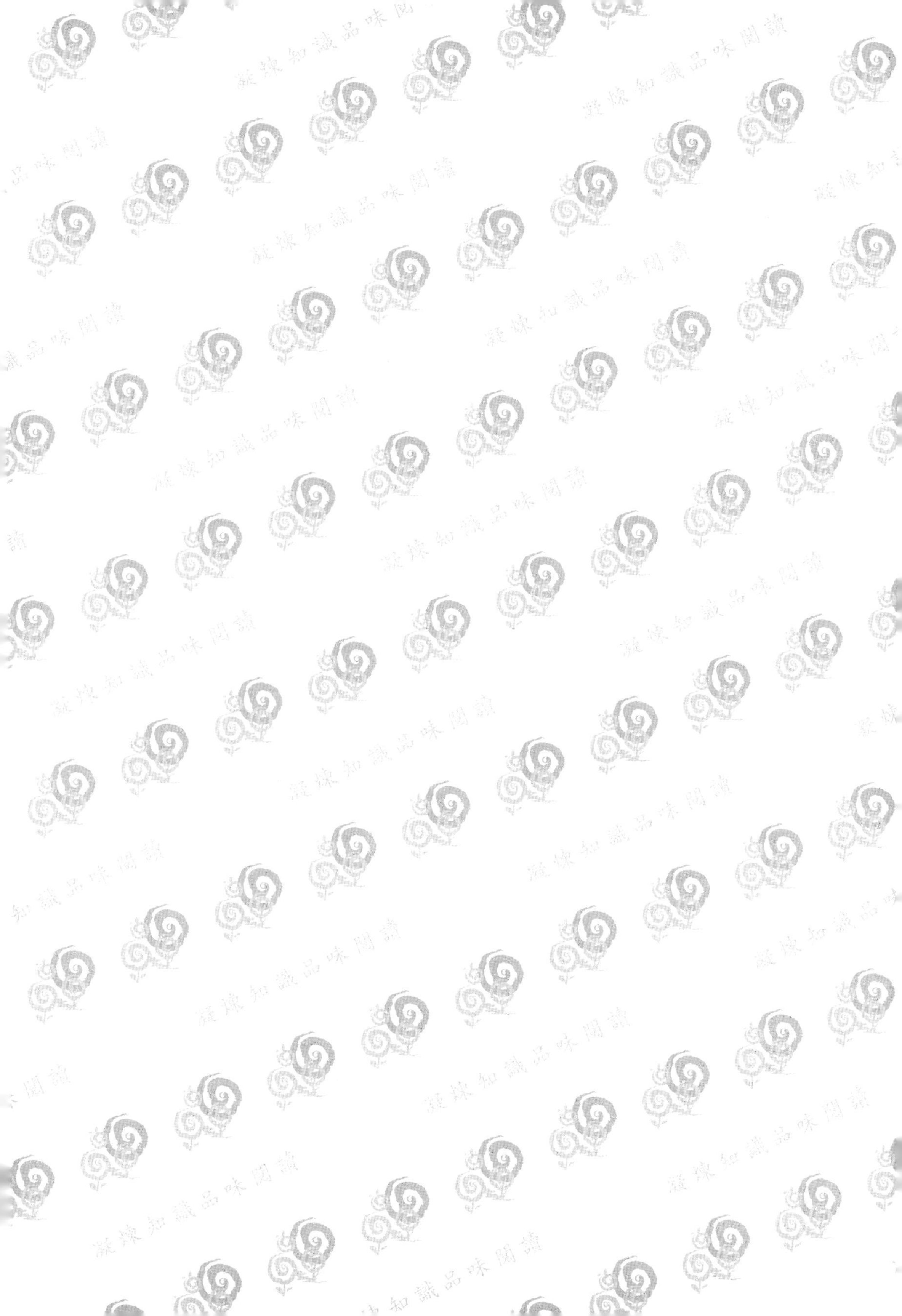